全国中医药行业高等教育“十三五”规划教材
全国高等中医药院校规划教材（第十版）

中医眼科学

（新世纪第四版）

（供中医学、中西医临床医学等专业用）

主　审
李传课（湖南中医药大学）

主　编
彭清华（湖南中医药大学）

副主编
谢学军（成都中医药大学）　肖家翔（贵阳中医学院）
孙　河（黑龙江中医药大学）　郭承伟（山东中医药大学）
周　剑（北京中医药大学）　姚小磊（广西中医药大学）

编　委（以姓氏笔画为序）
卜文超（云南中医学院）　马芬俞（山西中医学院）
仝警安（陕西中医药大学）　白世淼（河北中医学院）
刘　莹（甘肃中医药大学）　刘正明（安徽中医药大学）
李杜军（湖北中医药大学）　张殷建（上海中医药大学）
陈国孝（浙江中医药大学）　林　颖（福建中医药大学）
罗　萍（湖南中医药大学）　钟瑞英（广州中医药大学）
高卫萍（南京中医药大学）　黄冰林（江西中医药大学）
盛　倩（中国中医科学院）　梁凤鸣（天津中医药大学）
赫　群（辽宁中医药大学）　薛金山（新疆医科大学）
霍　勤（河南中医药大学）　魏丽娟（长春中医药大学）

学术秘书
喻　娟（湖南中医药大学）

中国中医药出版社
·北　京·

图书在版编目（CIP）数据

中医眼科学 / 彭清华主编 . —4 版 .—北京：中国中医药出版社，2016.8（2020.6 重印）

全国中医药行业高等教育“十三五”规划教材

ISBN 978 – 7 – 5132 – 3346 – 0

Ⅰ . ①中… Ⅱ . ①彭… Ⅲ . ①中医五官科学—眼科学—中医药院校—教材
Ⅳ . ① R276.7

中国版本图书馆 CIP 数据核字（2016）第 096819 号

请到“医开讲 & 医教在线”（网址：www.e-lesson.cn）
注册登录后，刮开封底“序列号”激活本教材数字化内容。

中国中医药出版社出版
北京经济技术开发区科创十三街31号院二区8号楼
邮政编码 100176
传真 010 64405750
三河市同力彩印有限公司印刷
各地新华书店经销

开本 850×1168 1/16 印张 16 彩插 1.5 字数 427 千字
2016 年 8 月第 4 版 2020 年 6 月第 5 次印刷
书号 ISBN 978 – 7 – 5132 – 3346 – 0

定价 49.00 元
网址 www.cptcm.com

如有印装质量问题请与本社出版部调换（010 64405510）

社长热线 010 64405720
购书热线 010 64065415 010 64065413
微信服务号 zgzyycbs

书店网址 csln.net/qksd/
官方微博 http：//e.weibo.com/cptcm

淘宝天猫网址 http：//zgzyycbs.tmall.com

全国中医药行业高等教育“十三五”规划教材

全国高等中医药院校规划教材（第十版）

专家指导委员会

编审专家组

前 言

为落实《国家中长期教育改革和发展规划纲要（2010–2020年）》《关于医教协同深化临床医学人才培养改革的意见》，适应新形势下我国中医药行业高等教育教学改革和中医药人才培养的需要，国家中医药管理局教材建设工作委员会办公室（以下简称“教材办”）、中国中医药出版社在国家中医药管理局领导下，在全国中医药行业高等教育规划教材专家指导委员会指导下，总结全国中医药行业历版教材特别是新世纪以来全国高等中医药院校规划教材建设的经验，制定了“‘十三五’中医药教材改革工作方案”和“‘十三五’中医药行业本科规划教材建设工作总体方案”，全面组织和规划了全国中医药行业高等教育“十三五”规划教材。鉴于由全国中医药行业主管部门主持编写的全国高等中医药院校规划教材目前已出版九版，为体现其系统性和传承性，本套教材在中国中医药教育史上称为第十版。

本套教材规划过程中，教材办认真听取了教育部中医学、中药学等专业教学指导委员会相关专家的意见，结合中医药教育教学一线教师的反馈意见，加强顶层设计和组织管理，在新世纪以来三版优秀教材的基础上，进一步明确了“正本清源，突出中医药特色，弘扬中医药优势，优化知识结构，做好基础课程和专业核心课程衔接”的建设目标，旨在适应新时期中医药教育事业发展和教学手段变革的需要，彰显现代中医药教育理念，在继承中创新，在发展中提高，打造符合中医药教育教学规律的经典教材。

本套教材建设过程中，教材办还聘请中医学、中药学、针灸推拿学三个专业德高望重的专家组成编审专家组，请他们参与主编确定，列席编写会议和定稿会议，对编写过程中遇到的问题提出指导性意见，参加教材间内容统筹、审读稿件等。

本套教材具有以下特点：

1. 加强顶层设计，强化中医经典地位

针对中医药人才成长的规律，正本清源，突出中医思维方式，体现中医药学科的人文特色和“读经典，做临床”的实践特点，突出中医理论在中医药教育教学和实践工作中的核心地位，与执业中医（药）师资格考试、中医住院医师规范化培训等工作对接，更具有针对性和实践性。

2. 精选编写队伍，汇集权威专家智慧

主编遴选严格按照程序进行，经过院校推荐、国家中医药管理局教材建设专家指导委员会专家评审、编审专家组认可后确定，确保公开、公平、公正。编委优先吸纳教学名师、学科带头人和一线优秀教师，集中了全国范围内各高等中医药院校的权威专家，确保了编写队伍的水平，体现了中医药行业规划教材的整体优势。

3. 突出精品意识，完善学科知识体系

结合教学实践环节的反馈意见，精心组织编写队伍进行编写大纲和样稿的讨论，要求每门教材立足专业需求，在保持内容稳定性、先进性、适用性的基础上，根据其在整个中医知识体系中的地位、学生知识结构和课程开设时间，突出本学科的教学重点，努力处理好继承与创新、理论与实践、基础与临床的关系。

4. 尝试形式创新，注重实践技能培养

为提升对学生实践技能的培养，配合高等中医药院校数字化教学的发展，更好地服务于中医药教学改革，本套教材在传承历版教材基本知识、基本理论、基本技能主体框架的基础上，将数字化作为重点建设目标，在中医药行业教育云平台的总体构架下，借助网络信息技术，为广大师生提供了丰富的教学资源和广阔的互动空间。

本套教材的建设，得到国家中医药管理局领导的指导与大力支持，凝聚了全国中医药行业高等教育工作者的集体智慧，体现了全国中医药行业齐心协力、求真务实的工作作风，代表了全国中医药行业为“十三五”期间中医药事业发展和人才培养所做的共同努力，谨向有关单位和个人致以衷心的感谢！希望本套教材的出版，能够对全国中医药行业高等教育教学的发展和中医药人才的培养产生积极的推动作用。

需要说明的是，尽管所有组织者与编写者竭尽心智，精益求精，本套教材仍有一定的提升空间，敬请各高等中医药院校广大师生提出宝贵意见和建议，以便今后修订和提高。

国家中医药管理局教材建设工作委员会办公室
中国中医药出版社
2016年6月

编写说明

本教材是根据国务院《中医药健康服务发展规划（2015—2020 年）》《教育部等六部门关于医教协同深化临床医学人才培养改革的意见》（教研〔2014〕2 号）的精神，在国家中医药管理局教材建设工作委员会宏观指导下，以全面提高中医药人才的培养质量、积极与医疗卫生实践接轨、为临床服务、培养临床通科医师为目标，依据中医药行业人才培养规律和实际需求，由国家中医药管理局教材建设工作委员会办公室组织建设的，旨在正本清源，突出中医思维方式，体现中医药学科的人文特色和“读经典，做临床”的实践特点。

本教材在全国中医药行业高等教育“十二五”规划教材《中医眼科学》基础上修订而成。全书分为总论、各论和附录三部分。总论为眼科学基础知识介绍；各论为眼科疾病；附录为眼部常见肿瘤、常见全身疾病的眼部表现、防盲治盲、眼科相关正常值、眼科常用方剂名录（方剂前序号与正文方剂肩码对应）和歌诀等。主要在以下几个方面进行了修订：

1. 在继续全部采用中医病名的原则下，修改、新增了部分病名。如“风热眼”改为“风热赤眼”，增加了“血溢神膏”新病名。

2. 对某些章节进行了调整。如将眼科诊法章中眼科常规检查和眼科特殊检查合并为一节，并对相应内容进行了调整；将眼科治疗概要章中传统外治法和临床常用外治法合并为眼科常用外治法；将头针、耳针、电针、三棱针、铍针、穴位注射并入眼科针灸方法中；增加了眼病的调护与预防一章，增加了眼科推拿疗法、刮痧疗法等。

3. 根据学科最新研究成果，修改了原书的一些文字错误和提法欠妥之处，增加了一些新的内容。修改了部分中医疾病下相对应的西医疾病，如“目系暴盲”主要指急性视神经炎和缺血性视神经病变；修改了部分诊断和治疗内容，如弱视的诊断标准；增加了新的检查（如眼底自发荧光检查）和治疗方法（如飞秒激光治疗）；修改了部分图片。

本教材适用于中医学、中西医临床医学等专业本、专科学生学习，也可供中医眼科学研究生、中西医临床眼科及其他临床学科的医师学习参考。

本教材由全国 26 所高等医药院校和三级医院的中医眼科专家参与修订，并由湖南中医药大学李传课教授担任主审。在修改、审定过程中，邀请湖南中医药大学曾明葵教授、张健教授、喻京生教授、李建超教授及中国中医药出版社郝胜利编审参与审定，提出了许多宝贵的意见。所附彩图主要由广州中医药大学李志英教授提供，姚小磊博士、谢学军教授提供了部分图片。湖南中医药大学教务处和第一中医临床学院、成都中医药大学、贵阳中医学院、黑龙江中医药大学、山东中医药大学、北京中医药大学、广西中医药大学等单位和中国中医药出版社罗会斌、马晓峰编辑对本书的修订给予了大力支持；尤其是担任编写学术秘书的喻娟博士在修订过程中做了大量的工作，湖南中医药大学谭涵宇博士、李文娟、彭俊、周亚莎、覃艮艳、张又玮、彭晓芳、项宇等硕士参与了统稿和文字校对等工作。以上单位和个人共同努力使本教材修订工作得以顺利完成，在此对他们一并致以衷心的感谢！

本教材数字化工作是在国家中医药管理局中医药教育教学改革研究项目的支持下，由中国中医药出版社资助展开的。本项目（编号：GJYJS16017）由彭清华负责，教材编委会全体成员参与。

本教材中若有疏漏之处，祈望各院校师生在使用过程中提出宝贵意见，以便再版时予以修正。

《中医眼科学》编委会

2016 年 5 月

目录

上篇 总论

第一章 绪论

第一节 中医眼科学发展史简况

中医眼科学具有悠久的历史，它积淀了我国人民几千年来与眼病做斗争的丰富经验，是历代医家尤其是眼科医家的智慧结晶，是中医学的重要组成部分。它的形成与发展同社会及整个中医学的发展有着密切的内在联系，其发展进程可大致划分为以下 5 个时期。

一、萌芽时期（南北朝以前）

在我国南北朝以前，尚没有系统的眼科学专著，但随着人们对眼及眼病认识的深入，眼科的构建已初见端倪，主要体现在如下两个方面：

（一）早期非医学史料已有散在的眼及眼病的记述

最早记载眼及眼病的文字资料可追溯到公元前 14 世纪 ~ 公元前 13 世纪的殷朝武丁时代，河南安阳殷墟出土的甲骨文载有“贞王弗疾目”“大目不丧明”等，可见当时已将“眼”这一视觉器官称之为“目”，眼发生病变称之为“疾目”，眼病造成的视力丧失称之为“丧明”。

西周时代对眼病的认识已有了进步。如《诗经·灵台》载有“矇瞍奏公”，据《毛传》注释：“有眸子而无见曰矇，无眸子曰瞍。”即已根据眼球中的瞳孔完好与否将视力丧失区分为两类。

春秋战国以后，有关眼及眼病的记录日益增多。如《韩非子·解老》对“盲”下的定义是：“目不能决黑白之色谓之盲。”《荀子·非相》谓：“尧舜参眸子。”《史记·项羽本纪》亦有“项羽亦重瞳子”之说，这是世界上对瞳孔异常最早的描记。《左传·僖公二十四年》有“目不别五色之章为昧”之句，这是世界上有关色盲的最早概念。《山海经》记有“眴目”“眯”“瞢”等眼的病症名，以及 7 种治疗眼病的药物，如“西山经”谓：“植楮……食之不眯。”《墨子·贵义》有“今有药于此，食之则耳加聪，目加明”的记述，显示当时已有作用于眼的内服药。《淮南子》中记载用梣木（秦皮）治疗眼病，还载有“目中有疵，不害于视，不可灼也”，表明当时已有治疗眼病的灼烙术。《晋书》亦载有手术治疗眼病的方法，谓：“帝目有瘤疾，使医割之。”《庄子·外物》载有“眦搣可休老”，提出了按摩眼眦周围对眼有保健防衰之功。值得一提的是，公元前 4 世纪的扁鹊已成为最早的五官科医生，正如《史记·扁鹊仓公列传》称：“扁鹊过雒阳，闻周人爱老人，遂为耳目痹医。”

NOTE

（二）秦汉医学著作为建立中医眼科学做了先期准备

约成书于战国至秦汉时期的《黄帝内经》，集先秦医学之大成，奠定了临床各科的发展基础，眼科的许多基本理论亦源于此。该书首次使用了眼的一些主要解剖名词，初步探讨了眼的生理功能及部分眼病的病因与发病机制，涉及眼部疾病计 40 余种，并提出了眼病的针刺之法。这一时期的《神农本草经》是我国现存最早的药学专书，书中载有可用于防治眼病的药物达 80 余味。东汉末年张仲景著有《伤寒杂病论》，该书有关通过眼症与全身脉证合参辨证论治疾病的原则，为后世眼科的整体辨治起到了示范效应。如书中对“狐惑病”根据全身辨证提出的治法，至今对中医治疗白塞氏病仍具有一定价值。

西晋王叔和著的《脉经》一书，已提及眼病的鉴别诊断，同时有专节论述眼病脉象。同一时期皇甫谧的《针灸甲乙经》总结了先秦两汉的针灸学成就，其中有 30 余穴在主治中提到了眼病，以头面部穴位居多。此外，东晋葛洪的《肘后备急方》和南朝龚庆宣的《刘涓子鬼遗方》、陶弘景的《肘后百一方》等，亦分别载有医治眼病的针灸穴位与方药。

二、奠基时期（隋代～唐代）

隋唐时期，中医眼科从基础理论到临床实践各方面都有了很大进展，其发展的重要标志体现在如下方面：

（一）医学分科教育为中医眼科学的建立奠定了基础

唐初武德年间，设置了负责医疗保健和管辖医学教育的太医署，太医署设九科，眼病、耳病与口齿病一并从原所依附的内、外科分出，组成耳目口齿科，这是中医眼科朝着专科方向发展的重要一步。

（二）眼科专著问世为中医眼科学的建立开辟了道路

《隋书·经籍志》载有《陶氏疗目方》和甘浚之的《疗耳目方》，可谓我国最早的眼科方书，惜已散佚。《外台秘要》转载的《天竺经论眼》，《通志·艺文略》记载的《龙树眼论》和《刘皓眼论准的歌》，均为我国早期的眼科专书。其中《龙树眼论》目前被公认为我国第一部眼科专著；《刘皓眼论准的歌》则是在《龙树眼论》的影响下著成，眼科著名的五轮学说、内外障学说均源自该书，对后世中医眼科学术的发展影响深远。

（三）重要医籍中的眼科论述为中医眼科的建立创造了条件

这一时期重要医籍对眼病的认识与研究均取得了较大进展。如隋代巢元方等人所著的《诸病源候论》有“目病诸候”一卷，载有眼病 38 候，加上与全身病相关的眼症，共计收入眼病 50 余种，为后世眼科病证学的发展起了先导作用。其中一些病症在眼科学上是最早提及，如在“雀目候”中谓：“人有昼而睛明，至瞑（黄昏）则不见物。”这种入暮则视物不清的夜盲症描述，在欧洲则晚至 17 世纪才有记载。唐初孙思邈撰集《备急千金要方》，书中载有眼病十九因，为后世眼科病因病机学说的形成做出了贡献。该书介绍了眼病内治及外用处方 80 余个，内服方中有用动物肝脏治疗夜盲症的方法，在世界医学史上居领先地位。书中载有点、熏、洗、渍、熨、敷等外治法，并首次提到眼赤白膜的割除手术，还列有较系统的眼科针灸资料，如卷六载有 28 种眼病及卷三十载有 34 种眼病证候的针灸处方。晚唐王焘编撰的《外台秘要》卷第二十一有专篇论述眼科，其认为眼产生辨色视物之功必须具备三个条件：一是“黑白分明，肝管无滞”，即眼的组织结构须正常；二是“外托三光”，即须有光线照明；三是“内因神识”，即须大脑的整合。这种见解与现代眼科的认识十分相似。在眼病鉴别诊断方面也有较大提高，如强调绿翳青盲（类似于西医学的青光眼）须与脑流青盲（类似于西医学的白内障）相鉴别。书中将150余首眼科方剂按19类眼病进行了分类，并提出晶珠变混的内障眼病治疗“宜用金篦决，一针之后，豁若开云而见白日”。这是我国关于针拨白内障的最早记载。

此外，唐朝已能配制义眼。据《太平御览》记载：“唐崔嘏失一目，以珠代之。”《吴越备史》亦载：唐立武选，周宝参选时“为铁钩摘一目”，用“木睛以代之”，并称此木睛“视之如真睛”。可见我国为世界上配制义眼最早的国家，并且已达到一定水准。

三、独立发展时期（宋代～元代）

宋元时期，中医眼科学有了长足的进步，从基础理论到临床实践均已具备了独立发展的内外环境，其体现在如下方面：

（一）设立眼科，为专科建设打开了发展空间

北宋元丰年间，太医局将眼科从耳目口齿科分离出来单独教授，将《龙树眼论》列为专科教材之一，并有专习眼科的学生。从此，中医眼科作为一门独立的学科得以发展起来。

（二）眼科基本理论的创立，为中医眼科学的独立发展提供了内在依据

宋代以来，眼科领域出现五轮、八廓、内外障七十二症学说，反映了中医眼科独特理论的形成，成为眼科这门独立学科所必须具备的理论框架。五轮学说起源于《内经》，完善于宋代。北宋王怀隐的《太平圣惠方》对五轮的配位做了改动，强调“五轮应于五脏”，将五轮与五脏紧密地联系起来。南宋杨士瀛的《仁斋直指方》对五轮的脏腑配属及定位更加明确，推进了五轮学说的临床应用。南宋开始出现八廓学说，陈言的《三因极一病证方论》首次提出“八廓”一词，但无具体内容，其后的《葆光道人眼科龙木集》论述了八廓的具体名称及其与脏腑的关系。元朝危亦林的《世医得效方》以绘图的方式，将八廓分属于眼部外表的八个部位，配上了“天、地、水、火、风、雷、山、泽”八象名词。元末托名孙思邈著的《银海精微》又为八廓加上了八卦名称，至此，八廓学说有了较为完善的内容。与此同时，宋元医家辑前人眼科著述而成的《秘传眼科龙木论》提出了内外障七十二症学说，并有相应的治法与方药，初具眼科辨证论治体系。

（三）眼科治疗方法及药物不断丰富，深化了中医眼科的内涵建设

北宋之初的《太平圣惠方》收载治疗眼病的方剂500余首，并详细介绍了金针拨内障及胬肉割烙术。其后的《圣济总录》载有眼科方700余首，介绍了眼科的钩、割、针、劆等手术方法，以及熨、烙、淋洗、包扎等外治法。著名的眼科专书《银海精微》除介绍五轮八廓的基本理论外，重点讲述了81种眼病的证因脉治，并附有简明插图。该书还载有治疗眼病药物的药性及外用药的制法，可谓一应俱全。在这一时期，许叔微的《本事方》、刘完素的《素问玄机原病式》及《宣明论方》、张从正的《儒门事亲》、李杲的《兰室秘藏》及《脾胃论》等书中皆有不少关于眼科的论述，丰富了眼科理论及治疗手段，推进了眼科学术向前发展。

此外，宋朝已开始使用眼镜。如南宋的《洞天清录》中载有“叆叇，老人不辨细书，以此掩目则明”。《正字通》注释：叆叇即眼镜。此处当为用眼镜矫正老视。

NOTE

四、兴盛时期（明代～清朝鸦片战争之前）

明清两代是中医眼科学发展的鼎盛时期。这一时期，不论是眼科文献的数量和质量，还是眼科理论与临床知识的深度和广度，均大大超过以往各代。其兴盛之势可体现在如下方面：

（一）中医眼科专著大量涌现，营造了浓厚的眼科学术氛围

元末明初倪维德著《原机启微》，该书总结前人之经验，结合自身临床体会，深入地阐析了眼病的病因病机，倡导药物与手术并用，内治与外治同施，遣方用药强调君臣佐使，是一部在理论和实际应用上均有很高价值的眼科专著。明末傅仁宇纂辑的《审视瑶函》，转录前人论述，结合本人经验著成，兼收并蓄，持论公允，内容丰富，实用性强，为中医眼科必读之书。清代黄庭镜编著的《目经大成》，发挥和充实了五轮、八廓学说；继承和整理了针拨术，总结出著名的针拨八法；强调端正医疗作风，提倡详细记录病历；勇于实践，敢于革新，修订病名，如将多年沿袭的“黄膜上冲”修正为“黄液上冲”，使之符合临床实际。该书在中医眼科学术体系中有较高的学术地位。清代顾锡著《银海指南》，较为全面地论述了眼病的病因病机及辨证要点；比较详细地阐述了眼与全身病的关系，堪称这方面的代表作；其循经用药可谓独树一帜。此外，袁学渊的《秘传眼科全书》、邓苑的《一草亭目科全书》、马云从的《眼科阐微》、王子固的《眼科百问》、颜筱园的《眼科约编》、张子襄的《眼科要旨》，以及撰人不详的《异授眼科》及《眼科奇书》，对后世眼科均产生积极影响。

（二）著名医家充实了中医眼科理论与临床，提高了眼科整体水平

明代王肯堂所辑的《证治准绳》，有眼病专篇，收载眼部病症 170 余种，凡肉眼所能见到的症状，几乎描绘无遗，书中的病症名多为后世眼科所采用；并首次提出了瞳神含有神水、神膏，使瞳神更具解剖学特征。明代朝鲜人金礼蒙等汇集的《医方类聚》，保存了较完整的《龙树眼论》原文，收录了 26 部医籍中有关眼科的论述，以及 59 种文献中的眼科方剂，计 1300 余首，其数量之多前所未有；而且内服外用俱全，膏丹丸散均有，食疗药膳齐备。明代杨继洲的著作《针灸大成》，叙述了 106 个穴位治疗眼病的功效，记载了 63 种眼病的针灸处方 90 余首，是眼科针灸较为系统的总结。清初张璐编著的《张氏医通》，详述了金针拨障术的适应证、操作方法，以及拨针的制造与消毒等。书中提及“过梁针”使用、术中常见的出血情况及处理措施，足见其较高的手术水平。此外，如朱棣等编汇的《普济方》、徐春甫著的《古今医统大全》、李时珍著的《本草纲目》、张介宾著的《景岳全书》、吴谦等编纂的《医宗金鉴》等，均有眼科专病专方专药的记载，推动了眼科理论与临床不断向纵深发展。

五、衰落与复兴时期（清朝鸦片战争以后至今）

自 1840 年鸦片战争以后直到 1949 年新中国成立前，以及从新中国成立后至今，中医眼科经历了两个截然不同的阶段。

（一）半殖民地半封建社会中的中医眼科发展停滞衰落

清朝鸦片战争以后的百余年间，我国逐步沦为半殖民地半封建社会，帝国主义的侵略，反动政府的扼杀与摧残，使中医学处于岌岌可危的境地，中医眼科学亦受到相应影响。此期间在眼科医家的不懈努力下，编印了极为有限的眼科专著，如黄岩的《秘传眼科纂要》、陈国笃的

NOTE

《眼科六要》、刘耀先的《眼科金镜》、康维恂的《眼科菁华录》、王锡鑫的《眼科切要》等。此外，在西医眼科传入的影响下，出现了具有中西医眼科结合倾向的专著，如徐庶遥的《中国眼科学》、陈滋的《中西医眼科汇通》，其学术思想具有进步意义，但由于历史条件的限制，未能取得明显的成就。

（二）新中国成立后中医眼科蓬勃发展

1955年在北京成立了中医研究院，开设了研究中医眼科的科室；1956年起全国各地相继建立了中医院校，培养了一大批中医眼科教师与医师；1959年后，一批西医学习中医的眼科医生加入到中医眼科队伍中，壮大了中医眼科的力量；1960年出版了第一部全国统编的《中医眼科学》教材；1980年后，各省市陆续成立了中医眼科学会、中西医结合眼科学会，为中医眼科及中西医结合眼科学术发展搭建了平台；1978年后，全国中医药院校先后招收了中医眼科研究生，培养了具有较高学术水平的一代新人；1987年后，湖南、成都、广州等中医院校开设了中医五官科专业，培养专门眼科人才；20世纪80年代后相继创办了《中西医结合眼科杂志》《中国中医眼科杂志》和《中医眼耳鼻咽喉杂志》，促进了中医及中西医结合眼科学术的研讨、争鸣与发展。

新中国成立以来，我国出版了大量中医及中西医结合的眼科专著。有名老中医的经验总结，如路际平著的《眼科临症笔记》、陆南山著的《眼科临证录》、姚和清著的《眼科证治经验》、陈达夫著的《中医眼科六经法要》、庞赞襄著的《中医眼科临床实践》、张望之著的《眼科探骊》、黄叔仁著的《眼病的辨证论治》、陆绵绵著的《中西医结合治疗眼病》，以及韦玉英编写的《韦文贵眼科经验选》、马德祥编写的《陈溪南眼科经验》、周奉建编写的《张皆春眼科证治》、彭清华主编的《全国中医眼科名家学术经验集》和《中医眼科名家十讲》。有文献方面的整理，如杨维周编的《中医眼科历代方剂汇篇》、曹建辉编著的《眼科外用中药与临床》等。有专业参考书，如唐由之等主编的《中医眼科全书》、李传课主编的《新编中医眼科学》和《中医药学高级丛书·中医眼科学》、曾庆华等主编的《眼科针灸治疗学》、彭清华主编的《中西医结合眼底病学》、王明芳等主编的《中国传统临床医学丛书·中医眼科学》、李志英著的《中医眼科疾病图谱》等。众多眼科论著的出版发行，对继承和弘扬中医眼科学发挥了重要作用。

随着时代的进步和科学技术的发展，大量现代仪器设备如裂隙灯显微镜、检眼镜、眼压计、视野计、眼底照相机、眼底血管造影检查仪、眼超声检查仪、眼电生理检查仪、光学相干断层扫描仪、眼科计算机图像检测分析仪以及眼用激光机等，在中医眼科临床中广泛应用，提高了诊疗水平。既往中医眼科疾病多以肉眼观察到的形态来命名，而其中眼底病由于古人受历史条件的限制，不能微观检视眼底变化，常以病人的自觉症状为命名依据，这种自觉症状可以是多种眼底病的共同表现，也可以是一种眼底病的不同阶段，难以明确疾病的本质和部位，给诊疗带来了困难。当代中医眼科利用检查设备就能观察眼底的病理变化，为诊治这类疾病创造了条件。20世纪80年代，湖南的眼科学者就提出应规范中医眼科病名并对暴盲病名进行分化，1993年欧阳琦主编的《临床必读》和新世纪规划教材《中医眼科学》根据眼底的不同表现创立了部分眼底病新的病名，推动了中医眼科学向前发展。

为了加强中医医疗技术标准规范化建设，国家中医药管理局从1983年开始编制了部分中医病证诊疗标准，在部分省市试行；经过10余年实践和多次审定，于1994年6月发布了《中医病证诊断疗效标准》，其中眼科46个病证规定了病证名、诊断依据、证候分类、疗效评定标准。1997年10月1日，由朱文锋教授为主编制的《中医临床诊疗术语》作为国家标准在全国实施，其中包括中医眼科标准病名91个，新增了目倦、酸碱伤目等多个病名。2007年11月国家中医药管理局推出了18个眼科重点专科（专病）建设项目及7个眼科特色专科（专病）建设项目。2010年至2012年国家中医药管理局发布了24个专业304个病种的中医诊疗方案及临床路径，其中包括20个眼科病种，有力地促进了中医眼科标准规范化建设。

近年来，中医眼科在手术、针灸、药物等方面都取得了较大发展，一些眼科疑难病症进入了现代科研领域，并取得了阶段性成果，已研制出了获国家食品药品监督管理部门批准生产的专治眼科疾病的多种中药新药。在广大中医眼科工作者的共同努力下，中医眼科事业蒸蒸日上，展现了广阔的发展前景。

第二节　学习眼科的重要性

一、学习眼科是临床实际的需要

中医眼科学是在中医基本理论指导下，认识和研究眼的解剖、生理、病因、病机和眼病的各种临床表现、诊断、辨证、治疗与预防的一门临床学科，其任务是防治眼病，维护人体视觉器官的健康。医学的发展要求精细的分工，临床各科逐渐独立，在各自的领域内向纵深拓展，独具特色的中医眼科早已形成了独立的学科。但是，这种分科并不意味着与其他学科的绝对分离。眼作为视觉器官，是机体的一部分，统一于整个机体。不少眼病可引起全身症状，如绿风内障（急性闭角型青光眼）引起恶心、呕吐等消化道反应；突起睛高（眶蜂窝组织炎）引起头痛、高热等全身感染症状。相反，亦有全身性疾病引起的眼病，如风湿病引起瞳神紧小、瞳神干缺（虹膜睫状体炎），以及消渴内障（糖尿病引起视网膜病变）等。对于一个眼病患者来说，可能是独立的眼病，或是眼病及其所致的全身病，或是全身病及其所致的眼病，或是同时存在不相干的眼病与全身病等。在这种错综复杂的情况下，学习以整体观为主的中医眼科学具有重要的临床意义。一个眼科医生须以整体观为出发点，全面观察，综合分析，才能得出正确的诊疗方案。因心血管、内分泌、血液等系统的疾病，以及颅脑外伤、妊娠毒血症、小儿麻疹、脑炎与脑膜炎、脑肿瘤、梅毒、艾滋病、癔病等，在眼部或可有一定的症状表现，因此其他各科医生对眼科亦应该有所了解。故具备必要的眼科知识，对临床各科医生提高诊疗水平大有裨益。

二、学习眼科是社会发展的需要

随着社会的发展，具备眼科专科知识的必要性日益增加。一是社会经济的急剧变革，心理社会因素和情绪刺激对人类的影响越来越大，随之产生的心身疾病增多，与心身疾病有关的眼科病症如绿风内障与青风内障（青光眼）、视瞻有色（中心性浆液性视网膜脉络膜病变）等亦不断增多；二是随着机械化程度的提高及交通工具的发达，随之而来的人身伤害增多，作为眼

NOTE

这样的外露器官受到伤害的机会增加尤为突出，除直接损伤外，还可由颅脑外伤导致青盲（视神经萎缩）等；三是由于与计算机相关的电子产品的广泛应用，视频终端引起的白涩症（干眼）、目倦（视疲劳）等亦成为临床常见病症；四是随着老年人口增多而出现的老年病增加，眼科疾病如圆翳内障（年龄相关性白内障）、视瞻昏渺（年龄相关性黄斑变性）等的患者日益增多；五是随着人们物质文化生活水平的提高，对健康保健的愿望及对美的追求也越来越高，如眼部美容、视力保健等。这些随着社会发展而产生的医疗需求，尤其是未来与眼科密切相关的热点医学——心身医学、老年医学、康复医学、保健医学等是中医眼科学能发挥其特长与优势的领域。因此，学习中医眼科学有重要的临床实用价值及社会意义。

【复习思考题】

1. 中医眼科发展的年代线路是怎样的？
2. 试述学习中医眼科的临床与社会意义。

第二章　眼的解剖与生理功能

眼为视觉器官，主要由眼球、视路和眼附属器组成。眼球接受视觉信息，经视路传递形成视觉。眼附属器具有保护、容纳眼球及保证眼球的转动等作用。

第一节　眼球的解剖与生理

眼球近似球形，正常眼球前后径出生时约 16mm，3 岁时约 23mm，成年时约为 24mm，水平径 23.5mm，垂直径 23mm。

眼球位于眼眶内，大约后 2/3 由脂肪等软组织包裹。眼球向前平视时，突出于外侧眶缘 12～14mm，一般两眼突出度差不超过 2mm。

眼球由眼球壁和眼球内容物两部分组成（彩图 2–1）。

一、眼球壁

眼球壁分 3 层，外层为纤维膜，中层为葡萄膜，内层为视网膜。

（一）外层：纤维膜

外层纤维膜由纤维组织构成。前 1/6 为透明的角膜，后 5/6 为瓷白色的巩膜，二者相交区域为角膜缘，共同构成完整封闭的眼球外壁，具有保护眼内组织和维持眼球形状的作用。

1. 角膜　位于眼球前极中央，为稍向前凸的横椭圆形透明组织，成人角膜横径 11.5～12mm，垂直径 10.5～11mm。角膜前表面曲率半径约 7.8mm，后表面约 6.8mm。角膜周边厚约 1mm，中心约为 0.5mm。

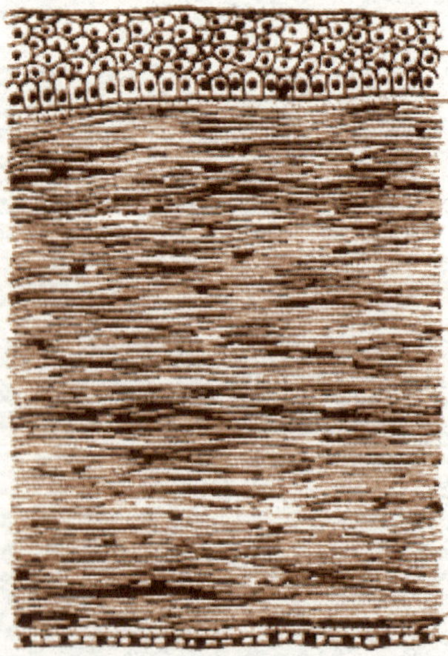

图 2–2　角膜组织学示意图

组织学上角膜从外至内分为以下 5 层（图 2–2）：

（1）*上皮细胞层*　厚约 50μm，由 5～6 层鳞状上皮细胞构成，排列整齐，表层无角化，基底细胞无色素，再生能力极强，损伤后在无感染的条件下，约于 24 小时内修复，不遗留瘢痕。因与结膜上皮层有一定联系，病变时可相互影响。但角膜上皮层内不含有结膜上皮层的杯状细胞，炎症时多无分泌物出现。

NOTE

（2）*前弹力层*　厚约 12μm，是一无细胞成分的均质透明薄膜，前面光滑，上皮细胞层与之易分离。易损伤，且不能再生。损伤后形成较薄瘢痕组织，称为角膜云翳。

（3）*基质层*　厚约 500μm，约占角膜总厚度的 90%，由近 200 层与角膜表面平行的胶原纤维束薄板组成。纤维薄板排列规则，屈光指数相同，该层向周围延伸至巩膜组织中，病变时多相互影响。基质层无再生能力，病变或损伤后由不透明的瘢痕组织代替，称为角膜斑翳或角膜白斑。

（4）*后弹力层*　成年人厚 10 ~ 12μm，是一层较坚韧的透明均质膜，由胶原纤维组成，在前房角处分成细条并移行至小梁组织中，损伤后可再生。后弹力层富于弹性，抵抗力强，当病变溃穿角膜基质层时，因眼内压力的作用，此层向前膨出，可暂不穿孔；一旦溃破，角膜穿孔，部分虹膜脱出，而愈合过程中角膜瘢痕组织中嵌有虹膜组织者，称为粘连性角膜白斑。

（5）*内皮细胞层*　厚约 5μm，由六角形单层扁平细胞构成。位于角膜最内面，紧贴后弹力层。角膜内皮细胞的数量，随年龄的增长而逐渐减少。内皮细胞间紧密连接，具有角膜 – 房水屏障功能。正常情况下房水不能透过此层渗入到角膜组织里，当其损伤后房水渗入到角膜组织可引起基质层水肿。内皮细胞损伤后不能再生，受损后缺损区由邻近细胞扩张和移行来覆盖。如其失去代偿功能，就会出现角膜水肿或大泡性角膜病变。

角膜表面有一层泪膜，称角膜前泪膜。泪膜分为 3 层，表面为脂质层，中间为水液层，底部为黏蛋白层。其主要作用为润滑角膜以防其干燥，同时便于氧代谢。

角膜透明、无血管，其营养代谢主要来自房水、泪膜和角膜缘血管网。代谢所需要的氧约 80% 来自空气。

角膜富含三叉神经末梢，感觉极其灵敏。

角膜是眼球重要的屈光介质之一，总屈光力约为 +43D（diopter，屈光度）。

2. 巩膜　由致密的相互交错的胶原纤维组成，前接角膜，在后部与视神经相交处分内、外两层，外 2/3 移行包裹于视神经外形成视神经鞘膜，内 1/3 呈细小筛状孔，此处极薄，称为巩膜筛板，视神经纤维束由此穿出眼球。巩膜厚度差异较大，视神经周围最厚约 1mm，各直肌附着处较薄约为 0.3mm，巩膜筛板处最薄。因此，巩膜筛板处抵抗力弱，易受眼内压的影响，若眼压升高压迫视盘会出现生理凹陷加深、扩大的病理改变。

巩膜表面由眼球筋膜及球结膜覆盖，内面紧贴睫状体、脉络膜。

组织学上巩膜由表层巩膜、巩膜实质层及棕黑板层构成。

巩膜呈乳白色、不透明，质地坚韧、有弹性且坚固。表面组织富有血管、神经，炎症时疼痛较明显；深层组织血管、神经少，代谢缓慢，病变时反应不剧烈，病程多较长。

3. 角膜缘　是从透明角膜嵌入不透明巩膜的过渡区域，没有十分明确的界线，宽约 1mm。组织学上多认为角膜缘前界为角膜前弹力层和后弹力层止端连线，后界为巩膜内缘与前界的平行线。角膜、巩膜和结膜三者在此处汇合，是临床部分眼内手术常用切口部位或重要标志。

角膜缘内面是前房角组织（图 2–3）。前房角前界的标志为许瓦伯（Schwalbe）线，依次有小梁网（滤帘）、输淋（Schlemm）管、巩膜突、睫状体带及虹膜根部。

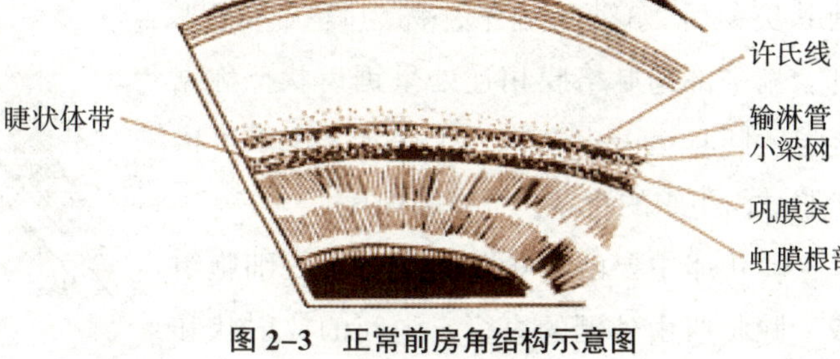

图 2–3　正常前房角结构示意图

NOTE

角膜缘血管网主要由表面的结膜后动脉与深部的睫状前动脉的小分支联络构成，可供给角膜营养。

（二）中层：葡萄膜

葡萄膜具有丰富的血管及色素，故又称为血管膜和色素膜。具有供给眼球营养、遮光和暗室的作用。从前至后可将其分为三部分：虹膜、睫状体、脉络膜。

1. 虹膜 虹膜位于角膜后面，为圆盘状，其周边根部与睫状体相连，直伸晶状体前面，由此将眼球前部腔隙分隔成前房和后房两部分，虹膜悬在房水中。其表面呈高低不平的辐射状隆起的条纹，形成虹膜纹理和隐窝。

虹膜中央有一直径为 2.5 ~ 4mm 的圆孔，称瞳孔，其大小与年龄、屈光及精神状态等因素有关。瞳孔周围有呈环行排列的瞳孔括约肌，受副交感神经支配，兴奋时瞳孔缩小；还有呈放射状排列的瞳孔开大肌，受交感神经支配，兴奋时具有扩大瞳孔的作用。瞳孔的缩小、开大动作可以调节进入眼内光线的多少。当光线直接照射一眼瞳孔时引起两眼瞳孔均缩小的现象，称为瞳孔对光反射。光照眼的瞳孔缩小称直接对光反射，对侧眼的瞳孔缩小称间接对光反射。眼视近时瞳孔缩小，并发生调节和集合作用，称为瞳孔近反射。

在组织学上，虹膜主要由前面的基质层和后面的色素上皮层构成。基质层是由疏松的结缔组织和虹膜色素细胞组成的框架网，神经、血管行走其间。虹膜基质内有丰富的动脉、静脉和毛细血管，被丰富的色素掩盖，正常情况下看不到血管。虹膜颜色决定于基质内色素细胞的色素含量，如色素致密则虹膜呈棕色，色素较少则虹膜呈蓝色或灰色。色素上皮层分前、后两层，两层细胞中均含丰富而致密的黑色素，故虹膜后面呈深黑颜色。后层的色素上皮在瞳孔缘向前翻转为一条细窄的黑色环形花边，称瞳孔领。

虹膜具有丰富的血管和密布的三叉神经纤维网，感觉特别敏锐。发生炎症时虹膜肿胀，纹理消失，并有剧烈的眼痛及大量的渗出，甚至出血。

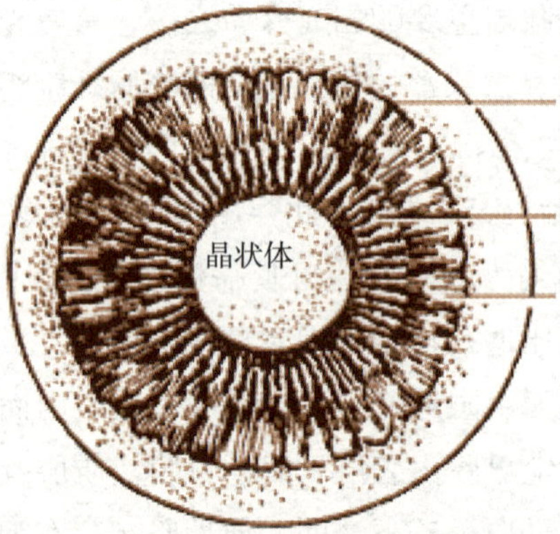

图 2–4 睫状体后面观示意图

2. 睫状体 睫状体在巩膜内面，前接虹膜根部，后于锯齿缘处与脉络膜相连，是宽 6 ~ 7mm 的环带组织（图 2–4）。其色深褐，矢状面约呈三角形，基底朝向虹膜根部（图 2–5）。前 1/3 肥厚，称睫状冠，宽约 2mm，富含血管，有 70 ~ 80 个纵行放射状突起，称睫状突；后 2/3 薄而扁平，称为睫状体扁平部。扁平部与脉络膜相连处呈锯齿状，称锯齿缘。睫状突上皮细胞产生房水，房水可供给眼球内组织的营养、维持眼内压。

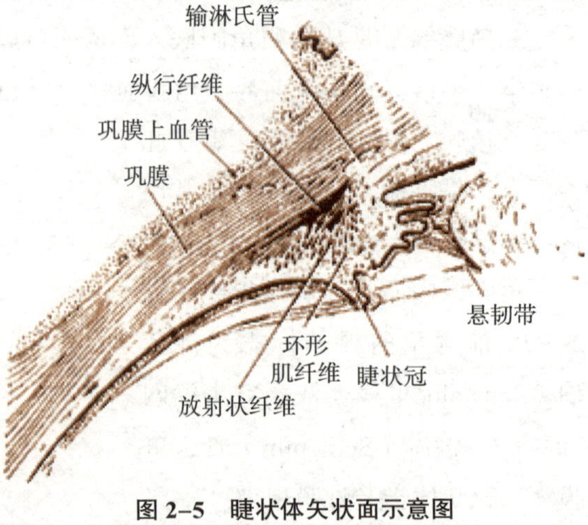

图 2–5 睫状体矢状面示意图

睫状体主要由睫状肌和睫状上皮细胞组成。睫状肌由外侧的纵行、中间的放射状和前内侧的环行三组肌纤维组成，为平滑肌，受副交感神经支配。睫状体到晶状体赤道部有纤细的晶状体悬韧带联系。睫状肌的舒缩对晶状体起调节作用和房水外流作用，即睫状肌之环形肌纤维收缩，晶状体悬韧带松弛，晶状体借助自身弹性变凸，屈光力增加，以达到视近的目的，这一作用称为调节；其中纵行肌纤维收缩，牵引前部脉络膜，将巩膜突向后拉，使小梁网开放，有利于房水的外流。此外，若睫状肌长时间收缩会出现调节过度而发生近视现象；又因牵引前部脉络膜影响锯齿缘部视网膜，可造成视网膜的囊样变性，甚至发生周边视网膜裂孔。

睫状体有来自睫状长、短神经的感觉神经，并在睫状肌中形成神经丛，分布密集，又富含血管，故炎症时眼痛、渗出明显。

3. 脉络膜　脉络膜前起于锯齿缘，后止于视盘周围，介于巩膜与视网膜之间。其由外向内分为：①脉络膜上腔：为血管、神经通过的要道，有睫状后长动脉、睫状后短动脉、睫状神经等从此通过；②大血管层：血管的网状条纹特别显著，是豹纹眼底的由来；③中血管层；④毛细血管层；⑤玻璃膜（Bruch 膜）：无结构的透明组织，与视网膜的色素上皮层紧密相连。

脉络膜血液主要来自睫状后短动脉，占眼球血液总量的65%左右，供给视网膜外层和玻璃体的营养。但因血流出入口均小，血流缓慢，血管通透性高，故脉络膜易受到自身免疫、感染、代谢、血源性、肿瘤等因素的影响而发生病变。因为脉络膜毛细血管通透性高，小分子的荧光素易于渗漏，而大分子吲哚青绿不易渗漏，所以吲哚青绿能较好地显示脉络膜血管的影像。

脉络膜含有丰富的色素，有遮光作用，使眼球成暗箱，确保成像清晰。脉络膜不含感觉神经纤维，发炎时无疼痛感。

（三）内层：视网膜

视网膜为透明膜，位于脉络膜与玻璃体之间，前界位于锯齿缘，后界止于视盘周围。视网膜由单层的色素上皮层和有9层结构的视网膜神经感觉层（又称神经上皮层）组成，由外向内分为以下10层（图2-6）：

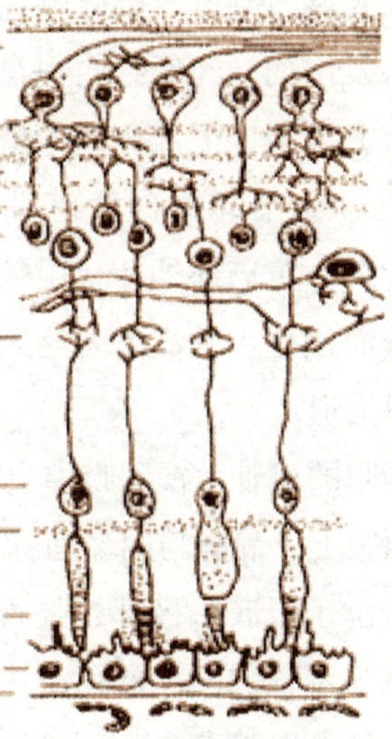

图2-6　视网膜组织示意图

（1）*色素上皮层*　是视网膜的最外层，与脉络膜的最内层玻璃膜紧密相连，不易分开，但与神经上皮层间存在潜在间隙，是发生视网膜脱离的解剖基础。色素上皮细胞是单层六角形细胞，选择性地运送脉络膜与视网膜外层之间的营养和代谢产物，能吞噬、消化光感受器外节脱落的盘膜。色素上皮细胞间有封闭小带，又称紧密连接，避免脉络膜血管正常漏出液中大分子物质进入视网膜，具有血-视网膜外屏障作用，亦称视网膜-脉络膜屏障。色素上皮细胞中含有一种色素颗粒即脂褐质，它是一种很活跃的细胞，在多种眼底病中起着重要作用，如视网膜色素变性。

（2）*视锥、视杆细胞层*　又称光感受器细胞层。视锥细胞主要分布在黄斑及中心凹，感受明光，分辨颜色，具有主管明视觉和色觉的作用。视杆细胞分布在黄斑区以外的视网膜，越近

NOTE

黄斑区数量越少，至黄斑中心凹则无此种细胞。视杆细胞感受弱光，司暗视觉。视杆细胞的感光色素为视紫红质，其合成需要维生素 A，当维生素 A 缺乏时，视杆细胞功能障碍，就会产生夜盲。

（3）外界膜　是一网状薄膜。网眼大小不一，视锥细胞经过的网眼较视杆细胞经过的大。

（4）外核层　又称外颗粒层，由光感受器细胞核组成。

（5）外丛状层　为疏松的网状结构，是视锥细胞、视杆细胞和双极细胞树突、水平细胞突起相连接的突触部位。

（6）内核层　又称内颗粒层，主要由双极细胞、水平细胞、无长突细胞及 Müller 细胞的细胞核组成。

（7）内丛状层　是主要由双极细胞、无长突细胞与神经节细胞相互接触形成突触的部位。

（8）神经节细胞层　由神经节细胞核组成。

（9）神经纤维层　由神经节细胞轴突构成。神经纤维最后汇集于视盘形成视神经。

（10）内界膜　是介于视网膜和玻璃体间的一层透明薄膜。

光感受器为一级神经元；双极细胞为二级神经元，联系一级与三级神经元；神经节细胞是三级神经元。

视觉的形成是视信息在视网膜内形成视觉神经冲动，由光感受器→双极细胞→神经节细胞这三级神经元传递，沿视路将信息传递到视中枢而形成。

视网膜上的重要组织有黄斑、视网膜的血管及视盘等。黄斑位于视盘颞侧约 3mm 处，呈横椭圆形凹陷区，正中为中心凹。中心凹为视力最敏锐的地方，中心凹处有一反光亮点，称中心凹光反射。黄斑区中央部分为无血管区，因其色素上皮细胞排列紧密，含色素较多，其下的脉络膜血管网特别厚，因此颜色较深。神经节细胞发出的神经纤维向视盘汇聚，黄斑区纤维分为上、下部分，约呈水平线样弧形排列，此束纤维称黄斑乳头束（图 2–7）。此外，黄斑部外丛状层较厚，容易吸收水分而发生水肿；因无毛细血管，水肿时难以消退。

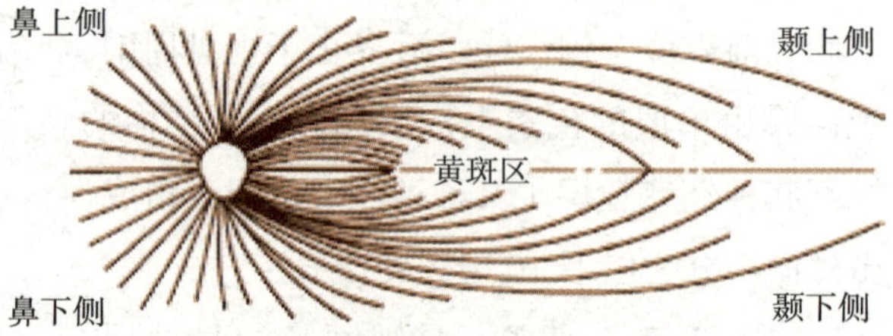

图 2–7　黄斑区神经纤维分布示意图

视网膜的血管为视网膜中央动脉和中央静脉，分为颞上支、颞下支、鼻上支和鼻下支，分布在视网膜上，静脉与同名动脉伴行。

视盘位于眼底后极部，是视网膜神经节细胞发出的神经纤维汇集的部位。呈圆形或椭圆形，其色为不均匀的淡红色，大小约为 1.5mm × 1.75mm，又称视乳头。其中央或稍偏颞侧有一凹陷，称生理凹陷，视网膜中央动、静脉由此通过。视盘仅有神经纤维而无光感受器，因此无视觉功能，即视野检查时会出现盲点，称生理盲点。视盘表面的神经纤维层的血液供应来自视网膜中央动脉的毛细血管，筛板和筛板前由睫状后短动脉的分支供给（正常眼底见彩图 2–8）。

视网膜外 5 层的营养来自脉络膜毛细血管，由色素上皮层传递，同时由色素上皮吞噬降解脱落的视网膜外节盘膜，并向脉络膜排泄。视网膜色素上皮层与脉络膜毛细血管、玻璃膜共同组成重要的功能体，称色素上皮 – 脉络膜毛细血管复合体，对维持光感受器微环境有重要作用。色素上皮细胞之间连接紧密，形成视网膜的外屏障，具有阻止脉络膜血管的正常漏出液进入视网膜的功能。

视网膜内 5 层的营养来自视网膜中央动脉。其毛细血管壁内皮细胞之间完整的封闭小带和壁上周细胞形成视网膜内屏障，亦称血 – 视网膜屏障，可阻止血浆等物质渗漏到视网膜神经上皮内。

视网膜生理功能的正常有赖于以上两个屏障的完整，一旦受损均可引起水肿、出血等病理改变。视网膜的动、静脉血管交叉处有共同的外膜包绕，是视网膜静脉阻塞的解剖基础。

二、眼球内容物

眼球内容物包括房水、晶状体、玻璃体，三者均透明（图 2–9）。房水、晶状体、玻璃体连同角膜一并构成眼的屈光介质，又称屈光系统，是光线进入眼内并到达视网膜的通路。

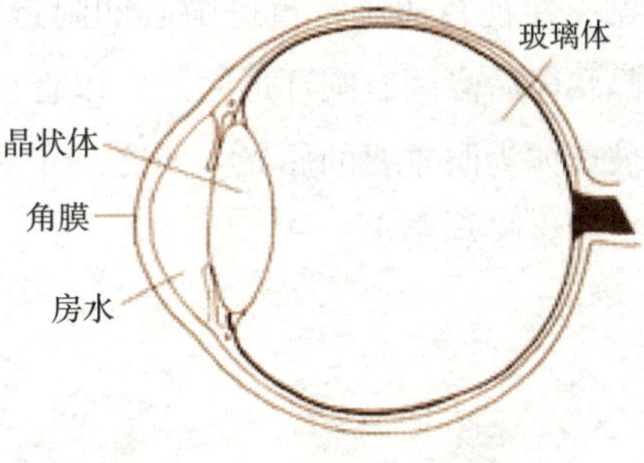

图 2–9　眼球内容物示意图

（一）房水

房水由睫状突的上皮细胞产生，并充满后房、前房。前房指角膜后面与虹膜和瞳孔区晶状体前面之间的空间，容积约 0.2mL。前房中央深度为 2.5 ~ 3mm，周边稍浅。后房为虹膜、瞳孔后面，睫状体前端和晶状体赤道前面的环形腔隙，容积约 0.06mL。

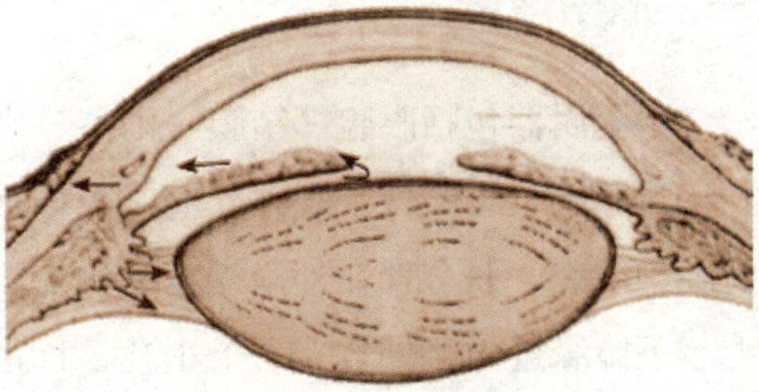

图 2–10　房水循环示意图

房水循环的途径是：产生的房水首先进入后房，经过瞳孔到达前房，从前房角小梁进入输淋氏管，通过房水静脉，最后流入巩膜表面睫状前静脉回到血液循环（图 2–10）。此外，有少部分房水由虹膜表面吸收和从脉络膜上腔排出。房水的主要成分为水，另含少量乳酸、维生素 C、葡萄糖、肌醇、谷胱甘肽、尿素、钠、钾、蛋白质等。其主要功能是营养角膜、晶状体和玻璃体，维持眼内压并具有屈光作用。

（二）晶状体

晶状体位于虹膜后面、玻璃体的前面，是富有弹性的形如双凸透镜的透明体，前面弯曲度较后面为小。前、后两面环行交界处称晶状体赤道部，前面的顶点为晶状体前极，后面的顶点称后极。晶状体的直径约为 9mm，中央厚度约为 4mm。晶状体分晶状体囊膜、晶状体皮质、晶状体核（图 2–11）。晶状体悬韧带是晶状体与睫状体连接的小带。

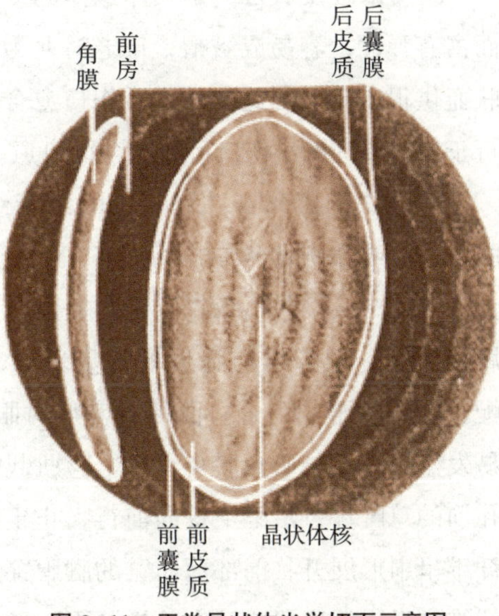

图 2–11　正常晶状体光学切面示意图

晶状体是眼屈光介质的重要组成部分，其屈光度约为20D的凸透镜，可滤去部分紫外线，对视网膜有一定的保护作用。通过睫状肌的舒缩，使晶状体悬韧带或松或紧，晶状体随之变凸或扁平，以完成眼的调节功能。随着年龄增长，晶状体弹性减弱，调节功能减退而出现老视（又称老花眼）。

晶状体无血管，营养来自房水。若晶状体受损或房水代谢发生变化时，可出现混浊，临床称之为白内障。

（三）玻璃体

玻璃体为透明的胶质体，其中99%为水，充满玻璃体腔内，占眼球内容积的4/5，容积约4.5mL。玻璃体前面有一凹面，称玻璃体凹，以容纳晶状体。玻璃体其他部分与视网膜和睫状体相贴，在视盘边缘、黄斑中心凹附近及锯齿缘前2mm和后4mm区域紧密粘连。其前部表面和晶状体后囊间有圆环形粘连，以青少年时期粘连较为紧密。

玻璃体为眼重要的屈光介质之一，对视网膜和眼球壁起着支撑的作用。玻璃体无血管，营养来自脉络膜和房水。

第二节　眼附属器及眼眶的解剖与生理

一、眼附属器

眼附属器包括眼睑、结膜、泪器、眼外肌4部分。

1. 眼睑　眼睑位于眼眶外面及眼球前面，分上睑、下睑，游离缘称睑缘；上、下睑之间的裂隙称睑裂，联合处在外呈锐角的称外眦，在内呈钝角的称内眦。睑缘有排列整齐的睫毛，在上、下睑缘近内眦处各有一个小孔，称泪小点，是泪液排泄路径的起点。内眦处结膜上有一肉状隆起，称为泪阜。

眼睑由外向内分为5层（图2-12）：

（1）眼睑皮肤层　是人体最薄的皮肤之一，细嫩而富有弹性，容易成皱褶，年老时尤为显著。眼睑皮肤血供很丰富，因此在外伤后伤口愈合迅速，一般平行于皮肤纹理的小伤口可不缝合而自愈。

（2）皮下组织层　为疏松的结缔组织和少量脂肪，炎症或外伤时容易出现水肿、瘀血。

（3）肌层　包括眼轮匝肌和提上睑肌。眼轮匝肌属横纹肌，肌纤维与睑裂平行呈环形，由面神经支配，收缩时眼睑闭合。面神经麻痹时眼睑不能闭合，易发生暴露性结膜角膜炎。提上睑肌起于眶尖视神经孔前的总腱环，沿眶上壁向前行，止于睑板前面，肌纤维呈扇形展开，前部薄而宽的腱膜穿过眶隔，部分纤维穿过眼轮匝肌止于上睑皮肤下，形成双重睑。提

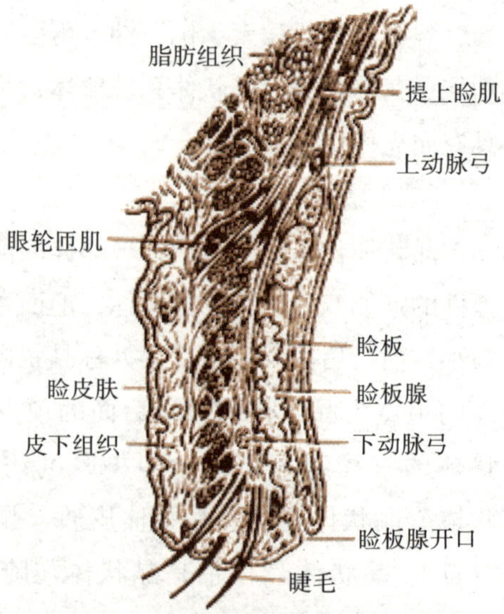

图2-12　上眼睑矢状切面示意图

上睑肌由动眼神经支配，起开睑作用，若动眼神经麻痹则出现上睑下垂。

（4）睑板层 是由致密的结缔组织和丰富的弹力纤维组成的半月形板状软骨，是上、下睑的支架。两端与内、外眦韧带相连，借此固定在眼眶内外侧眶缘上。睑板上有纵行排列的睑板腺，腺口开于睑缘。睑板腺分泌脂肪样物质以润滑睑缘，减少摩擦及防止泪液外溢和水分蒸发，稳定泪膜。

（5）睑结膜层 是紧贴在睑板后面的黏膜层，薄而透明，表面光滑，富有血管。上睑结膜距睑缘后唇约 2mm 处有一与睑缘平行的浅沟，称睑板上沟，常易存留异物。眼睑的血管来自颈外动脉的面动脉支的浅部动脉血管丛和颈内动脉的眼动脉分支的深部动脉血管丛。浅部静脉回流到颈内、外静脉，深部静脉最后汇入海绵窦。

眼睑的感觉由三叉神经支配。

眼睑具有保护眼球的作用，通过瞬目使泪膜均匀敷布于眼球表面，保持眼表的润泽，同时还可以清除眼表的灰尘及细菌。

2. 结膜 结膜是一层薄而光滑透明的黏膜。起于睑缘，止于角膜缘，覆盖在睑板后面（睑结膜）、眼球前面（球结膜）及睑部到球部的反折部分（穹隆结膜）。

（1）睑结膜 即眼睑睑结膜层。

（2）球结膜 覆盖在眼球前部的巩膜表面上，终于角膜缘，推之可移动。球结膜和巩膜之间为眼球筋膜，在角膜缘外宽约 3mm 范围的球结膜与其下的筋膜和巩膜组织紧密相粘。在内眦部有一个半月形的结膜皱褶，称半月皱襞，低等动物为第三眼睑。半月皱襞的鼻侧有泪阜。

（3）穹隆结膜 是结膜组织最松弛的部分，便于眼球运动。

结膜主要由睑结膜和穹隆结膜的上皮细胞层的杯状细胞分泌黏液；穹隆结膜有副泪腺，组织结构同泪腺，可分泌泪液。泪液为弱碱性的透明液体，其中 98.2% 为水，还含有少量无机盐和蛋白质，另含有溶菌酶、免疫球蛋白 A、补体等。黏液和泪液滋润结膜、角膜，可减少摩擦，起一定的保护作用。此外，泪液还具有杀菌和预防感染的作用。

结膜血管系统来自眼睑动脉弓和睫状前动脉，前者分布在睑结膜、穹隆结膜，走向角膜缘 4mm 外的球结膜，充血时以靠穹隆部更显著，此称为结膜充血（彩图 2–13、彩图 2–14）；后者在角巩膜缘 3 ~ 5mm 处分出细支，分布在角膜缘周围，组成角膜缘血管网，充血以角膜缘为甚，此称为睫状充血（彩图 2–15）；结膜充血与睫状充血同时出现时，称为混合充血（彩图 2–16）。不同类型的充血对眼部病变部位的诊断有重要意义。

结膜的感觉由三叉神经支配。

3. 泪器 泪器包括泪腺和泪道（图 2–17）。

（1）泪腺 位于眼眶前外上方的泪腺窝内，由结缔组织固定在眶骨膜上。泪腺分泌泪液，排出管开口在外侧上穹隆结膜，如异

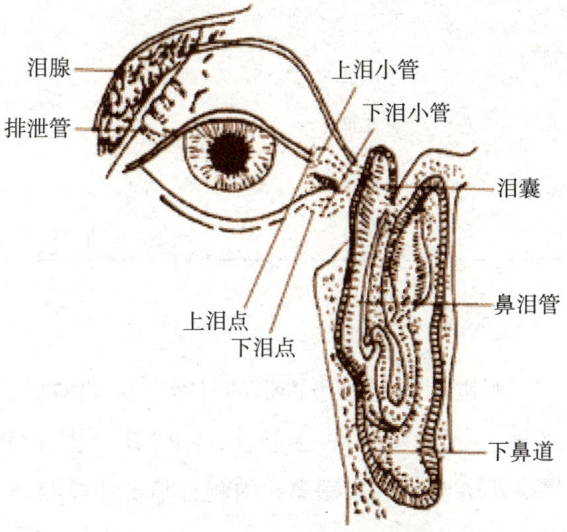

图 2–17 泪器解剖位置示意图

NOTE

物入眼，泪腺可分泌大量泪液以冲出异物。

（2）泪道 为泪液排出的通道，包括泪点、泪小管、泪总管、泪囊及鼻泪管。

①泪小点 位于内眦上、下睑缘，呈乳头状隆起，中间有一小孔，开口紧贴于眼球表面。

②泪小管 是连接泪小点与泪囊的小管，从泪小点开始垂直深约 1 ~ 2mm，然后转直角向鼻侧，全长约 8mm。上、下泪小管汇合成泪总管，进入泪囊。

③泪囊 位于泪骨的泪囊窝内，在内眦韧带的后面。泪囊上方为圆形的盲端，下方与鼻泪管相连接。长约 10mm，前后宽约 4 ~ 7mm，左右宽约 2 ~ 3mm。

④鼻泪管 上接泪囊，向下开口于下鼻道的前部，长约 18mm。鼻泪管下端开口处有一半月形瓣膜，系胚胎期的残留物，出生后若未能开放可发生新生儿泪囊炎。

分泌的泪液排到结膜囊后，一部分蒸发，一部分靠瞬目运动分布在眼球的前表面并汇集于内眦处的泪湖，经泪道排入鼻腔。

4. 眼外肌 眼球的运动依赖 6 条眼外肌。每眼有 4 条直肌、2 条斜肌，分别为上直肌、下直肌、内直肌、外直肌及上斜肌、下斜肌（图 2–18）。

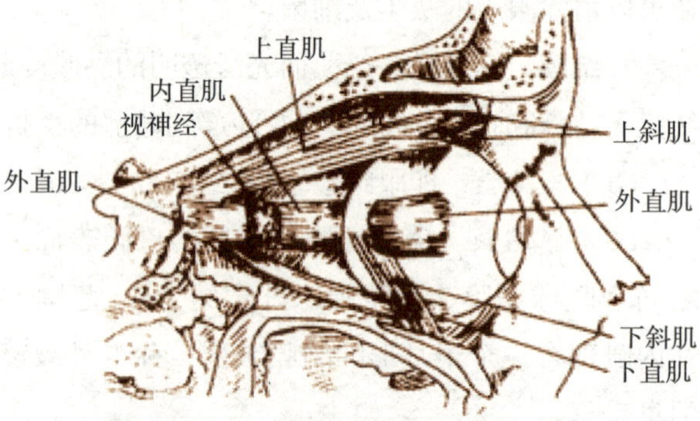

图 2–18 眶侧面观眼外肌示意图

下斜肌起于眼眶下壁前内侧，附着于眼球赤道部后外侧的巩膜上；其余 5 条眼外肌均起于视神经孔前的总腱环，上斜肌的上端附着在眼球外上方的巩膜上，而 4 条直肌止端均附着在巩膜上，按内直肌、下直肌、外直肌、上直肌为序，它们的止端附着点与角膜缘的距离分别约为 5.5、6.5、6.9、7.7cm。上斜肌由滑车神经支配，外直肌由外展神经支配，其余 4 条眼外肌均由动眼神经支配。眼外肌的主要功能见表 2–1。

表 2–1 眼外肌的主要功能

眼外肌	主要动作	次要动作
内直肌	内转	
下直肌	下转	内转，外旋
外直肌	外转	
上直肌	上转	内转，内旋
上斜肌	内旋	下转，外转
下斜肌	外旋	上转，外转

二、眼眶

眼眶为略呈四边锥形的骨腔，尖端向后，底边向前，成人深度 4 ~ 5cm，由额骨、蝶骨、筛骨、腭骨、泪骨、上颌骨、颧骨共 7 块骨组成（图 2–19）。眼眶内侧壁骨质很薄，外侧壁较厚，上方有颅腔和额窦，内侧有筛窦和鼻腔，下方有上颌窦。内侧壁前下方为泪囊窝，眶外上角有泪腺窝。

眼眶内容纳有眼球、视神经、眼外肌、泪腺、血管、神经、筋膜及眶脂肪。筋膜及脂肪共同形成软垫，可减轻外力对眼球的震动。

眼眶骨壁的主要结构为：

1. 视神经孔及视神经管　视神经孔位于眶尖，呈圆形，直径为 4～6mm；视神经孔后是与颅腔相通的视神经管，长 4～9mm，视神经及其鞘膜、眼动脉和交感神经的一些小支从此穿过。若视神经管骨折可压迫视神经，导致视神经损伤。

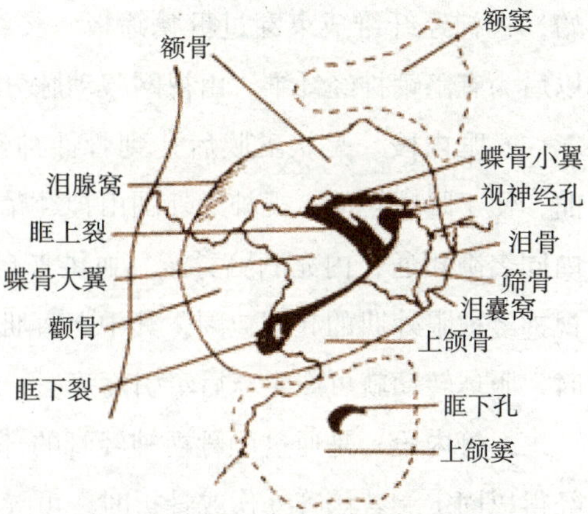

图 2-19　眼眶的前面观

2. 眶上裂　在视神经孔外下方，眶上壁和眶外壁分界处，为一长形裂孔，与颅中窝相通。眼的动眼神经、滑车神经、外展神经、三叉神经的眼支、交感神经纤维丛和眼上静脉由此通过。所以此处受伤波及通过的神经和血管时，则发生眶上裂综合征。

3. 眶下裂　在眶下壁与眶外壁之间，有三叉神经的第二支、眶下动脉及眶下神经等通过。

4. 眶上切迹　在眶上缘偏内侧，有眶上动静脉、三叉神经第一支和眶上神经通过，为眶上神经痛的压痛点。

5. 眶下孔　在眶下缘正中下方，距眶缘约 4mm 处，有眶下神经通过，是泪囊手术麻醉点之一。

此外，总腱环在眶间视神经孔周围、眶尖前 10mm 处。此处有睫状神经节，是眼内手术球后麻醉的关键部位。

眼眶的动脉来自颈内动脉。眼眶静脉最终汇于海绵窦与颅腔静脉吻合。

第三节　视　路

视路是视觉信息从视网膜光感受器到大脑枕叶视中枢的传导路径，临床上通常指从视神经开始经过视交叉、视束、外侧膝状体、视放射至大脑枕叶视中枢的神经传导径路（图 2-20）。

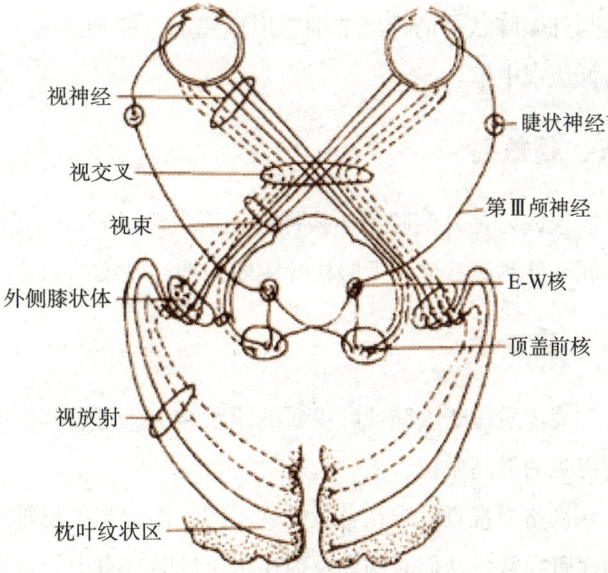

图 2-20　视路示意图

一、视神经

视神经是从视盘起至视交叉的这段神经，总长度约 40mm，分为眼内段、眶内段、管内段及颅内段 4 部分。

1. 眼内段　眼内段是从视盘开

NOTE

始，视神经纤维成束穿过巩膜筛板，长约 1mm 的部分。此段神经纤维无髓鞘，故质地透明，以后为有髓鞘神经纤维。由视网膜动脉分支和睫状后短动脉分支供给营养。

2. 眶内段　是从巩膜后孔到骨性神经管（孔）前端的部分，此段长约 25mm，呈 S 形弯曲，便于眼球转动。视神经外围由神经鞘膜包裹，此鞘膜从三层脑膜延续而来，鞘膜间隙与颅内同名隙相通，内充满脑脊液。血供来自眼动脉分支和视网膜中央动脉分支。在视神经孔处，视神经被眼外肌的起端包围，其中上直肌和内直肌与神经鞘膜紧密粘连，当发生球后视神经炎时，眼球转动就可产生球后牵引疼痛。

3. 管内段　是通过颅骨视神经管的部分，长约 4 ~ 9mm。其鞘膜与骨膜紧密粘连，使视神经得以固定。若该管外伤或骨折时，可导致视神经损伤。其血液供应主要来自眼动脉。

4. 颅内段　是视神经出视神经骨管进入颅内到视交叉前角、长约 10mm 的部分，位于蝶鞍之上。由颈内动脉和眼动脉供血。

二、视交叉

视交叉位于颅内蝶鞍上方，为长方体、横径约 12mm、前后径约 8mm、厚约 4mm 的神经组织。两眼视神经纤维在该处进行部分交叉，即来自视网膜鼻侧的纤维在此处交叉到对侧，来自两眼视网膜颞侧的纤维在此处不交叉。若邻近组织病变侵及视交叉时，可见两眼颞侧偏盲。

三、视束

在视交叉后重新排列的左、右各一束神经称为视束。这段神经束由一眼颞侧神经纤维与另一眼鼻侧神经纤维组成，绕大脑脚至外侧膝状体。因此，一侧视束发生病变时，可见两眼同侧偏盲。

四、外侧膝状体

外侧膝状体为视觉的皮质下中枢，位于大脑脚外侧。视网膜神经节细胞发出的神经纤维在此与外侧膝状体的神经节细胞形成突触，换神经元（视路的第四级神经元）后再进入视放射，为低级视中枢。

五、视放射

视放射是外侧膝状体换神经元后发出的神经纤维，向下呈扇形展开，分成 3 束到达枕叶，是联系外侧膝状体和大脑枕叶皮质的神经纤维结构。

六、视皮质

视皮质位于大脑枕叶皮质的距状裂上、下唇和枕叶纹状区，全部视觉纤维在此终止，是人类视觉的最高中枢。

视路中视觉纤维在各段排列不同，因此当中枢神经系统发生病变或受损时，可表现出特定的视野异常，从而对病变及损伤定位诊断具有十分重要的意义。

第四节　眼部血管与神经

一、血管及血液循环

眼球的血液供应来自眼动脉。

（一）动脉

主要有眼动脉分出的视网膜中央动脉和睫状血管系统（图 2–21）。

1. 视网膜中央动脉　视网膜中央动脉为眼动脉眶内段的分支。在眼球后 9 ~ 12mm 处进入视神经中央，前行至视盘穿出，在视网膜分为颞上支、颞下支、鼻上支、鼻下支，然后逐级分为若干小支，直达锯齿缘，以营养视网膜内 5 层。该动脉为终末动脉，一旦发生阻塞，可导致视网膜严重损害而影响视力。视网膜血管在检眼镜下可直接观察，有助于临床判断和诊治疾病。

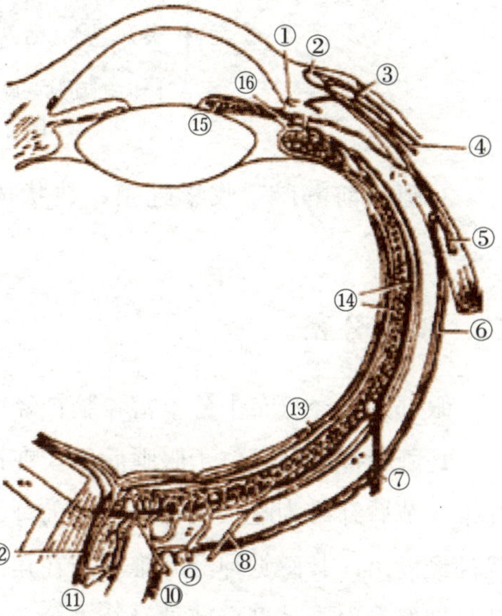

图 2–21　眼球血管及血液循环示意图

①输淋氏管；②角膜缘血管网；③前结膜血管；④后结膜血管；⑤前睫状血管；⑥巩膜上血管；⑦涡静脉；⑧睫状后长动脉；⑨睫状后短动脉；⑩硬脑膜血管；⑪ 软脑膜血管；⑫ 视网膜中央血管；⑬ 视网膜血管；⑭ 脉络膜血管；⑮ 虹膜动脉小环；⑯ 虹膜动脉大环

2. 睫状动脉

（1）睫状后短动脉　是眼动脉的分支，分为鼻侧和颞侧两主干，从视神经周围穿入巩膜前分为 20 支，进入脉络膜内再逐级分支，构成脉络膜各血管层，营养脉络膜和视网膜的外 5 层。

（2）睫状后长动脉　由眼动脉分出 2 支，自视神经鼻侧和颞侧穿入巩膜，经脉络膜上腔达睫状体，多数到睫状体前部及虹膜根部，与睫状前动脉吻合，组成虹膜大环，再分出小支在近瞳孔缘处形成虹膜小环。供虹膜、前部脉络膜和睫状体营养。

（3）睫状前动脉　是眼直肌的动脉在肌腱止端处分支，其中 1 支在距角膜缘 3 ~ 5mm 处垂直穿入巩膜到睫状体，参与虹膜动脉大环，供虹膜和睫状体营养。未穿入巩膜的分支走行于表面巩膜，向前至角膜缘，成为结膜前动脉，并与来自眼睑的结膜后动脉吻合，构成角膜缘血管网，供角膜、结膜营养。

眼球的血液供应见图 2–22。

（二）静脉

1. 视网膜中央静脉　与视网膜中央动脉伴行，经眼上静脉或直接回流到海绵窦。视网膜静脉颜色较暗，管径较粗，动、静脉管径之比为 2∶3。

2. 涡静脉　在眼球赤道之后，有 4 ~ 6 条，位于各条直肌间，收集部分虹膜、睫状体和全

NOTE

部脉络膜的血液，通过眼上、下静脉进入海绵窦。

颈内动脉 → 眼动脉眶后分出
- 视网膜中央动脉（营养视网膜内5层）
- 睫状后短动脉（营养脉络膜和视网膜的外5层）
- 睫状后长动脉（营养虹膜、睫状体和前部脉络膜）
- 肌动脉肌支（营养眼外肌）
  - ↓ 睫状前动脉 →
    - 虹膜动脉大环（营养虹膜和睫状体）
    - 角膜缘血管网（营养角膜和角巩膜缘）
    - 结膜前动脉（营养前部球结膜）
- 额动脉（营养额部皮肤）
- 眶上动脉（营养上睑及额部皮肤）
- 泪腺动脉（营养泪腺）→睑外侧动脉
- 鼻梁动脉（营养泪囊）
  - ↓ 睑内侧动脉→睑动脉弓（营养眼睑）
- 睑外侧动脉、睑动脉弓 → 结膜后动脉（营养睑结膜及后部结膜）

图 2-22 眼球的血液供应

3. 睫状前静脉 收集虹膜、睫状体的血液，经眼上、下静脉，大部分由眶上裂进入海绵窦。

二、神经分布

眼部的神经分布十分丰富，脑神经中有 6 对与眼有关。

1. 睫状神经节 位于眼眶后部，在视神经外侧，距视神经孔约 10mm 处，分为节前和节后纤维。节后纤维为睫状短神经，节前纤维由长根、短根和交感根组成。长根为感觉根，由鼻睫状神经发出，其感觉神经纤维分布在角膜、虹膜和睫状体等组织，司感觉；短根为运动根，由动眼神经发出，其副交感神经纤维分布在瞳孔括约肌及睫状肌，主肌肉的运动；交感根自颈内动脉周围的交感神经丛发出，其神经纤维主要分布于眼的血管，司血管的舒缩。

眼内手术时，多行球后麻醉阻断该神经节。

2. 鼻睫状神经 鼻睫状神经为三叉神经眼支的分支，司眼部感觉。在眶内又分出睫状节长根、睫状长神经、筛后神经和滑车下神经等。

（1）睫状长神经　为鼻睫状神经的分支。在眼球后分 2 支，分别从视神经两侧穿入巩膜进球内，经脉络膜上腔，交感神经纤维则分布在睫状肌和瞳孔开大肌，主司眼内肌的运动；其中所含的感觉神经司角膜感觉。

（2）睫状短神经　共 6～10 支，来自睫状神经节，从视神经周围穿入巩膜，经脉络膜上腔到睫状体，组成神经丛。该神经丛所发出的分支到睫状体、虹膜、角膜、角膜缘的结膜和巩膜，司各组织的感觉。其中副交感纤维分布在瞳孔括约肌和睫状肌，主司眼内肌的运动；而交感神经纤维分布至眼内血管，司血管舒缩。

第五节　中医对眼解剖与生理的认识

在古代中医眼科医籍的记载中，对眼的解剖与生理的描述较为粗略，且不完善，早期各家

NOTE

有异，后渐有共识。眼为视觉器官，又名“目”，由眼珠、胞睑、泪泉、眼带、眼眶等组成。眼为五脏六腑之精华、百骸九窍之至宝，能洞观万物、朗视四方，又能“别黑白、审长短”，可见其主要功能是明视万物、分辨颜色。

一、眼珠

在《外台秘要·卷二十一》中对眼珠外观描述十分明确，说：“轻膜裹水，圆满精微，皎洁明净，状如宝珠，称曰眼珠。”又名睛珠、目珠、目睛等。其解剖结构包括黑睛、白睛、黄仁、瞳神、神水、晶珠、神膏、视衣及目系等。相当于西医学的眼球。

1. 黑睛　黑睛又名黑眼、乌睛、乌轮、乌珠、青睛、黑珠，在五轮中称风轮。相当于西医学的角膜。

黑睛位于眼珠前端中央，周围是白睛，即《审视瑶函·目为至宝论》所说：“风轮者，白睛内之青睛是也。”其组织晶莹透明，如有触犯，便会混浊生翳。对此古人早有告诫，即《外台秘要·卷二十一》所说：“黑睛水膜止有一重，不可轻触。”

通过黑睛能透视其后组织，在《目经大成·卷一》中认为黑睛“至清至脆，不可磨涅，晶莹如小儿之目为正”。黑睛是眼珠视物的重要组成部分之一。

2. 白睛　白睛又名白眼、白仁、白珠等，在五轮中称气轮。包括西医学的球结膜、球筋膜和前部巩膜。

白睛与黑睛紧密连接，质地坚韧，与黑睛共同组成眼珠的外壳。关于其组织结构，在《证治准绳·七窍门》中就认识到白睛质地坚韧，有保护眼珠内组织的作用（“白珠独坚于四轮”）。又如《外台秘要·卷二十一》中说：“人白睛重数有三，设小小犯触，无过损伤。”而且《张氏医通·七窍门》在记载金针开内障时说：“针尖划损白珠外膜之络而见血。”可以证明白睛外膜有脉络，相当于西医学的球结膜的血管。

3. 黄仁　黄仁又名眼帘、虹彩等。相当于西医学的虹膜。中医眼科学中对其论述甚少。黄仁在黑睛之后，状似圆盘，中有圆孔为瞳仁。如《银海精微·辘轳展开》中说：“瞳人之大小随黄仁之展缩，黄仁展则瞳人小，黄仁缩则瞳人大。”古人因其色深褐应衬而误将透明无色的角膜称为黑睛。

4. 神水　现代中医多认为神水相当于西医学的房水。实际早期所言之神水还包括了泪液，以《证治准绳·杂病·七窍门》中所说为证：“神水者，由三焦而发源，先天真一之气所化，在目之内……血养水，水养膏，膏护瞳神。”同时又说：“在目之外，则目上润泽之水是也。”这不仅说明神水包括今之房水和泪液，还阐明了与眼中某些组织之间的关系及神水具有营养部分眼组织的作用。

5. 瞳神　瞳神又名瞳子、瞳人、瞳仁、金井等，在五轮中称水轮。瞳神含义有二：其一仅指黄仁中央圆孔，相当于西医学的瞳孔；其二泛指瞳神及瞳神内各部组织，即包括晶珠、神膏、视衣、目系、神光、真血等有形无形之物。

6. 晶珠　晶珠又名睛珠、黄精，20世纪五版教材《中医眼科学》改称晶珠。相当于西医学的晶状体。《目经大成·卷一》将其解剖位置、生理功能均做了较精炼的记述，书中说：“膏中有珠，澄澈而软，状类水晶棋子，曰黄精。”充分说明晶珠就是坐落在其后的神膏上、透明、软而富有弹性的双面凸透镜。由此可见，眼能明视万物，晶珠起着极其重要的作用。

7. 神膏 神膏又名护睛水。相当于西医学的玻璃体。中医眼科学中对神膏的认识较为统一，神膏在白睛内，富含水液且透明，有支撑作用，令眼保持为珠状。因其透明，也是眼明视万物的保障。《疡医大全·卷十一》中就记载了神膏的解剖部位及生理功能，如书中说："白睛最坚属肺金，内藏护睛水，如鸡子清之稠浓。"此外，《证治准绳·杂病·七窍门》的记载中指出，神膏外有白睛，还有一层"黑稠"，即书中说："大概自圆而长，外有坚壳数重，中有清脆，内包黑稠神膏一函，膏外则白稠神水，水以滋膏。"

8. 视衣 早期的医著中并无视衣一名，只是近代中医眼科著作中应用此名，泛指西医学的脉络膜及视网膜。

9. 目系 目系又名眼系、目本。《灵枢·大惑论》中指出："裹撷筋骨血气之精，而与脉并为系，上属于脑，后出于项中。"又如《证治准绳·杂病·七窍门》中说："目珠者，连目本，目本又名目系，属足厥阴之经也。"

目系连目珠，通于脑，所见之物归于脑。可见眼珠–目系–脑是产生视觉功能的重要组织。《医林改错·脑髓说》中就明确地记载了有关内容，书中说："两目系如线，长于脑，所见之物归于脑。"

从上可知，目系不仅包括了西医学的视神经及包裹在视神经周围的组织及血管，如视网膜的中央动、静脉及鞘膜等组织，而且还包括产生视觉功能的视路。

10. 神光 产生视觉功能的神经活动称为神光，即视功能。神光之强弱与脏腑功能，尤其与命门及心火之盛衰密切相关。如《审视瑶函·目为至宝论》中说："神光者，谓目中自然能视之精华也。夫神光源于命门，通于胆，发于心，皆火之用事。神之在人也大矣……在目能见。"《审视瑶函·内外二障论》曰："在五脏之中，惟肾水神光，深居瞳神之中，最灵最贵，辨析万物，明察秋毫。"

11. 玄府 玄府又称元府。《素问》中的玄府系指汗孔而言。刘河间在《素问玄机原病式》中认为玄府无物不有，即眼有玄府。该书谓："玄府者，无物不有。人之脏腑、皮毛肌肉……尽皆有之，乃气出入升降之道路门户也……人之眼耳鼻舌意识，能为用者，皆由升降出入之通利也。有所闭塞者，不能为用也，若目无所见……"可见目中玄府是精津气血升降出入之通道。

12. 真精、真气、真血 即精、气、血，均为滋目之源液，因目中脉道幽深细微，非轻清精微之性，难以升腾上达，故曰真。《审视瑶函·目为至宝论》说："真血者，即肝中升运于目轻清之血，乃滋目经络之血也。此血非比肌肉间混浊易行之血，因其轻清上升于高而难得，故谓之真血。真气者，即目经络中往来生用之气，乃先天真一发生之元阳也，大宜和畅，少有郁滞，诸病生焉。真精者，乃先后二天元气所化之精汁，先起于肾，次施于胆，而后及乎瞳神也。凡此数者，一有所损，目病生矣。"

二、胞睑

胞睑又名目胞、眼胞、眼睑，在五轮中称肉轮。在较多的医籍中仅粗略地将胞睑分为上胞、下睑，并将其中的组织分别命名，如睑弦、睫毛等。胞睑相当于西医学的眼睑，睑弦相当于西医学的睑缘。

胞睑位于眼珠最外部，具有保护其内部组织的作用。对于这一功能，在《医宗金鉴·刺灸心法要诀》中也有记载，说："目胞者，一名目窠，一名目裹，即上下两目外卫之胞也。"

三、两眦

两眦又名目眦、眦、眦头，分内眦及外眦，在五轮中称血轮。关于内眦、外眦的定位，《灵枢·癫狂》中指出："在内近鼻侧者，为内眦。"《医宗金鉴·刺灸心法要诀》又说："目外眦者，乃近鬓前之眼角也。"内眦又名大眦，外眦又名小眦、锐眦等。内眦及外眦与西医学解剖名称相同。

四、泪泉、泪窍

泪泉一名来源于《眼科临症笔记》，主要功能是分泌泪液。泪泉相当于西医学的泪腺。

泪窍又名泪堂，此在《银海精微·充风泪出》中就有记载，说："大眦有窍，名曰泪堂。"同时也指出了泪窍的解剖位置之所在。

五、眼带

眼带是从病名的叙述中见到这一解剖名词。即《太平圣惠方·坠睛》中说坠睛是风寒之邪"攻于眼带"，还有《银海精微·辘轳展开》中说辘轳展开是"风充入脑，眼带吊起"。从上述两病叙述推知，眼带相当于西医学的眼外肌。

六、目眶

目眶一名见于《医宗金鉴·刺灸心法要诀》，又名眼眶（《证治要诀》）。对其解剖部位描述简明且较准确的当是《医宗金鉴·刺灸心法要诀》，书中说："目眶者，目窠四围之骨也，上曰眉棱骨，下即䪼骨，䪼骨之外即颧骨。"可见，目眶即西医学的眼眶。

从上可知，古代医籍在眼的解剖、生理方面的认识比较粗略，还需结合现代知识，以利于充实和发展中医眼科基础理论。

附：中西医眼部解剖名称对照 见表 2–2。

表 2–2 中西医眼部解剖名称对照表

中医解剖名称	西医解剖名称
眼珠（睛珠、目珠）	眼球
黑睛（黑眼、黑仁、黑珠、乌睛、乌珠等）	角膜
白睛（白眼、白仁、白珠）	包括球结膜、球筋膜、前部巩膜
黄仁（眼帘、彩虹、睛帘）	虹膜
神水	房水及泪液
瞳神（瞳子、瞳人、瞳仁、金井）	瞳孔及其后一切组织
晶珠（睛珠、黄精）	晶状体
神膏	玻璃体

续表

中医解剖名称	西医解剖名称
视衣	包括脉络膜和视网膜
目系（眼系、目本）	包括视神经、包裹视神经的鞘膜及其血管
胞睑（约束、眼胞、眼睑、睥）	眼睑
上胞（上睑、上睥）	上眼睑
下睑（下胞、下睥）	下眼睑
内睑（睑里、睥里）	睑结膜
睑弦（眼弦、睥沿）	睑缘
睫毛	睫毛
睑裂	睑裂
内眦（大眦）	内眦
外眦（锐眦、小眦）	外眦
泪泉	泪腺
泪窍（泪堂、泪孔）	泪点
眼带	眼外肌
目眶（眼眶）	眼眶

【复习思考题】

1. 试述眼球的解剖结构与生理功能。
2. 试述眼附属器的解剖结构与生理功能。
3. 试述眼部血管与神经分布。
4. 视觉信息是怎样传导的？
5. 中医对眼解剖与生理的认识包括哪些方面？

第三章　眼与脏腑经络的生理关系

眼为五官之一，主司视觉。眼虽属局部器官，但与整体，特别是与脏腑经络有着密切的内在联系。眼禀先天之精所成，受后天之精所养。《灵枢·大惑论》说："五脏六腑之精气，皆上注于目而为之精。"揭示了眼的发育构成是五脏六腑精气作用的结果，脏腑精气上注于目主要依靠经络的沟通作用。

第一节　眼与脏腑的生理关系

眼能视万物、察秋毫、辨形状、别颜色，是凭借五脏六腑精气的充养。精气是人体生命活动，包括视觉产生的物质基础。故《审视瑶函·内外二障论》指出："眼乃五脏六腑之精华，上注于目而为明。"若脏腑功能失调，既不能化生精气，亦不能输送精气至目，致使目失精气的充养而影响视觉功能。《太平圣惠方·眼论》谓："明孔遍通五脏，脏气若乱，目患即生；诸脏既安，何辄有损。"明确地提出了眼与脏腑，尤其是与五脏的密切关系。由于目与脏腑的密切相关性，产生了以脏腑之精为基础的五轮学说。

一、眼与五脏的生理关系

（一）眼与肝的生理关系

1. 肝开窍于目，目为肝之外候　《素问·金匮真言论》在论述五脏应四时、同气相求、各有所归时说："东方青色，入通于肝，开窍于目，藏精于肝。"其意是深藏于体内的肝脏通向体外的窍道为目。《灵枢·五阅五使》谓："五官者，五脏之阅也。"其中"目者，肝之官也。"即言五官为五脏的外候，而肝外候于目。据此可为眼科诊治疾病，特别是为从肝治目疾奠定了理论依据，亦可为其他临床各科提供极为重要的望诊内容。

2. 肝气通于目，肝和则能辨色视物　目为肝窍，肝气可直接通达于目，故肝气的调和与否直接影响到眼的视觉功能。一是肝可调畅气机，使气机升降出入有序，有利于气血津液上输至目，目得所养而能辨色视物。故《灵枢·脉度》说："肝气通于目，肝和则目能辨五色矣。"二是肝气能条达情志，肝和则条达有度，七情平和，气血均衡，眼才能明视不衰。故《灵枢·本神》指出："和喜怒而安居处……如是则僻邪不至，长生久视。"说明保持情志舒畅是眼目保健、防止眼病发生的重要举措。

3. 肝主藏血，肝受血而目能视　肝藏血有助于目视之需。虽然五脏六腑之精气血皆上注于目，但由于肝与目有窍道相通，故以肝藏之血对视觉功能的影响最大，因而《素问·五脏生成》有"肝受血而能视"之论。肝藏之血含有眼目所需的各种精微物质，故特称之为"真血"。

NOTE

《审视瑶函·目为至宝论》阐释说："真血者，即肝中升运于目，轻清之血，乃滋目经络之血也。"现代医学研究发现，肝脏有根据视觉需要而调节血量和血质之功，虽然中医学所言之肝与现代解剖之肝有异，但提示了肝血可直接影响到眼的功能状态。

4. 肝之经脉，上连目系 《灵枢·经脉》说：足厥阴肝脉"连目系"。通观十二经脉，唯有肝脉是本经直接上连目系的。肝脉在眼与肝之间起着沟通表里、联系眼与肝脏、为之运行气血的作用，从而保证了眼与肝在物质上和功能上的密切联系。

5. 肝主泪液，润泽目珠 五脏化生五液，肝化液为泪。故《素问·宣明五气》说："五脏化液……肝为泪。"泪液有润泽目珠的作用，《灵枢·口问》说："液者，所以灌精濡空窍者也。"泪液的生成和排泄与肝的功能有关，泪液运行有序而不外溢，正是肝气的制约作用使然。

（二）眼与心的生理关系

1. 心主血液，血养目珠 《审视瑶函·开导之后宜补论》说："夫目之有血，为养目之源，充和则有发生长养之功，而目不病。少有亏滞，目病生焉。"可见血液充盈及运行有序是目视睛明的重要条件。循环至目的血液均始发于心，又归集于心。《素问·五脏生成》说："诸血者，皆属于心。"与此同时，眼中神水源于目之血液，神水透明而又富含营养，以濡养神膏、晶珠等，从而保证眼产生正常的视觉功能。正如《审视瑶函·目为至宝论》中所说："血养水，水养膏，膏护瞳神。"

2. 心合血脉，诸脉属目 《素问·调经论》说："五脏之道，皆出于经隧，以行气血。"血从心上达于目，亦须以经脉为通道。而"心主身之血脉"(《素问·痿论》)，即言全身的血脉均与心相连而沟通。遍布全身各组织器官的经脉以分布于眼的脉络最为丰富，故《素问·五脏生成》说："诸脉者，皆属于目。"脉络在目的广泛分布，保证了气血充养于目有足够的通道。

3. 心舍神明，目为心使 《素问·灵兰秘典论》说："心者，君主之官，神明出焉。"指人的精神、意识、思维乃至人的整个生命活动均由心主宰。《灵枢·本神》说："所以任物者谓之心。"说明接受外来事物或刺激并做出相应反应是由心来完成的，包括眼接受光线刺激而产生的视觉。故《灵枢·大惑论》指出："目者，心之使也；心者，神之舍也。"由于心主神明，为五脏六腑之大主，目赖脏腑精气所养，又受心神支配。因此，人体脏腑精气的盛衰及精神活动状态均可反映于目，故目又为心之外窍。有鉴于此，望目察神亦是中医诊断学中望诊的重要内容。

（三）眼与脾的生理关系

1. 脾主运化，输精于目 脾主运化水谷精微，为后天之本。脾运健旺，气血生化有源，目得精气营血之养则目光锐敏。若脾失健运，精微化生不足，目失所养则视物不明。《兰室秘藏·眼耳鼻门》中更明确指出："夫五脏六腑之精气皆禀受于脾，上贯于目……故脾虚则五脏之精气皆失所司，不能归明于目矣。"这就突出了脾之精气对视觉功能的重要性。

2. 脾主肌肉，司睑开合 《素问·痿论》说："脾主身之肌肉。"《素问集注·五脏生成》说："脾主运化水谷之精，以生养肌肉，故合肉。"脾运化水谷之精有滋养肌肉的作用，眼睑肌肉及眼带（眼外肌）得脾之精气充养，则眼睑开合自如，眼珠转动灵活。

3. 脾升清阳，通至目窍 目为清阳之窍，位于人体上部，脉道细微，惟清阳之气易达之。《素问·阴阳应象大论》说："清阳出上窍。"《脾胃论·五脏之气交变论》进一步提出："耳、目、口、鼻为清气所奉于天。"说明清阳之气上达目窍是眼维持辨色视物之功能不可缺少的要

NOTE

素。只有脾气上升，清阳之气方可升运于目，目得清阳之气温煦才能窍通目明。

4. 脾气统血，循行目络　《兰室秘藏·眼耳鼻门》说："脾者，诸阴之首也；目者，血脉之宗也。"血属阴，脉为血府，血液能在目络中运行而不外溢，有赖于脾气的统摄。《难经·四十二难》谓：脾"主裹血"。由于目为宗脉所聚之处，若脾气虚弱，失去统摄之力，则可导致眼部尤其是眼内发生出血病症。

（四）眼与肺的生理关系

1. 肺为气本，气和目明　《素问·六节脏象论》指出："肺者，气之本"；"肺主气，气调则营卫脏腑无所不治。"肺主气，司呼吸，不但与大自然之气进行交换，并与体内水谷之气相结合而敷布全身，温煦充养各组织器官。肺气旺盛，全身气机调畅，五脏六腑之精气顺达于目，目得其养则明视万物；若肺气不足，脏腑之气不充，目失所养则视物昏暗，正如《灵枢·决气》所说："气脱者，目不明。"

2. 肺主宣降，眼络通畅　宣即宣布散发，指肺能布散气血津液至全身；降即清肃下降，指肺能通调水道，维持正常的水液代谢。宣发与肃降相互制约，互济协调，使全身血脉通利，眼络通畅。一方面使目得到气血津液的濡养，另一方面避免多余体液留存于目。此外，肺主表，肺宣降有序，可将卫气与津液输布到体表，使体表及眼周的脉络得其温煦濡养，卫外有权，以阻止外邪对眼的伤害。

（五）眼与肾的生理关系

1. 肾主藏精，精充目明　《灵枢·大惑论》说："目者，五脏六腑之精也。"寓含眼的形成有赖于精；眼之能视，凭借于精。而肾主藏精，《素问·上古天真论》谓："肾者主水，受五脏六腑之精而藏之。"肾既藏先天之精，亦藏后天之精。肾精的盛衰直接影响到眼的视觉功能，正如《素问·脉要精微论》所言："夫精明者，所以视万物、别白黑、审短长；以长为短、以白为黑，如是则精衰矣。"

2. 肾生脑髓，目系属脑　肾主骨生髓，《素问·阴阳应象大论》说："肾生骨髓。"诸髓属脑，"脑为髓之海"（《灵枢·海论》）。由于脑与髓均为肾精所化生，肾精充足，髓海丰满，则目视睛明；若肾精不足，髓海空虚，则头晕目眩、视物昏花。故《灵枢·海论》明言："髓海不足，则脑转耳鸣……目无所见。"王清任结合当时所认识到的解剖知识，进一步阐述了肾－脑－眼密切的内在联系，明确地将眼的视觉归结于肾精所生之脑，其在《医林改错·脑髓说》中指出："精汁之清者，化而为髓，由脊骨上行入脑，名曰脑髓……两目即脑汁所生，两目系如线，长于脑，所见之物归于脑。"

3. 肾主津液，润养目珠　《素问·逆调论》说："肾者水脏，主津液。"明示肾脏对体内水液的代谢与分布起着重要作用。《灵枢·五癃津液别》指出："五脏六腑之津液，尽上渗于目。"津液在肾的调节下，不断输送至目，为目外润泽之水及充养目内之液提供了物质保障。目内充满津液，除具有养目之功外，还可维持眼圆润如珠的形状。

4. 肾寓阴阳，涵养瞳神　肾寓真阴真阳，为水火之脏，水为真阴所化，火为真阳所生，为全身阴阳之根本。五脏之阳由此升发，五脏之阴靠此滋养。肾之精华化生以供养瞳神，《审视瑶函·目为至宝论》说："肾之精腾，结而为水轮。"水轮位在瞳神，而神光藏于瞳神。《证治准绳·杂病·七窍门》认为瞳神"乃先天之气所生，后天之气所成，阴阳之妙用，水火之精华。"说明瞳神内含阴阳是产生视觉的基础，肾精的滋养、命门之火的温煦是视觉产生的条件。

二、眼与六腑的生理关系

关于眼与六腑的关系，其基础主要为五脏与六腑具有相互依赖、相互协调的内在联系。六腑除三焦为孤腑外，其他的与五脏互为表里。在生理上，脏行气于腑，腑输精于脏，故眼不仅与五脏有密切关系，与六腑亦有不可分割的联系。此外，六腑的功能是主受纳、司腐熟、分清浊、传糟粕，将消化吸收的精微物质传送到周身，以供养全身包括眼在内的组织器官。《灵枢·本脏》说："六腑者，所以化水谷而行津液者也。"《素问·六节脏象论》明确指出："脾、胃、大肠、小肠、三焦、膀胱者，仓廪之本，营之居也，名曰器，能化糟粕，转味而入出者也。"六腑的功能正常，目得所养，才能维持正常的视功能。在眼与六腑的关系中，尤与胆和胃的关系较为密切。

在眼与五脏的关系中，肝排在首位。肝与胆脏腑相合，肝之余气溢入于胆，聚而成精，乃为胆汁。胆汁的分泌与排泄均受到肝疏泄功能的影响。胆汁有助于脾胃消化水谷、化生气血以营养于目之功，所以胆汁的分泌与排泄关系到视力状况，故《灵枢·天年》说："五十岁，肝气始衰，肝叶始薄，胆汁始灭，目始不明。"《证治准绳·杂病·七窍门》在前人有关胆汁与眼关系论述的基础上指出："神膏者，目内包涵膏液……此膏由胆中渗润精汁积而成者，能涵养瞳神，衰则有损。"指出胆汁在神膏的生成及养护瞳神方面起着重要作用。

胃为水谷之海，食物中的精微物质经过脾的运化以供养全身。脾胃密切配合，完成气血的生化，故合称为"后天之本"。其中对眼有温煦濡养作用的清阳之气主要源于胃气。《内外伤辨惑论·辨阴证阳证》说："夫元气、谷气、荣气、清气、卫气、生发诸阳上升之气，此六者，皆饮食入胃，谷气上行，胃气之异名，其实一也。"李东垣进一步指出了胃气对眼的重要性，其在《脾胃论·脾胃虚实传变论》中说："九窍者，五脏主之，五脏皆得胃气乃能通利。"若"胃气一虚，耳、目、口、鼻俱为之病"。脾胃居于中焦，既是清阳之气生发之所，又是清阳之气升降之枢，脾胃功能正常与否直接关系到眼的功能状态。

其次，小肠上端与胃的下口幽门相接，下端与大肠相连。饮食水谷由胃腐熟后传入小肠，并经小肠进一步消化，分清别浊，其清者由脾输布到全身，从而使目得到滋养。大肠主司传导之责，是食物消化、吸收、排泄的最后阶段，为从食物中摄取目的营养物质发挥着重要作用。膀胱在脏腑中居于最下层，为水液汇聚之处，在肾中命门真火的蒸化作用下，将其中清澈者气化升腾为津液，以濡润包括目窍在内的脏腑官窍。三焦为孤腑，主通行元气、运化水谷和疏利水道。《难经·三十一难》说："三焦者，水谷之道路，气之所终始也。"脏腑的精气、津液均须通过三焦而上行灌注，使目得到滋养。

总之，眼之所以能辨色视物，有赖于脏腑化生和收藏的精、气、血、津液的濡养及神的整合。《灵枢·本脏》说："人之血气精神者，所以奉生而周于性命者也。"然而，由于古代医家所处的时代不同及临证经验与水平的差异，对眼与脏腑的关系有不同看法。隋代巢元方认为眼病多与肝有关，在其所著的《诸病源候论》中，列举目病56候，其中27候论及于肝。宋代杨士瀛注重眼与肝、肾、心的关系，其在《仁斋直指方·眼目》中指出："目者，肝之外候也。肝取木，肾取水，水能生木，子母相合，故肝肾之气充，则精彩光明；肝肾之气乏，则昏蒙晕眩。""心者，神之舍，又所以为肝肾之副焉。"其后李东垣认为眼与脾胃及心的关系最为密切，其在《兰室秘藏·眼耳鼻门》中强调，医者治疗目病，"不理脾胃及养血安神，治标不治

NOTE

本，是不明正理也”。明代楼英在《医学纲目·目疾门》中说：“脏腑主目有二，一曰肝……二曰心……至东垣又推之而及于脾。”可见其比较重视眼与肝、心、脾的关系。而赵献可则偏重于眼与肾的关系，其在《医贯·眼目论》中说：“五脏六腑之精气皆上注于目而为之精，肾藏精，故治目者，以肾为主。”

综上所述，每个脏腑的各种功能对眼均起着重要的生理作用，但在眼与五脏六腑的关系中各有侧重，正如《审视瑶函·目为至宝论》所说：“大抵目窍于肝，生于肾，用于心，润于肺，藏于脾。”人体是一个有机整体，无论脏与脏，脏与腑，还是腑与腑之间均有经络相互联系，它们在生理上相互协调、相互依存。因此，临床上诊察眼病时，应以整体观为基点，从实际出发，具体病症具体分析，制定出治疗疾病的最佳方案。

三、五轮学说概要

（一）五轮学说

五轮学说起源于《内经》，《灵枢·大惑论》曰：“五脏六腑之精气，皆上注于目而为之精，精之窠为眼，骨之精为瞳子，筋之精为黑眼，血之精为络，其窠气之精为白眼，肌肉之精为约束，裹撷筋骨血气之精而与脉并为系，上属于脑，后出于项中。”为五轮学说的形成奠定了基础。该学说在我国现存医籍中以《太平圣惠方·眼论》记载为最早。五轮中的“轮”是比喻眼珠形圆而转动灵活如车轮之意。正如《审视瑶函》所说：“五轮者，皆五脏之精华所发，名之曰轮，其像如车轮圆转，运动之意也。”五轮学说是根据眼与脏腑密切相关的理论，将眼局部由外至内分为眼睑、两眦、白睛、黑睛和瞳神5个部分，分属于五脏，分别命名为肉轮、血轮、气轮、风轮、水轮（图3-1），借以说明眼的解剖、生理、病理及其与脏腑的关系，并用于指导临床辨证的一种学说。

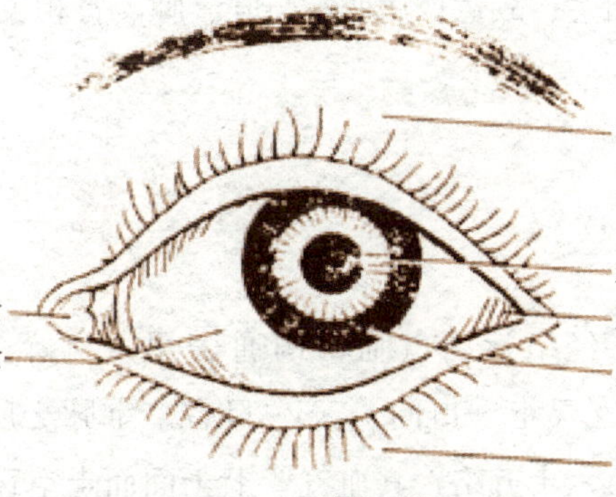

图3-1　五轮示意图

（二）五轮的解剖部位及脏腑分属

1. 肉轮　部位在胞睑，包括眼睑皮肤、皮下组织、肌肉、睑板和睑结膜。眼睑分上、下两部分，司眼之开合，有保护眼珠的作用。胞睑在脏属脾，脾主肌肉，故称肉轮。脾与胃相表里，所以胞睑病变常与脾、胃有关。

2. 血轮　部位在内、外两眦，包括内、外眦部的皮肤、结膜、血管及内眦的泪阜、半月皱襞和上下泪点、泪器。两眦在脏属心，心主血，故称血轮。心与小肠相表里，所以两眦病变常与心、小肠有关。

3. 气轮　部位在白睛，包括球结膜、球筋膜和前部巩膜。其表层无色，薄而透明；里层色白，质地坚韧，具有保护眼珠内部组织的作用。白睛在脏属肺，肺主气，故称气轮。肺与大肠相表里，所以白睛疾病常与肺、大肠有关。

4. 风轮　部位在黑睛，即角膜；位于眼珠前部的正中央，质地坚韧而清澈透明，是光线进入眼内的必经之路，有保护眼内组织的作用。黑睛在脏属肝，肝主风，故称风轮。肝与胆相表里，所以黑睛疾病常与肝、胆有关。

NOTE

5. 水轮　部位在瞳神，狭义概念指瞳子，即瞳孔；广义概念包括黄仁、神水、晶珠、神膏、视衣、目系等，即眼球壁的中层与内层，以及眼球内容物。水轮是眼能明视万物的主要部分。瞳神在脏属肾，肾主水，故称水轮。因肾与膀胱相表里，所以水轮病变常与肾、膀胱有关。但由于瞳神包括多种不同组织，且结构复杂，故除与肾、膀胱有关外，与其他脏腑也密切相关。

五轮的解剖部位及脏腑分属见表 3–1。

表 3–1　五轮的解剖部位及脏腑分属

五轮	部位	现代解剖内容	脏腑分属
肉轮	胞睑	眼睑	脾、胃
血轮	两眦	内外眦、泪器	心、小肠
气轮	白睛	球结膜、球筋膜、前部巩膜	肺、大肠
风轮	黑睛	角膜	肝、胆
水轮	瞳神	瞳孔、眼球壁中内层及内容物	肾、膀胱

此外，眼外肌相当于约束，为肉轮所属；黄仁位居黑睛之后，而瞳神又位于黄仁中央，瞳神的功能直接与黄仁有关，因此黄仁与风轮、水轮皆有关系；而黄仁色黄，五色之中，黄色为脾所主，故黄仁病变常与肝、脾、肾相关。

第二节　眼与经络的关系

经络运行气血，沟通表里，贯穿上下，把人体脏腑组织器官连接成一个有机的整体。《灵枢·口问》云："目者，宗脉之所聚也。"《灵枢·邪气脏腑病形》亦说："十二经脉，三百六十五络，其血气皆上于面而走空窍，其精阳气上走于目而为睛。"可见眼与脏腑之间的有机联系主要依靠经络为之连接贯通，使眼不断得到经络输送的气血津液的濡养，才能维持正常的视觉功能。因此，眼与经络的关系极为密切。

一、眼与十二经脉的关系

十二经脉中三阴三阳经表里相合，正经首尾相贯，旁支别络纵横交错，布于周身，始于手太阴，终于足厥阴，周而复始，如环无端，运行不息。《灵枢·逆顺肥瘦》说："手之三阳，从手走头；足之三阳，从头走足。"可见，手、足三阳经脉的循行部位与眼都有密切联系；手、足三阴经虽不上行头面，但亦直接或间接与眼发生联系。现将与眼发生联系的经脉按其循行于眼的部位分述如下：

（一）起止、交接及循行于眼内眦的经脉（图 3–2）

1. 足太阳膀胱经　《灵枢·经脉》说："膀胱足太阳之脉，起于目内眦，上额交巅。"即足太阳膀胱经受手太阳之交，起于目内眦之睛明穴，上额循攒竹，过神庭、通天，斜行交督脉于颠顶百会穴。

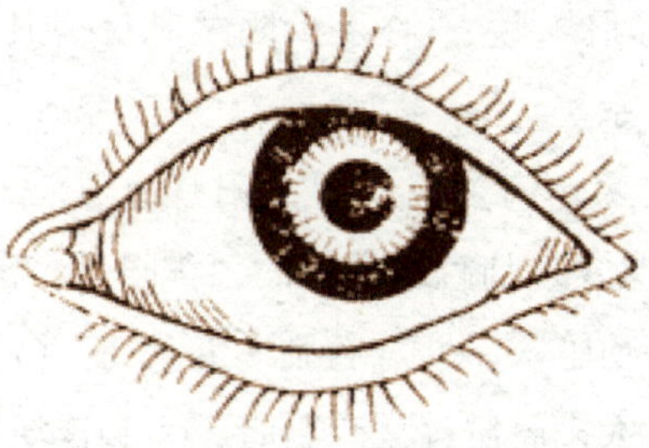

图 3-2　起止、交接及循行于眼内、外眦的经脉示意图

2. 足阳明胃经　《灵枢·经脉》说："胃足阳明之脉，起于鼻之交頞中……至额颅。"即足阳明胃经起于鼻旁迎香穴，经过目内眦睛明穴，与足太阳膀胱经交会。

3. 手太阳小肠经　《灵枢·经脉》说："小肠手太阳之脉……其支者别颊上䪼，抵鼻，至目内眦。"即手太阳小肠经一支脉从颊部别出，上走眼眶之下，抵于鼻旁，至目内眦睛明穴，与足太阳膀胱经相接。

（二）起止、交接及循行于眼外眦的经脉（图 3-2）

1. 足少阳胆经　《灵枢·经脉》说："胆足少阳之脉，起于目锐眦，上抵头角，下耳后……其支者，从耳后入耳中，出走耳前，至目锐眦后。其支者，别锐眦，下大迎，合于手少阳……"即足少阳胆经起于目锐眦之瞳子髎，由听会过上关，上抵额角之颔厌，下行耳后，经风池至颈。其一支脉从耳后入耳中，出耳前，再行至目锐眦之瞳子髎后。另一支脉又从瞳子髎下走大迎，会合手少阳经，到达眼眶下。此外，由本经别出之正经（足少阳之正）亦上行头面，系目系，并与足少阳经会合于目锐眦。

2. 手少阳三焦经　《灵枢·经脉》说："三焦手少阳之脉……其支者，从膻中上出缺盆，上项，系耳后，直上出耳上角，以屈下颊至䪼。其支者，从耳后入耳中，出走耳前，过客主人前交颊，至目锐眦。"即手少阳三焦经有一支脉从胸上项，沿耳后翳风上行，出耳上角，至角孙，过阳白、禾髎，再屈曲下行至面颊，直达眼眶之下。另一耳部支脉入耳中，走耳前，与前一条支脉交会于面颊部，到达目锐眦，与足少阳胆经相接。由此可知，手少阳三焦经通过两条支脉与目外眦发生联系。

3. 手太阳小肠经　《灵枢·经脉》说："小肠手太阳之脉……其支者，从缺盆循颈上颊，至目锐眦，却入耳中。"即手太阳小肠经有一支脉循颈上颊，抵颧髎，上至目锐眦，过瞳子髎，后转入耳中。

（三）与目系有联系的经脉（图 3-3）

1. 足厥阴肝经　《灵枢·经脉》说："肝足厥阴之脉……循喉咙之后，上入颃颡，连目系，上出额，与督脉会于巅。其支者，从目系下颊里，环唇内。"即足厥阴肝经之主脉沿喉咙之后，上入颃颡，行大迎、地仓、四白、阳白之外直接与目系相连。

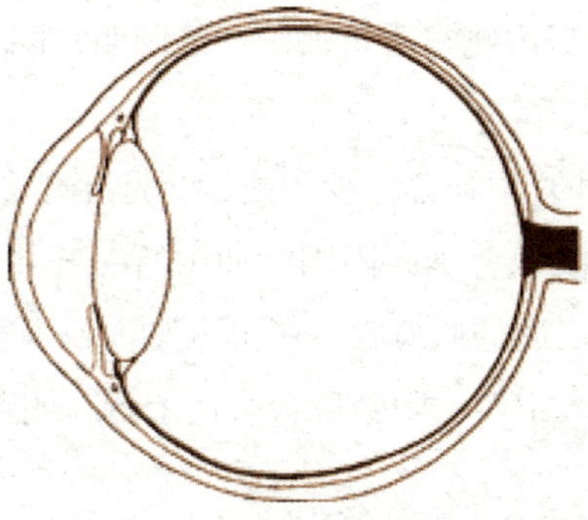

图 3-3　与目系有联系的经脉示意图

2. 手少阴心经 《灵枢·经脉》说："心手少阴之脉……其支者，从心系，上挟咽，系目系。"即手少阴心经的支脉系目系。

3. 足太阳膀胱经 《灵枢·寒热病》说："足太阳有通项入于脑者，正属目本，名曰眼系。"足太阳膀胱经有通过项部的玉枕穴入脑直属目本的，称眼系。玉枕穴正处于现代针刺治疗视力低下及皮质盲等疾病常用的视区内。《灵枢·经脉》说："膀胱足太阳之脉……其直者，从巅入络脑，还出别下项。"可见，足太阳膀胱经之直行者，入脑连属目系。

综上所述，足三阳经之本经均起于眼或眼周围，而手三阳经均有1～2条支脉止于眼或眼附近。与目系有联系者有足厥阴肝经、手少阴心经及足太阳膀胱经。其中足厥阴肝经为主脉与目系相连。正是这种密切的经脉联络，确保气血津液上养于目而明视万物。

二、眼与奇经八脉的关系

奇经八脉是指十二经脉之外的八条经脉，与脏腑无直接络属关系，然而它们交叉贯穿于十二经脉之间，具有加强经脉之间的联系以调节正经气血的作用。奇经八脉中起止及循行路径与眼直接有关的主要有督脉、任脉、阳跻脉、阴跻脉及阳维脉。

（一）眼与督脉的关系

督脉为"阳脉之海"，总督一身之阳经。《素问·骨空论》说："督脉者，起于少腹以下骨中央……与太阳起于目内眦，上额交巅上，入络脑……其少腹直上者，贯脐中央，上贯心入喉，上颐环唇，上系两目之下中央。"即督脉起于少腹下毛际间耻骨内之中央，有一分支绕臀而上，与足太阳膀胱经交会于目内眦，上行到前额，交会于颠顶，入络于脑；另一分支从小腹内直上贯通脐窝，向上贯心，到达咽喉部与任脉和冲脉会合，向上到下颌部，环绕口唇，至目下中央。

（二）眼与任脉的关系

任脉为"阴脉之海"，总督一身之阴经。《素问·骨空论》说："任脉者，起于中极之下，以上毛际，循腹里，上关元，至咽喉，上颐循面入目。"即任脉起始于中极下的会阴部，向上到阴毛处，沿腹里，上出关元穴，向上到咽喉部，再上行到下颌，环口分左右两支沿面部至目眶下之承泣穴。

（三）眼与阳跻脉的关系

《灵枢·寒热病》说："足太阳有通项入于脑者，正属目本，名曰眼系……在项中两筋间入脑，乃别阴跻、阳跻，阴阳相交……交于目锐（应为内）眦。"即足太阳经通过项部入于脑内……在后项正中两筋间入脑，分为阴跻、阳跻二脉，阴跻、阳跻相互交会于目内眦。《奇经八脉考》曰："阳跻者……至目内眦与手足太阳、足阳明、阴五脉会于睛明穴。"

（四）眼与阴跻脉的关系

《灵枢·脉度》说："（阴）跻脉者，少阴之别，起于然谷之后……上循胸里，入缺盆，上出人迎之前，入頄，属目内眦，合于太阳阳跻而上行，气并相还，则为濡目。"即阴跻脉是足少阴肾经的支脉，起于然谷之后的照海穴……上入胸内，入于缺盆，向上出人迎的前面，到达鼻旁，连属于目内眦，与足太阳经、阳跻脉会合而上行，阴跻与阳跻脉的脉气并行回还而濡养眼目。

（五）眼与阳维脉的关系

阳维脉维系诸阳经。《十四经发挥·奇经八脉》说："阳维，维于阳。其脉起于诸阳之会……其在头也，与足少阳会于阳白。"即阳维脉经阳白穴而与眼发生关联。

此外，阴维脉、冲脉、带脉虽然与眼未发生直接联系，但阴维脉维系诸阴经，冲脉为血海，带脉约束联系纵行躯干部的各条足经，故均与眼有间接联系。

三、眼与经别及经筋的关系

（一）眼与经别的关系

十二经别是十二正经离、入、出、合的别行部分，是正经别行深入体腔的支脉，多从四肢肘、膝以上的正经离别，再深入胸腹。阳经经别在进入胸腹后都与其经脉所属络的脏腑联系，然后均在头项部浅出体表，阳经经别合于阳经经脉，阴经经别合于相表里的阳经经脉。通过经别离、入、出、合的循行分布，加强了脏腑之间的联系，使十二经脉与人体各部分的联系更趋密切。如阴经经别在头项部合于其相表里的阳经经脉，就加强了阴经经脉同头面部的联系，其中与眼发生直接联系的经别有以下几条：

1. 与眼内眦部有关的经别　《灵枢·经别》说："手太阳之正……入腋，走心，系小肠也。手少阴之正……属于心，上走喉咙，出于面，合目内眦。"指手太阳、手少阴之经别在目内眦会合。

2. 与眼外眦部有关的经别　《灵枢·经别》说："足少阳之正，绕髀，入毛际，合于厥阴；别者入季胁之间，循胸里属胆散之，上肝，贯心……散于面，系目系，合少阳于外眦也。"指足少阳与足厥阴之别相连于目系，与足少阳本经会合于目外眦。

3. 与目系相联系的经别及络脉

（1）足阳明之正　《灵枢·经别》说："足阳明之正……上頞䪼，还系目系，合于阳明也。"指足阳明经脉别出而行的经别上行至鼻梁及眼眶上方，联系目系，与足阳明本经相合。

（2）足少阳之正　《灵枢·经别》说："足少阳之正……别者……系目系。"

（3）手少阴之别　《灵枢·经脉》说："手少阴之别，名曰通里……系舌本，属目系。"此之"别"指络脉，指手少阴心经的别行络脉，穴名通里，距腕一寸，别而上行，沿着手少阴本经入于心中，系于舌根，会属于目系。

（二）眼与经筋的关系

经筋的作用是约束骨骼，活动关节，维络周身，主司人体正常活动功能。十二经筋隶属于十二经脉，十二经筋中手、足三阳经筋与眼有关。

1. 足太阳之筋　《灵枢·经筋》说："足太阳之筋……其支者，为目上网，下结于頄……其支者，出缺盆，邪（斜）上出于頄。"指足太阳的经筋有一条支筋像网络一样围绕眼上胞，然后向下结聚于颧骨处，再有分支从缺盆出来，斜上结于鼻旁部。

2. 足阳明之筋　《灵枢·经筋》说："足阳明之筋……其支者……上合于太阳，太阳为目上网，阳明为目下网。"指足阳明之经筋有一条直行的支筋，从鼻旁上行与太阳经筋相合，太阳经的经筋网维于眼上胞，阳明经的经筋网维于眼下睑，二筋协同作用，统管胞睑开合运动。

3. 足少阳之筋　《灵枢·经筋》说："足少阳之筋……支者结于目眦为外维。"指足少阳的经脉有一条支筋结聚于眼外眦，为眼的外维。外维为维系目外眦之筋，此筋收缩即可左右盼视。正如《类经》注释："此支者，从颧上斜趋结于目外眦，而为目之外维，凡人能左右盼视者，正以此筋为之伸缩也。"

4. 手太阳之筋 《灵枢·经筋》说："手太阳之筋……直者出耳上，下结于颔，上属目外眦。"指手太阳一条直行的经筋出耳上，前行而下结于下颏，又上行联属眼外眦。

5. 手少阳之筋 《灵枢·经筋》说："手少阳之筋……其支者，上曲牙，循耳前，属目外眦，上乘颔，结于角。"指手少阳之支筋循耳前联属目外眦。

6. 手阳明之筋 《灵枢·经筋》说："手阳明之筋……其支者，上颊，结于頄；直者，上出手太阳之前，上左角，络头，下右颔。"指手阳明的支筋走向面颊，结于鼻旁颧部；直上行走手太阳经筋前方，上左侧额角，络于头部，向下至右侧颔部。而右侧之筋则上右额角，下至左侧颔部。

综上所述，足三阳之筋都到达眼周围，手三阳之筋经过头面部到达额角部位。手足三阳之筋网维结聚于眼及其周围，共同作用支配胞睑的开合、目珠的转动。

【复习思考题】

1. 试述眼与脏腑的生理关系。

2. 试述眼与经络的生理关系。

第四章　病因病机

病因是导致疾病发生的原因，又称致病因素。病机是疾病发生、发展及变化的机理。眼位于头部的前方，外与周围环境直接接触，内与脏腑、经络、气血密切相关，故易受人体内外各种因素的影响而发病。由于眼病的证候是致病因素作用于机体而产生的反应，而不同的病因所致眼部表现又各具特点，出现不同的症状和体征。因此，临床对眼病的治疗宜辨证求因、审因论治。

第一节　病　因

引起眼病的原因十分复杂，历代医家多有阐述。唐代孙思邈在《千金要方》中就列出“生食五辛，接热饮食，热餐面食，饮酒不已，房事无节，极目远视，数看日月，夜视星火，夜读细书，月下看书，抄写多年，雕镂细作，博弈不休，久处烟火，泣泪过多，刺头出血过多”等眼病病因。宋代陈无择则归纳为内因、外因及不内外因三个方面。致病因素多种多样，而引起眼病的常见病因有外感六淫、疠气、内伤七情、饮食失宜、劳倦、眼外伤、先天与衰老及其他因素。这些因素既可单独为患，又可相合为患或相互影响。

一、六淫

六淫，即风、寒、暑、湿、燥、火（热）六种外感病邪的统称。《银海指南·六气总论》中说：“《素问·天元纪大论》曰：‘天有五行，御五位，以生寒、暑、燥、湿、风、火，’是为六气，当其位则正，过则淫，人有犯其邪者，皆能为目患。风则流泪赤肿，寒则血凝紫胀，暑则红赤昏花，湿则沿烂成癣，燥则紧涩眵结，火则红肿壅痛……”《医宗金鉴·眼科心法要诀》进一步指出：“外障皆因六淫生，暑寒燥湿火与风，内热召邪乘隙入，随经循系上头中。”说明六淫为害可致多种目病，尤以外障眼病为多。

（一）风

凡致病具有善动不居、轻扬开泄等特性的外邪，称为风邪。

1. 风邪致病的特点

（1）风为阳邪，其性开泄　风邪具有升发、向上、向外的特性，《素问·太阴阳明论》说：“伤于风者，上先受之。”眼位居高，易受风邪；再者，肝为风木之脏，开窍于目，同气相求，故许多眼病的发生都与风邪有关。

（2）风性善行数变　风性善动不居，游移不定，致病变幻无常，发病迅速。风邪引起的眼病也有发病迅速、变化较快的特点。

（3）易与他邪相合　《素问·风论》说：“风者，百病之长也。”风作为六淫之首，每先侵袭体表、皮毛或流于肌肉、腠理之间，易与寒、热、暑、湿、燥诸邪相合为患。

2. 风邪致病的常见眼部症状 包括目痒、目涩、羞明、流泪、上胞下垂、胞轮振跳、目劄、黑睛生翳、目偏视、口眼㖞斜等。

（二）火（热）

凡致病具有炎热升腾等特性的外邪，称为火热之邪。火热同性，火为热之极，热为火之渐，故常火热并称。

1. 火（热）邪致病的特点

（1）火性炎上 火为阳邪，其性升腾上炎，最易上冲头目，引起眼疾。热为火之渐，火为热之极，二者难截然分开。《素问玄机原病式》谓："目昧不明，目赤肿痛，翳膜眦疡皆为热。"《儒门事亲》中云："目不因火则不病。"其说虽有偏颇，但反映出火邪容易引发眼病。

（2）火热生眵 《景岳全书》曰："眼眵多结者必因有火，盖凡有火之候，目必多液，液干而凝，所以为眵。"说明眼眵这一眼病特有症状与火热有关。

（3）易伤津液 滋眼之液有神水、神膏、真血、泪液等，热邪易伤津液，故易致各种眼部疾患。

（4）灼伤脉络或迫血妄行 易致眼部相关组织出血，或白睛溢血，或血灌瞳神，或眼底出血。

2. 火邪致病的常见眼部症状 包括眼干、红赤焮痛、灼热刺痒、砂涩羞明、眵多黄稠、热泪频流、生疮溃脓，以及血脉怒张甚则紫赤、出血，黄液上冲，血灌瞳神等。

（三）湿

凡致病具有重浊黏滞、趋下特性的外邪，称为湿邪。

1. 湿邪致病的特点

（1）湿邪重浊黏滞 湿邪犯目，眼症多黏滞而不爽，缠绵难愈。

（2）内外湿邪相互影响 外湿入里，脾阳受困，运化失司，可致内湿；内湿不化，又可招致外湿，上泛于目而为病。

（3）湿为阴邪，易阻遏气机 可致眼部气机升降失调，经脉不畅。

2. 湿邪致病的常见眼部症状 包括胞睑湿烂，眵泪胶黏，白睛黄浊，黑睛生翳、灰白混浊，眼部组织水肿、渗出等。

（四）寒

凡致病具有寒冷、凝结、收引特性的外邪，称为寒邪。

1. 寒邪致病的特点

（1）寒为阴邪，易伤阳气 阳气受损则目失温养。

（2）寒性凝滞 常致经脉气血阻塞不通，不通则痛，引起眼痛且常头目相引。

（3）寒性收引 寒邪伤及头面，可致经脉拘急。

2. 寒邪致病的常见眼部症状 包括头目疼痛、目昏冷泪、胞睑紫暗硬胀、紧涩不舒、血脉紫滞或淡红等。

（五）暑

凡夏至之后、立秋之前，致病具有炎热、升散，兼湿特性的外邪，称为暑邪。

1. 暑邪致病的特点

NOTE

（1）暑为阳邪 暑为夏令之主气，乃火热所化，眼部多出现阳热症状。

（2）暑多夹湿，相合为患　夏季多雨，且多饮冷纳凉，湿邪内停，故暑热易兼感湿邪。

2. 暑邪致病的眼部症状　包括目赤视昏、眵泪、肿胀等。

（六）燥

凡致病具有干燥、收敛等特性的外邪，称为燥邪。

1. 燥邪致病的特点　“燥胜则干”，伤津耗液，燥邪为患常导致与干燥有关的眼病。

2. 燥邪致病的常见眼部症状　包括胞睑皮肤干燥、白睛红赤失泽、干涩不适、眼眵干结等。

二、疠气

疠气是指具有强烈传染性和流行性的致病邪气，又称“疫疠”“时气”“天行”“戾气”等。疠气致病来势急猛，临床症状与风火所致的眼症相似，一年四季都可发生，但以夏天气候炎热时为多，如天行赤眼、天行赤眼暴翳等。

三、七情内伤

七情内伤是引起脏腑精气功能紊乱而致疾病发生或诱发的一种致病因素，是指喜、怒、忧、思、悲、恐、惊七种情志的过度变化，超过了机体的适应范围，从而导致气机紊乱、经络阻滞、脏腑功能失调。怒则气上，恐则气下，思则气结，喜则气缓，悲则气消，惊则气乱，导致气机紊乱，血行瘀滞，清窍闭塞，目病丛生，如绿风内障等；或致脏腑功能失调，五脏六腑之精气不能上承于目，目失濡养而发眼病，如视瞻昏渺、青盲等。

四、饮食失宜

饥饱不节、饮食不洁或饮食偏嗜均可导致眼病。摄食不足，气血生化乏源，气血不能上荣于目，可出现眼部虚证；饮食过饱则肠胃积滞，郁而化热，可出现眼部实证。饮食不洁，肠道染虫可致眼部寄生虫病、疳积上目等病。饮食偏嗜，多食生冷，寒湿内生，可致虚寒眼证；偏食辛辣燥热，脾胃积热，可致实热眼证。

五、劳倦

除劳神、劳力、房劳过度外，过用目力也易引起眼病。《千金要方》认为“夜读细书”“博弈不休”“雕镂细作”等原因均可导致眼之痼疾。劳倦内伤可导致阴血亏损、气血耗伤、肝肾不足、心肾不交等脏腑功能紊乱，从而引发目倦、视瞻昏渺等眼病。

六、眼外伤

眼居高位，暴露于外，易受外伤。造成眼病的外来因素包括沙尘、金属等异物入目，钝力伤目所致的撞击伤目，锐器、爆炸造成的真睛破损，以及化学物品、射线、有害气体烧烫伤等。轻者可致眼部不适，重者能引起视力严重损害，甚至失明。

七、先天与衰老

先天因素是指先天禀赋不足、孕期将息不当致邪气内结胎中，或先代遗传造成与生俱来的眼病，如胎患内障、高风内障、辘轳转关、旋胪泛起等。衰老是指由于年迈体弱，脏腑功能不足而引发的眼病，如圆翳内障、老视、视瞻昏渺等。

八、其他因素

主要是指可引起眼部疾患的全身疾病，如糖尿病、高血压、肾炎、血液病、肿瘤等；以及药物毒副作用等引起的多种眼病，如过用激素可引起白内障、继发性青光眼，过用乙胺丁醇可引起视神经萎缩等。

第二节 病 机

眼病的发生、发展与变化取决于正邪双方斗争的结果。若人体正气旺盛，则邪气不易入侵，此即"正气存内，邪不可干"；若正气不足，邪气入侵，则可引起机体阴阳失去平衡，脏腑经络、气血津液功能紊乱而发生眼病。眼病的病机主要体现为脏腑功能失调、气血津液失调、经络失调及玄府不利等。

一、脏腑功能失调

1. 肝和胆 肝开窍于目，肝脉连目系，肝气通于目，肝和则目能辨五色，肝藏血，肝受血而目能视，泪为肝之液，可见眼与肝的关系最为密切。由于肝与胆相表里，故肝胆有病除可引起黑睛病变外，还可引起瞳神疾病。

（1）肝经风热 肝之经脉上行至目，外感风热可循肝经上犯于目，可致目赤流泪、黑睛生翳、瞳神紧小等病症。

（2）肝郁气滞 肝主疏泄，性喜条达，若情志不舒或郁怒伤肝，肝郁气滞，可致目珠胀痛、绿风内障、青风内障、视瞻昏渺等病症。

（3）肝火上炎 肝郁气滞，日久化火；五志过极，引动肝火；暴怒伤肝，气火上冲。可致绿风内障、眼部出血、黑睛生翳、瞳神紧小等病症。

（4）肝阳上亢 多为肾阴亏虚，阴不制阳，浮阳外越，可致青风内障、绿风内障、眼部出血、络阻暴盲、络瘀暴盲等病症。

（5）肝风内动 肝主风，风主动。凡眼部之筋肉跳动、目睛瞤动等，均与肝有关。肝风内动，火动痰生，阻滞脉络，可致暴盲、目偏视、口眼㖞斜等病症。

（6）肝血不足 血之生化不足，或阴血亏损，目失濡养，可导致疳积上目、眼干涩不适、不耐久视、视物昏花、入夜盲无所见等病症。

（7）肝胆湿热 湿邪内蕴肝胆，日久化热，湿热上蒸，可致聚星障、凝脂翳、混睛障、瞳神紧小等病症。

2. 心和小肠 心主血脉，诸脉属目，目得血而能视；心主神明，目为心之使，内属于心，故心有病影响到眼，主要表现为视觉的变化或引起眼中血脉及两眦病变。又因心与小肠相表里，心有热可移热于小肠，小肠有热亦可上扰于心。

NOTE

（1）心火内盛 多由五志化火、五气化火所致。火邪上炎于目，可致两眦红赤、胬肉肥厚、漏睛生疮、眦帷赤烂。火灼目络，迫血外溢，可致眼内出血、视力骤降。若心火内扰神明，神乱发狂，可致目妄见、神识昏迷、目不识人等症。

（2）心阴亏虚　多由阴液亏损、虚热内扰或失血过多、殚视竭虑、阴血暗耗所致。阴不制阳，虚火上扰，可致两眦微微疼痛、白睛溢血、神光自现、荧星满目等症。

（3）心气不足　多由思虑劳心或久病体弱所致。心气不足，心阳不振，可致脉道瘀阻，或神光涣散、不耐久视、能近怯远等病症。

（4）小肠实热　多由心热下移小肠所致，可出现口舌生疮、小便黄赤、视力下降、眦部赤肿等症。

3. 脾和胃　脾与胃相表里，为后天之本，气血生化之源。《兰室秘藏·眼耳鼻门》曰："五脏六腑之精气皆禀受于脾，上贯于目。"若饮食有节，胃纳脾输正常，则目得所养；否则可由脾胃运化失司、功能失调而致眼病。

（1）脾虚气弱　多由饮食失调、忧思劳倦所致，或由其他疾病伤及脾胃引起。脾虚气弱，脏腑精气不能上养目窍，可致上胞垂缓不用、目珠干涩不润、不耐久视、视物昏朦、夜盲等病症。

（2）脾不统血　脾气虚弱，统摄无权，可致目中血不循经而溢于络外，出现眼部出血、视物昏朦、云雾移睛、血灌瞳神等病症。

（3）胃热炽盛　多由热邪犯胃或过食辛辣炙煿之品引起。火邪循经上犯头目，常致目赤肿痛；若火毒壅滞胞睑，气血阻滞，经络不畅，可致胞睑肿硬，或发疮疡、针眼；胃热炽盛，复感风邪，内外合邪，结于睑弦，可致睑弦赤烂、刺痒等病症。

（4）脾胃湿热　多由外感湿热或饮食不节、脾失健运所致。湿热内蕴，上犯胞睑，可致胞睑湿烂、痒痛，甚则生疮溃脓。湿热熏蒸，浊气上泛，可致神膏混浊，视衣水肿、渗出，甚则脱离。脾湿生痰，痰湿上壅，可致胞生痰核等病症。

4. 肺和大肠　肺主气又主宣降，肺气调和则气和目明。肺与大肠相表里，大肠通利有助于肺气肃降，肺气通利则大肠传导无碍，目中气血津液运行正常；若不能各司其职，则生目病。

（1）肺经燥热　外感燥邪，循肺经上犯于目，或肺宣肃失职，肺火偏盛，上攻于目，可致眼干涩、白睛赤脉显露、白睛出现玉粒样小泡等症。

（2）肺气亏虚　久病亏耗，伤及肺气，气虚不固，可致视物昏花，眼前白光闪烁，甚则视衣脱离等病症。

（3）肺气不宣　多由外邪犯肺，肺失治节引起。肺被邪伤，失于宣降，导致气血津液敷布失常，可致白睛溢血、浮肿，甚至红赤肿胀等症。

（4）肺阴不足　多由燥热之邪伤肺引起。肺阴不足常致白睛干涩，赤丝隐隐难退，白睛溢血，或金疳等病症。

（5）肺热壅盛　多由外感热邪或风寒之邪郁而化热所致。肺热上壅可致白睛红赤，眵多胶黏；热入血络可致白睛溢血；血热相搏，滞结于白睛深层，可见白睛里层呈紫红色结节隆起；肺金凌木可致黑睛生翳等病症。

（6）热结肠腑　大肠有热，肺气不宣，可见白睛红赤壅肿等症。

5. 肾和膀胱　肾藏精，主骨生髓，肾精充足则视物精明；肾为水脏，主津液；肾与膀胱相表里，膀胱司气化。若肾与膀胱功能失常，可致眼病发生。

NOTE

（1）肾阴亏虚　多为年老体衰、劳倦内伤或热病伤阴所致，肾阴不足则目外少润泽之水，内缺充养之液。常致头晕目眩、视瞻昏渺、高风内障、青盲、圆翳内障、青风内障、瞳神干缺、目系暴盲等病症。

（2）肾阳虚衰　多由先天禀赋不足，房劳伤肾，或久病体虚，阴损及阳。眼之神光发于命门，皆火之用事，肾阳不足，命门火衰，可致近视、高风内障；阳虚水泛，可致视衣水肿、渗出，甚则脱离等病症。

（3）肾精不足　多由劳伤竭视，久病伤肾，年老精亏或先天禀赋不足所致。目失濡养则可致视物昏朦、圆翳内障、高风内障、视瞻昏渺，甚则目无所见等病症。

（4）热结膀胱　湿热蕴结，膀胱气化失常，水液潴留，致水湿上泛清窍，可引起视衣水肿等病症。

眼病的发生、发展和变化，虽可由一脏一腑功能失调所致，也可多个脏腑同时发生病变，故临床须认真分析，全面了解。

二、气血功能失调

气和血是人体生命活动的物质基础，又由脏腑功能活动产生。脏腑功能紊乱可引起气血功能失调，而气血功能失调也可导致眼病的发生。

1. 气　气与眼的关系密切，其正常与否常反映于眼部。《太平圣惠方》曰：“眼通五脏，气贯五轮。”一般可按虚实归纳为气虚气陷、气滞气逆两大类。

（1）气虚气陷　多由劳倦伤气、久病失养、先天不足或年老体衰所致。气机衰微，不能敷布精微以充养五脏，目失濡养，可出现上胞下垂、冷泪常流、不耐久视、晶珠混浊、云雾移睛、黑睛翳陷久不平复、视衣水肿甚至脱离；气虚不能摄血，还可致眼内出血。

（2）气滞气逆　多由情志郁结或痰湿停聚、食滞不化、外伤跌仆等引起。气行不畅，血脉瘀阻，滞塞不通，可致头目疼痛、络阻暴盲；气逆于上，升降失度，血随气逆，可致血溢络外、青风内障、绿风内障、云雾移睛、络损暴盲等。

2. 血　《审视瑶函·开导之后宜补论》说：“夫目之有血，为养目之源，充和则有发生长养之功而目不病；少有亏滞，目病生矣。”《古今医统·眼科》进一步指出：“目得血而能视，故血为目之主，血病则目病，血凝则目胀，血少则目涩，血热则目肿。”血之功能失调可致眼病。

（1）血热　多因外感邪热或脏腑郁热不解，入于营血，或因阴虚内热、虚火上炎所致。邪热侵入血分，血受热迫而妄行，或虚火入于血分，灼伤脉络，血溢络外，均可引起白睛溢血及眼内出血病变。一般实热所致出血较急，量多色鲜红；虚热所致出血相对较缓，量少且易复发。

（2）血虚　多因失血过多或生化不足，以及久病失养，竭思瞻视，阴血耗伤所致。血虚不能上荣于目，可致头晕眼花、白睛干涩、黑睛不润、视瞻昏渺、青盲等；血虚生风，上扰于目，可见胞轮振跳、目劄不适。

（3）血瘀　多由外伤、出血、久病、气虚、寒凝、气滞、热盛灼津所致。常与气滞并见，或与痰浊互结。瘀于胞睑，可见胞睑青紫；瘀于白睛，可见赤脉粗大、虬蟠旋曲；瘀于黑睛，可见赤膜下垂，甚至血翳包睛；瘀于视衣，可见视衣脉络阻塞，形成缺血或出血，视力骤降；瘀血阻塞神水流出之通道，可致眼压升高、头目疼痛、视力剧降。

三、津液代谢失调

津液由水谷精微所化生，经脾气运化传输，肺气宣降通调，以及肾气的气化蒸腾、升清降浊，以三焦为通道，随气的升降出入和运行上输于目。其在目外为润泽之水，如泪液；其在目内则为充养之液，如神水、神膏。津液代谢失调在眼部主要表现为津液亏损与水湿停聚两方面。

1. 津液亏损　多因燥热之邪耗伤津液，或大汗、失血、吐泻不止造成津液亏损，目窍失养。在目外常见泪液减少，可致干涩羞明，白睛表面不润，枯涩疼痛，黑睛暗淡失泽，甚至呈灰白混浊，以及眼珠转动滞涩不灵等；目内充养之液不足，可致视物昏朦或目无所见等。

2. 水湿停聚　多因肺、脾、肾三脏功能失调，三焦气化不利，膀胱开阖失司所致。若肺失宣降，气机升降失司，可致水液敷布失常；若脾不健运，可致水湿停聚；肾气亏损，气化无力可致水液潴留。在胞睑可为浮肿；在白睛可见浮壅高起，甚则肿起如鱼胞；在视衣可为水肿、渗出；若水液积聚视衣之下，可致视衣脱离；神水瘀滞，可致青风内障、绿风内障等。

痰由湿聚，既是病理产物，又为致病因素，常与风、火、气血搏结于上而为患，在胞睑可致睑弦赤烂、胞生痰核、生疮溃脓；在眼眶可结聚成块，致珠突出眶；肝风夹痰攻目，亦可变生绿风内障等。

四、经络功能失调

眼通五脏，气贯五轮。一方面，经络起着主要贯通作用；另一方面，经络又是邪气内外传注的通路。若经络不通，五脏六腑之精气不能上输于目，目失濡养，可致上睑下垂、白睛干涩、黑睛失泽、晶珠混浊、神膏混浊、视瞻昏渺等。若经气不利，气血阻滞，可致白睛赤丝虬脉、眼底脉络瘀滞、络阻暴盲等。若邪中经络，可致目珠偏斜等。

五、玄府不利

目中玄府是气血精津升降出入于眼部的道路门户。玄府通利则精微物质循行输布正常，目得其濡养；若玄府闭塞，气机升降出入失常，则气血津液无以上注于目，目失所养，视觉功能必然受到影响。《素问玄机原病式》说："若目无所见……悉由热气怫郁，玄府闭塞而致，气液血脉、营卫精神不能升降出入故也。"外邪侵袭、情志内伤、饮食失调、劳伤过度，或年老体衰、久病失养等，皆可引起玄府不利（阻滞或郁闭），出现目赤疼痛、五风内障、神膏混浊、青盲、视物易色、视瞻昏渺等。

【复习思考题】

1. 引起眼病的常见病因有哪些？
2. 眼病的病机主要体现为哪几个方面？

NOTE

第五章 眼科诊法

第一节 眼科四诊

眼科四诊是指在诊察眼病时所运用的望、闻、问、切四种方法。由于眼特殊的结构和功能，以及眼与脏腑经络的密切联系，决定了在眼科四诊之中重在望诊与问诊。望诊的重点是在眼部，其次是望舌、颜面、形体及其他；问诊主要是询问与眼病有关的病史与自觉症状，包括眼部与全身的临床症状；切诊亦应以眼部触诊为主。至于切脉，医家多认为其重要性居于问诊与眼部望、触诊之后。正如《审视瑶函·目不专重诊脉说》指出："如目病……尤望闻问居其先，而切脉居于后……必于诊脉之外，更加详视，始不至有误矣。"

现代科技的进步，使中医的四诊也产生了一个飞跃，从原来仅用人的五官和手进行简单的四诊方法，发展为利用现代科学手段，从各个角度对眼病进行诊察。眼科主要是利用现代科学仪器（尤其是光学仪器）进行眼部检查，它是传统望诊和切诊的发展，使四诊的内容更加丰富而具体确切，大大提高了诊断的正确率，并使疗效及预后的对比判断更具科学性。

一、问诊

问诊是通过询问病人或家属以了解眼病的发生、发展、治疗经过、现在症状和其他与眼病有关的情况以诊察眼病的方法。问诊必须按照辨证要求，有目的有次序地进行，既要突出重点，又要全面了解。临床上首先要询问患者眼部的自觉症状，有关眼病的病史，如发病时间、起病情况及治疗经过等，再问全身的自觉症状。

（一）主诉

主诉是指患者的主要陈述，通常为最明显的主观感觉及就医的主要原因。记载眼病主诉应简明扼要，包括患者感觉最痛苦的主要症状或最明显的体征及其性质、持续时间与部位等。

（二）问眼部症状

眼部自觉症状是眼科辨证论治的重要依据，也是问诊的重点内容之一。有些眼病全身症状不明显，这时主要是通过对眼部症状的分析，结合眼部检查来诊断。

1. 视觉 询问视力有否下降，是远视力下降还是近视力下降，或远、近视力均下降，是急剧还是缓慢下降；视物不清有无时间性，是在傍晚与暗处看不清，还是恰恰相反；行动是否方便，有否经常碰撞周围物件等；眼前有无黑影，是固定还是飘动的，是急起的还是缓起的；视物有否变形、变色、视一为二，如有应询问是单眼看有还是双眼看才有；视灯光有无红绿彩晕（虹视），是在什么情况下出现的；眼前有无闪光感觉，如有应询问闪光的程度、时间。

NOTE

2. 眼痛 询问眼痛的性质、部位、时间及有关兼症。疼痛的性质是剧痛、胀痛、刺痛、抽痛，还是灼痛、涩痛、隐痛；疼痛的部位是眼珠痛还是眼眶痛，疼痛有否涉及他处，如涉及额颞、头顶或是脑后；眼痛时有否头痛，是头痛引起眼痛还是眼痛引起头痛，或头眼疼痛同时发生。眼痛是持续不减还是时作时止；疼痛发生有何诱因，是否与精神因素有关，或阅读后发作。

3. 眼痒 询问眼痒的程度，是轻微作痒还是痒极难忍，与季节有无关系，与使用化妆品有无关联。

4. 目涩 询问目涩的性质、程度和兼症，目涩是否兼有目赤、生翳，有无异物入目，有无泪液减少，是否伴有口、鼻、咽喉皆干涩。

5. 羞明 询问羞明的程度及兼症，是目赤多眵而羞明，或是无赤痛而羞明；如果眼部正常而有羞明，应询问发生的诱因，是否可自然缓解。

6. 眼眵 询问是否有眼眵及量的多少，其性质是黏稠似脓，还是稀如黏水，或干结，或呈丝状；眼眵的颜色是黄色、白色还是微绿色；眼眵是骤起还是常有。

7. 眼泪 泪有冷热之分，询问是否突发热泪如汤，还是冷泪常流；是羞明流泪，还是迎风流泪或眵泪混杂；是否眼痛泪下，或目昏流泪；是否少泪而干涩。

（三）问病史

问病史包括问眼病的现在病史、过去相关病史及家族病史。

1. 问现在病史

（1）发病时间　询问发病时间与起病情况，是单眼或双眼，是初发或复发，有无时间性或季节性，起病及病情变化发展的快慢。

（2）发病原因　了解病人可能清楚的病因，如感冒、外伤、情绪激动、工作性质、目力使用情况或戴镜情况，是否接触过红眼病患者，以及药物过敏及饮食因素等。

（3）治疗经过　询问是否经过治疗，在何处曾使用过什么药物及使用多长时间，疗效如何，目前是否还在继续使用等。

2. 问过去病史 询问病人过去眼病史、既往健康情况，可帮助诊断现有疾病。

3. 问家族史 询问家族情况可帮助诊断某些传染性疾病和遗传性疾病。

（四）问全身症状

1. 问头痛情况 头痛的原因甚多，眼病也可伴有头痛，必须询问头痛的部位是在额部、颞部、头顶或后部，是满头痛还是偏头痛；头痛的性质是头痛如锥、头痛如裹还是头痛如劈；是否伴有恶心呕吐等。一般来说，由眼病引起的头痛是先有眼痛，病情加剧时放射至头部，或是在阅读时才引起头痛。

2. 问头面部其他情况 询问头发是否突然脱落、变白，有无耳鸣、耳聋，是否有鼻塞流涕、口疮、龋齿、咽部疼痛等。

3. 问饮食与二便 询问平素饮食习惯嗜好，近日食欲及食量有无增减；有无大便干结或溏泄，小便清长还是黄赤等。

4. 问睡眠情况 询问是难以入睡或易惊易醒，还是嗜卧乏力、不欲睁眼等。

5. 问妇女经带胎产 询问月经有无提前或延后，经量多少，颜色如何，是否有瘀块，是否有经前胁胀或经来腹痛；白带多少，是否黏稠腥臭；是否怀孕、哺乳或新产之后；分娩时是否有出血过多等现象。

NOTE

二、望诊

中医眼科自古以来非常重视望诊。《灵枢·本脏》说："视其外应，以知其内脏，则知所病矣。"早在《银海精微》中就专立"看眼法""察翳法"，总结了望诊的方法和顺序。医生用肉眼或借助现代仪器观察眼部一系列改变及全身出现的异常变化，借以了解病情、诊断疾病的方法，均归入望诊。现代科学仪器如裂隙灯显微镜、检眼镜、眼底照相机等的应用，进一步扩大丰富了传统望诊的内容，是对眼科望诊的一大发展。

（一）望胞睑

望胞睑包括看胞睑是否开闭自如，有无目闭不全或目开不闭，或上胞下垂、欲睁不能，两眼胞睑是否对称；睑弦有无内翻或外翻，睫毛排列是否整齐，有无睫毛乱生、倒入或睫毛脱落，睫毛根部有无红赤、鳞屑、脓痂、溃疡或缺损；胞睑皮肤有无水疱、脓疱、红肿、水肿等，如有应注意其部位、范围和程度。如有外伤史，则望胞睑有无擦伤、裂口及皮下瘀血，有无瘢痕。胞睑内面脉络是否清晰分明或模糊不清，睑内表面是否光滑，有无椒样或粟样颗粒，有无瘢痕，有无结石，有无异物存留，有无卵石样排列的颗粒等。望胞睑内面时必须翻胞睑，其方法有以下几种：

1. 下胞睑翻转法 嘱被检者眼向上看，检查者用拇指将下睑轻轻往下拉，即可暴露下睑和穹隆部结膜。

2. 上胞睑翻转法 嘱被检者眼向下看，检查者将大拇指放在被检眼上睑中央部近睑弦处，食指放在相当于眉弓下凹陷处，两指同时夹住相应部位皮肤向前下方轻拉，然后用食指轻压睑板上缘，拇指同时将眼皮向上捻转，上睑即可翻转。

3. 婴幼儿胞睑翻转法 检查者与家长对坐，患儿平卧在家长两膝上，家长用两肘夹住患儿两腿，双手按住患儿两手。检查者用两膝固定患儿头部不使乱动，然后用两手拇指轻轻拉开其上、下睑，并稍加挤压，眼睑即可翻转。但有黑睛疾患或外伤时应禁止使用本法，以免引起眼珠穿孔，可改用眼睑拉钩轻轻牵开上、下睑进行检查。

（二）望两眦

注意两眦皮肤有无红赤糜烂，内眦处有无红肿，注意红肿范围，有无瘘管存在；泪窍是否存在，有无外倾或内卷，有流泪主诉者应做泪道冲洗以资诊断。干涩无泪者应检查泪腺分泌功能是否正常。

（三）望白睛

检查白睛时，应轻轻用拇指与食指将上、下睑分开，并嘱被检者将眼向上、下、左、右各方向转动。望白睛是否红赤，红赤的范围及程度，是整个白睛混赤（混合充血）；还是红赤远离黑睛，推之可移（结膜充血）；还是围绕黑睛作抱轮状（睫状充血）；白睛表面是否光滑，有无结节隆起或小疱疹，其数目、部位、大小及周围的红赤情况如何；白睛是否润泽，有无皱纹或混浊干燥斑；白睛有无膜状物，并注意膜状物的进展方向及赤脉的粗细多少；白睛颜色有无黄染、青蓝等；浅层下有无出血，出血的部位与范围；白睛浅层与眼睑有无粘连；如有外伤，应注意白睛有无异物、裂口，裂口的大小及部位，是否有眼内容物嵌顿于创口等。

（四）望黑睛

望黑睛大小与透明度如何，有无光泽，表面是否光滑，知觉是否正常。应重点观察有无翳障及其形态与部位。注意其形状是星点状、片状、树枝状、地图状、圆盘状，还是凝脂状或蚕食状；是位于浅层还是深层；在正中还是偏旁；可用荧光素钠染色法进一步观察。如有外伤，应注意黑睛有无异物及其性质和部位，有无穿透伤及穿透伤口的大小，有无黄仁脱出等。黑睛后壁有无沉着物，其大小、颜色、数目及分布情况如何。

（五）望瞳神、黄仁、晶珠

要注意瞳神的大小、形态、位置与对光反应，且要两眼对比。还要观察黄仁纹理是否清晰，瞳仁中央有无膜状物；瞳神形状是否为正圆，或呈梨形、菊花形及其他不规则形状；瞳神位置是在正中或偏斜于一方；如有外伤，应注意瞳孔是否变形。

望黄仁颜色是否正常，纹理是否清楚，有无肿胀、膨隆、缺损、萎缩；有无新生血管与结节存在；其前是否与黑睛粘连，或其后是否与晶珠粘连。用散瞳药物后其粘连能否拉开，粘连的部位及范围。如有外伤，要注意黄仁是否存在，根部是否断离，当眼球转动时黄仁有无震颤现象。

黄仁之后是晶珠，要注意晶珠前壁是否有色素沉着，有否混浊，混浊的形态、部位，注意晶珠有无脱位，是半脱位还是全脱位，必要时应散瞳检查。眼底检查也属于望瞳神范畴，但必须用检眼镜检查（见眼底检查法）。

（六）望眼珠

注意眼珠大小及位置是否正常，两侧是否对称。眼珠是否突出，突出程度、方向及其眼别。眼珠有无低陷，是单侧还是双侧。眼珠有无震颤及震颤的方向。

三、闻诊

闻诊指听声音与闻气息。前者是听病人的语言、呻吟、咳嗽等声音；后者是嗅病室、病体等的异常气味，亦可通过问诊了解病人的排泄物如痰涎、大小便等的气味来协助鉴别疾病。

四、切诊

切诊包括触诊和切脉两部分。

触诊如触按胞睑有无肿块、硬结及压痛，肿块的软硬及是否与皮肤粘连；胞睑、眶内生脓肿可借触诊判断脓成与否；用两手食指触按眼珠的软硬，以估计眼压情况；如眼眶外伤，注意触摸眶骨有无骨折、皮下有无气肿等。如眼珠突出，应触查眶压是否增高，眶内有无肿块，肿块的部位、质地、大小和边界是否清楚，表面是否光滑以及有无弹性等。按压内眦睛明穴处应注意有无脓液或黏液从泪窍溢出。

切脉是中医诊病的重要方法之一。外障眼病之脉多见浮、数、滑、实等；内障眼病之脉多见沉、细、微、弱、弦等。

第二节　眼科常用辨证法

辨证是眼科诊断的重要内容，是中医诊治眼病的重要环节。长期以来，在中医学基本理论的指导下，经过历代医家的反复临床实践和理论探索，创立了一些具有中医眼科特色的辨证方法。随着现代科技的发展，特别是现代医学检测手段的应用，已能观察到眼内各组织的改变，这对提高中医眼科诊断水平、发展中医眼科学术起到了积极的促进作用。临床对眼科疾病的诊治在强调辨证的同时，也不能忽视辨病，只有辨证与辨病相结合，才能取得理想的效果。中医眼科的辨证方法内容较丰富，现将临证时使用较多的几种介绍如下：

一、辨外障与内障

外障、内障是中医眼科对眼病的一种分类方法，在古代眼科书籍中，将眼病统称之为障，并依据发病部位的不同，分为外障和内障两大类。

（一）外障

1. 病位 指发生在胞睑、两眦、白睛、黑睛的眼病。

2. 病因 多因六淫之邪外袭或外伤所致，亦可由痰湿内蕴、肺火炽盛、肝火上炎、脾虚气弱、阴虚火炎等引起。

3. 特点 一般外显证候较为明显，如红赤、肿胀、湿烂、生眵、流泪、痂皮、结节、上胞下垂、翳膜等。多有眼痛、痒涩、羞明、眼睑难睁等自觉症状。

（二）内障

1. 病位 指发生在瞳神、晶珠、神膏、视衣、目系等眼内组织的眼病。

2. 病因 多因内伤七情、脏腑内损、气血两亏、阴虚火炎、气滞血瘀，以及外邪入里、眼外伤等因素引起。

3. 特点 一般眼外观端好，多有视觉变化，如视力下降、视物变形、视物易色、视灯光有如彩虹、眼前黑花飞舞、萤星满目及夜盲等症。也可见抱轮红赤或白睛混赤，瞳神散大或缩小、变形或变色，以及眼底出血、渗出、水肿等改变。

二、五轮辨证法

《审视瑶函·五轮不可忽论》载："夫目之有轮，各应乎脏，脏有所病，必现于轮……大约轮标也，脏本也，轮之有证，由脏之不平所致。"五轮辨证就是应用五轮理论，通过观察各轮所显现的症状，去推断相应脏腑内蕴病变的方法，是眼科独特的辨证方法。临床运用五轮辨证时，还应当与八纲、病因、脏腑等辨证方法合参。

（一）肉轮辨证

1. 辨胞睑肿胀

（1）胞睑肿胀，按之虚软，肤色光亮，不红不痛不痒，多为脾肾阳虚，水气上泛。

（2）胞睑红肿，呈弥漫性肿胀，触之灼热，压痛明显，多为外感风热，热毒壅盛。

（3）胞睑局限性红赤肿胀，如涂丹砂，触之质硬，表皮光亮紧张，为火毒郁于肌肤。

（4）胞睑边缘局限性红肿，触之有硬结、压痛，为邪毒外袭。

（5）胞睑局限性肿胀，不红不痛，触之有豆状硬核，为痰湿结聚而成。

（6）胞睑青紫肿胀，有外伤史，为络破血溢，瘀血内停。

2. 辨睑肤糜烂

（1）胞睑皮肤出现水疱、脓疱、糜烂渗水，为脾胃湿热上蒸；若因局部使用药物引起者，为药物过敏。

（2）胞睑边缘红赤糜烂，痛痒并作，为风、湿、热三邪互结所致；若睑缘皮肤时时作痒，附有鳞屑样物，为血虚风燥。

3. 辨睑位异常

（1）上胞下垂，无力提举，多属虚证，常由脾胃气虚，或因风邪中络引起。

（2）胞睑内翻，睫毛倒入，多为椒疮后遗症，内急外弛而成。

（3）胞睑外翻，多为局部瘢痕牵拉，或因风邪入络所致。

4. 辨胞睑瞤动

（1）胞睑频频掣动，多为血虚有风。

（2）上下胞睑频频眨动，多为阴津不足；若是小儿患者，多为脾虚肝旺。

（3）频频眨目或骤然紧闭不开，数小时后自然缓解，多为情志不舒，肝失条达引起。

5. 辨睑内颗粒

（1）睑内颗粒累累，形小色红而坚，多为热重于湿兼有气滞血瘀；形大色黄而软，多为湿重于热。

（2）睑内红色颗粒，排列如铺卵石样，奇痒难忍，为风、湿、热三邪互结。

（3）睑内黄白色结石，为津液受灼，痰湿凝聚。

（二）血轮辨证

1. 内眦红肿，触之有硬结，疼痛拒按，为心火上炎或热毒结聚；内眦不红不肿，指压泪窍出脓，为心经积热。

2. 眦角皮肤红赤糜烂，为心火兼夹湿邪；若干裂出血，多为心阴不足。

3. 两眦赤脉粗大刺痛，为心经实火；赤脉细小、淡红、稀疏、干涩不舒，为心经虚火上炎。

4. 眦部胬肉红赤壅肿，发展迅速，头尖体厚，为心肺风热；胬肉淡红菲薄，时轻时重，涩痒间作，发展缓慢或静止不生长，为心经虚火上炎。

（三）气轮辨证

1. 辨白睛红赤

（1）白睛表层红赤，颜色鲜红，为外感风热或肺经实火；赤脉粗大迂曲而暗红，为热郁血滞。

（2）抱轮红赤，颜色紫暗，眼疼痛拒按，为肝火上炎兼有瘀滞；抱轮淡赤，按压眼珠疼痛轻微，为阴虚火旺。

（3）白睛表层赤脉纵横，时轻时重，为热郁脉络或阴虚火旺。

（4）白睛表层下呈现片状出血，色如胭脂，为肺热伤络或虚火上炎，亦有外伤引起者。

2. 辨白睛肿胀

（1）白睛表层红赤浮肿，眵泪俱多，骤然发生，多为外感风热；若紫暗浮肿，眵少泪多，舌淡苔薄白，为外感风寒。

（2）白睛表层水肿，透明发亮，伴眼睑水肿，多为脾肾阳虚，水湿上泛。

（3）白睛表层红赤肿胀，甚至脱于睑裂之外，眼珠突起，多为热毒壅滞。

3. 辨白睛结节

（1）白睛表层有泡性结节，周围赤脉环绕，涩疼畏光，多为肺经燥热；结节周围脉络淡红，且病久不愈，或反复发作，则多为肺阴不足，虚火上炎。

（2）白睛里层有紫红色结节，周围发红，触痛明显，多为肺热炽盛。

4. 辨白睛变青

（1）白睛局限性青蓝，呈隆起状，高低不平，多因肺肝热毒。

（2）白睛青蓝一片，不红不痛，表面光滑，乃先天而成。

5. 辨其他病症

（1）白睛表层与眼睑粘连，为睥肉粘轮，多因椒疮后遗或酸碱烧伤结瘢而成。

（2）白睛枯涩，失去光泽，多为阴津不足，津液耗损。

（3）白睛污浊稍红，痒极难忍，为肺脾湿热而成。

（四）风轮辨证

1. 辨黑睛翳障

（1）黑睛初生星翳，多为外感风邪；翳大浮嫩或有溃陷，多为肝火炽盛。

（2）黑睛混浊，翳漫黑睛，或兼有血丝伸入，多为肝胆湿热，兼有瘀滞。

（3）黑睛翳久不敛，或时隐时现，多为肝阴不足，或气血不足。

2. 辨黑睛赤脉

（1）黑睛浅层赤脉排列密集如赤膜状，逐渐包满整个黑睛，甚至表面堆积如肉状，多为肺肝热盛，热郁脉络，瘀热互结。

（2）黑睛深层出现赤脉，排列如梳，且深层呈现舌形混浊，多为肝胆热毒蕴结，气血瘀滞而成。

（3）黑睛出现灰白色颗粒，赤脉成束追随，直达黑睛浅层，多为肝经积热或虚中夹实。

3. 辨黑睛形状改变

（1）黑睛形状大小异常，或比正常大，或比正常小，多为先天异常。

（2）黑睛广泛突起，或局部突起，多为肝气过亢，气机壅塞。

（五）水轮辨证

1. 辨瞳神大小

（1）瞳神散大，色呈淡绿，眼胀欲脱，眼硬如石，头痛呕吐，多为肝胆风火上扰。

（2）瞳神散大，眼胀眼痛，时有呕吐，病势缓和，多为阴虚阳亢或气滞血瘀引起。

（3）瞳神散大不收，或瞳神歪斜不正，又有明显外伤史，为黄仁受伤所致。

（4）瞳神紧小，甚至小如针孔，神水混浊，黑睛后壁沉着物多，或黄液上冲，抱轮红赤，多为肝胆实热。

（5）瞳神紧小，干缺不圆，抱轮红赤，反复发作，经久不愈，多为阴虚火旺。

2. 辨瞳神气色改变

（1）瞳神内色呈淡黄，瞳神散大，不辨明暗，此为绿风内障后期。

（2）瞳神紧缩不开，内结黄白色翳障，如金花之状，此为瞳神干缺后遗而成。

（3）瞳神展缩自如，内结白色圆翳，不红不痛，视力渐降，多为年老肝肾不足，晶珠失养。

（4）瞳神变红，视力骤减，红光满目，多属血热妄行，或气火上逆；反复发作者多为阴虚火旺引起。

（5）瞳神变黄，白睛混赤，目珠剧痛，眼珠变软，多为火毒之邪困于睛中；若瞳神变黄，状如猫眼，眼珠变硬，多系眼内有恶瘤。

3. 辨眼后段改变　眼后段病变属中医“内障”范畴。辨眼后段改变，就是将通过检眼镜等检查仪器所见到的眼后段病理性改变，结合中医理论进行辨证的一种方法。眼后段涉及的脏腑经络极为广泛，正如《审视瑶函·目为至宝论》中所指出的，瞳神“内有大络者五，乃心肝脾肺肾，各主一络，中络者六，膀胱大小肠三焦胆包络，各主一络，外有旁枝细络，莫知其数，皆悬贯于脑，下达脏腑，通乎血气往来以滋于目。故凡病发，则目中有形色，丝络一一显见而可验，方知何脏何腑之受病。”所以其辨证较复杂。

眼后段病变常见体征有瘀血、充血、出血、缺血、水肿、渗出、机化、色素沉着或萎缩等，多由炎症、血液循环障碍和组织变性等引起。由炎症所致者，表现多为组织的充血、水肿及渗出；由血液循环障碍所致者，表现为组织的瘀血、出血与缺血；若组织营养障碍，则多表现为组织的萎缩、变性或坏死。炎症、出血反复发作，可使组织增生、机化。由组织变性所致者，可出现色素沉着及萎缩。各组织病理性改变的辨证如下：

（1）辨玻璃体改变　①玻璃体内出现尘埃状混浊，眼内有炎性病变或病史，多为湿热蕴蒸，或为肝胆热毒煎灼。②玻璃体内出现片状、条状混浊，眼内有出血性病变或病史或外伤史，多为火热上攻，或为气滞血瘀。③玻璃体内出现丝状、棉絮状或网状混浊，眼底有高度近视等退行性病变，多为肝肾不足，或气血虚弱。

（2）辨视盘改变　①视盘充血隆起，颜色鲜红，边缘模糊，多为肝胆实火，或肝气郁结，郁久化火，或兼气滞血瘀。②视盘轻度充血，或无明显异常而视力骤降，眼球转动时有痛感，多为肝失条达、气滞血瘀。③视盘颜色淡白或苍白，生理凹陷扩大加深，多为肝血不足或气血两虚，或素体禀赋不足、肝肾两亏等，致目系失养而成；若兼视盘边界模糊，则为气滞血瘀；若视盘色淡，边界不清，周围血管伴有白线者，多为虚实夹杂。④视盘血管屈膝，偏向鼻侧，杯盘比增大，或有动脉搏动，多为痰湿内阻，或气血瘀滞。⑤视盘水肿、高起，若颜色暗红者，多为气血瘀滞，水湿内停，或为痰湿郁遏，气机不利；若颜色淡红者，多属肾阳不足，命门火衰，水湿蕴积。

（3）辨视网膜改变　①视网膜出血：早期视网膜出血颜色鲜红，位于视网膜浅层，呈火焰状者；或位于视网膜深层，呈圆点状出血者；或出血量多，积满玻璃体者，可因心肝火盛，灼伤目中脉络，迫血妄行；或阴虚阳亢，气血逆乱、血不循经；或脾虚气弱，气不摄血；或瘀血未去，新血妄行；或眼受外伤，脉络破损等因素引起。视网膜出血颜色暗红，多为肝郁气结，气滞血瘀，脉络不利，血溢脉外而成；若出血日久，有机化膜者，为气滞血瘀、痰湿郁积。若视网膜反复出血，新旧血液夹杂，或有新生血管，则多为阴虚火炎，煎灼脉络；或脾虚气弱，统血失权；或虚中夹瘀，正虚邪留。②视网膜水肿：视网膜局限性水肿常位于黄斑部，可因肝郁脾虚，水湿上泛或肝肾不足，目失所养；亦可因脉络瘀滞，血瘀水停而成水肿。视网膜弥漫性水肿多因脾肾阳虚，水湿上泛。外伤后的视网膜水肿则为气滞血瘀。③视网膜渗出：视网膜出现新鲜渗出物，多为肝胆湿热，或阴虚火旺。视网膜有陈旧性渗出物，则多为痰湿郁积，或肝肾不足兼有气滞血瘀。④视网膜萎缩与机化：视网膜萎缩，多为肝肾不足，或气血虚弱，视衣失养；视网膜机化物，多因气血瘀滞兼夹痰湿而成。⑤视网膜色素沉着：视网膜色素色黑，多属肾阴虚损或命门火衰；视网膜色素黄黑相兼，状如椒盐，则多属脾肾阳虚，痰湿上泛。

NOTE

（4）辨视网膜血管改变 ①血管扩张：视网膜血管粗大，扩张扭曲，或呈串珠状，常伴有渗出物，多为肝郁气滞，气血瘀阻；或心肝火盛，血分有热。微动脉瘤形成则色泽暗红，多为肝肾阴亏，虚火上炎；或因气血不足，无力疏通，血行瘀滞。②血管细小：视网膜血管细小，伴有视盘颜色变淡等眼底退行性改变，多为气血不足，血行无力，气虚血瘀；视网膜动脉变细，甚至呈白线条状，多为肝郁气滞，气血瘀阻；视网膜血管痉挛，动脉变细，反光增强，或动、静脉交叉处有压迹，或黄斑部有螺旋状小血管，多为肝肾阴虚，肝阳上亢。③血管阻塞：视网膜血管阻塞多为气滞血瘀，或气虚血瘀，或痰湿阻络；亦可因肝气上逆、气血郁闭，或肝火上炎、火灼脉道。

（5）辨黄斑区改变 ①黄斑水肿与渗出：黄斑水肿渗出多为肝气犯脾，水湿停聚；水肿消退，遗留渗出物，多为气血瘀滞；若新旧渗出物混杂，多为阴虚火旺；若渗出物较为陈旧，多为肝肾不足；若黄斑水肿经久不消，多属脾肾阳虚，气化不利，水湿停滞。②黄斑出血：多为思虑过度，劳伤心脾，脾不统血；或热郁脉络；或阴虚火旺；或为外伤引起。③黄斑色素沉着或黄斑囊样变性：多为肝肾不足；或脾肾阳虚，痰湿上泛。

五轮辨证对临床有一定指导意义，但有其局限性。如白睛发黄，病位虽在气轮，但其因多不在肺，而是脾胃湿热交蒸肝胆，胆汁外溢所致；流泪一症，病位虽在内眦，病因病机多与肝、肾、脾经相关。故临证时不可拘泥于五轮，应从整体观念出发，四诊合参，才能得出正确的辨证结论。

三、辨眼科常见症状与体征

（一）辨视觉

1. 视物不清，伴白睛红赤或翳膜遮睛，属外感风热或肝胆火炽。

2. 视力骤降，伴目赤胀痛、瞳神散大者，多为头风痰火。

3. 眼外观端好而自觉视物渐昏者，多为气血不足，肝肾两亏，阴虚火旺或肝郁气滞。

4. 自觉眼前黑花飞舞，云雾移睛者，多为浊气上泛，阴虚火旺或肝肾不足。

5. 若动作稍过则坐起生花，多属精亏血少。

6. 目无赤痛而视力骤降者，多为血热妄行，气不摄血，气滞血瘀；或肝火上扰，肝气上逆。

7. 内障日久，视力渐降而至失明者，多属肝肾不足或气血两亏。

8. 入夜视物不见伴视野缩小者，多属肝肾精亏或脾肾阳虚。

9. 能近怯远者，为阳气不足或久视伤睛；能远怯近者，多为阴精亏损。

10. 目妄见、视物变色、视正反斜等，多为肝郁血滞，或虚火上炎，或脾虚湿聚。

11. 视一为二，多为风邪入络，或精血亏耗。

（二）辨目痛

1. 外障眼病引起的目痛常为涩痛、碜痛、灼痛、刺痛，多属阳证。

2. 内障眼病引起的目痛常为酸痛、胀痛、牵拽痛、眼珠深部疼痛，多属阴证。

3. 暴痛属实，久痛属虚；持续疼痛属实，时发时止者属虚；痛而拒按属实，痛而喜按属虚；肿痛属实，不肿微痛属虚。

4. 赤痛难忍为火邪实，隐隐作痛为精气虚；痛而喜冷属热，痛而喜温属寒。

5. 午夜至午前作痛为阳盛，午后至午夜作痛为阴盛。

6. 痛连颠顶后项，属太阳经受邪；痛连颞颥，为少阳经受邪；痛连前额鼻齿，为阳明经受邪。

7. 目赤磣痛、灼痛伴眵多黏结，多为外感风热；头目剧痛，目如锥钻，为头风痰火，气血瘀阻；目珠胀痛，多为气火上逆，气血郁闭。

8. 眼内灼痛，为热郁血分；眼珠刺痛，为火毒壅盛，气血瘀滞；眼珠深部疼痛，多为肝郁气滞或肝火上炎。

（三）辨目痒目涩

1. 目痒而赤，迎风加重者，多为外感风热；痒痛并作，红赤肿甚者，为风热邪毒炽盛；睑弦赤烂，瘙痒不已，多为脾胃湿热蕴积；目痒难忍，痒如虫行，为风湿热三邪蕴结；痒涩不舒，时作时止，多为血虚生风。

2. 目干涩，多为津液耗损或精血亏少；目磣涩，伴目痒赤痛，羞明流泪，多为外感风热。

（四）辨羞明

1. 羞明而伴赤肿痒痛流泪，多为风热或肝火；羞明而伴干涩不适、无红肿者，多为阴亏血少，风邪未尽；羞明较轻，红赤不显，多为阴虚火炎。

2. 羞明既无眼部红赤疼痛，又无赤脉翳膜，只是眼睑常欲垂闭，多为脾气不足或阳虚气陷。

（五）辨眵泪

1. 目眵属外障眼病的常见症状，多属热。眵多硬结为肺经实热；眵稀不结为肺经虚热；眵多黄稠似脓为热毒炽盛；目眵胶黏多为湿热。

2. 迎风流泪或热泪如汤多为外感风热，责之肝肺；冷泪长流或目昏流泪，多为肝肾不足，或排泪窍道阻塞所致；眼干涩昏花而泪少者，多为阴精亏耗，有碍泪液生成，或为椒疮等后遗症。

（六）辨翳膜

1. 辨黑睛生翳 古人将黑睛和晶珠的病变统称为翳。本处讨论的翳专指黑睛之翳，有新翳、宿翳之别。西医学的“翳”相当于中医学“宿翳”的范畴。

（1）新翳 病初起，黑睛混浊，表面粗糙，轻浮脆嫩，基底不净，边缘模糊，具有向周围与纵深发展的趋势，荧光素溶液染色检查阳性，并伴有不同程度的目赤、磣涩疼痛、畏光流泪等症。

黑睛属肝，故新翳多从肝辨证，因新翳有发展趋势，易引起传变，黑睛新翳亦可由他轮病变发展而来，病变亦可波及黄仁及瞳神，病轻者经治疗可以消散，重者留下瘢痕而成宿翳。

（2）宿翳 指黑睛混浊，表面光滑，边缘清晰，无发展趋势，荧光素溶液染色检查阴性，不伴有赤痛流泪等症状，为黑睛疾患痊愈后遗留下的瘢痕。根据宿翳厚薄浓淡的不同程度等，常将宿翳分为以下4类：①冰瑕翳：翳菲薄，如冰上之瑕，须在聚光灯下方能查见，西医学称云翳；②云翳：翳稍厚，如蝉翅，似浮云，自然光线下即可见，西医学称斑翳；③厚翳：翳厚，色白如瓷，一望即知，西医学称角膜白斑；④斑脂翳：翳与黄仁黏着，瞳神倚侧不圆，西医学称粘连性角膜白斑。

宿翳对视力的影响程度主要决定于翳的部位，而大小、厚薄次之。如翳虽小，但位于瞳神

NOTE

正中，则对视力有明显影响；如翳在黑睛边缘，虽略大而厚，对视力也无太大影响。

2. 辨膜 自白睛或黑白之际起障一片，或白或赤，渐渐向黑睛中央蔓延者，称为膜。若膜上有赤丝密布者，为赤膜，属肝肺风热壅盛，脉络瘀滞；赤丝细疏，红赤不显者，为白膜，属肺阴不足，虚火上炎。凡膜薄色淡，尚未掩及瞳神者，病情较轻；膜厚色赤，掩及瞳神者，病情较重。

（七）辨眼位改变

1. 辨眼珠突出

（1）单侧眼珠突出，转动受限，白睛浅层红赤浮肿，多为风热火毒结聚。

（2）双侧眼珠突出，红赤如鹘眼，多因肝郁化火，火热上炎，目络涩滞所致。

（3）眼球骤然突于眶外，低头呕恶加重，仰头平卧减轻，多为气血并走于上，脉络郁滞所致。

（4）眼珠突出，胞睑青紫肿胀，有明显外伤史，为眶内血络受损，血溢络外所致。

（5）眼珠进行性突出，常为眶内肿瘤所致。

2. 辨眼球低陷

（1）眼珠向后缩陷，称为膏伤珠陷，多因肾精亏耗或眶内瘀血机化；大吐大泻后眼球陷下，多为津液大伤。

（2）眼珠萎缩塌陷，可由眼珠穿破或瞳神紧小失治所致。

3. 辨眼珠偏斜

（1）眼珠骤然偏斜于一侧，转动受限，视一为二，恶心呕吐，多为风痰阻络。

（2）双眼交替向内或向外偏斜，自幼得之，多为先天禀赋不足。

4. 辨眼珠震颤

（1）眼珠震颤突然发生，伴有头晕目眩等症，多为风邪入袭或肝风内动引起。

（2）眼珠震颤自幼即有，视力极差，多为先天禀赋不足，眼珠发育不良所致。

第三节 眼科检查

眼科常规检查主要包括视功能检查、裂隙灯、眼压、前房角等眼科基础检查项目，以及眼底血管造影、光学相干断层扫描、视觉电生理、眼科影像学检查等特殊检查项目。

一、视功能检查

视功能检查是眼科最基本的检查方法，主要包括视力、视野、色觉、立体视觉、暗适应、对比敏感度等心理物理学检查以及视觉电生理检查，由于视觉电生理检查的内容较多，将其单列介绍。

1. 视力 视力即视锐度，又称中心视力，主要反映黄斑的视功能，分远视力与近视力。

（1）远视力检查 有多种视力表，现国内多使用国际标准视力表与对数视力表进行检查。视力表应为标准灯箱或置于明亮照明下。

①国际标准视力表（图 5-1） 为 E 字视标，视力表与被检者相距 5m，表上第 10 行视标

应与被检眼向前平视时高度大致相等。检查时两眼分别进行，遮盖一眼（勿压迫眼球），先查右眼后查左眼，如戴镜者应先查裸眼视力，再查戴镜视力。嘱被检查者辨别视标的缺口方向，自视标0.1顺序而下，至患者不能辨别为止，记录其能看清的最后一行为视力结果，如能看清1.0全部视标，则记录为1.0。若此行有几个视标辨认不清，或再下一行能辨清几个，则用加减法表示，如1.0^{-2}（表示1.0视标还有2个辨认不清），1.0^{+2}（表示1.0视标能全部看清外，1.2视标还可看清2个）。正常视力为1.0及其以上。若被检查者在5m处不能辨明0.1视标时，则嘱患者逐渐向视力表移近，至刚能辨清为止，测量其与视力表的距离，然后按下列公式计算：

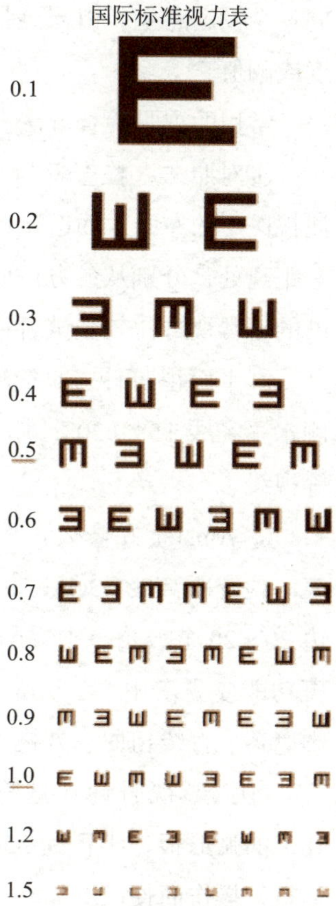

图 5-1　国际标准视力表

$$视力=\frac{被检查者与视力表距离（m）}{5m}\times 0.1$$

如：被检查者在2m处看清0.1视标，则视力为2/5×0.1=0.04，依此类推。若在1m处仍不能辨别0.1视标时，则嘱患者背光而坐，医生散开手指置于被检者眼前，由近至远嘱患者辨认手指的数目，记录其能够辨认指数的最远距离，如指数/30cm。若在眼前5cm仍无法辨认指数，则改为检查眼前手动，记录其眼前手动的最远距离。若手动也不能辨别，则在眼前以灯光照射，检查患眼有无光感，如有或无光感则相应记录为“光感”或“无光感”。

②对数视力表　对数视力表是由我国缪天荣教授所设计，系用5分记录法表示视力增减的幅度，其检查方法与国际视力表相同。5.0及其以上为正常视力，最佳视力可测至5.3。4.0以下的视力也按向视力表走近的方法进行检查，据表可查出视力记录。3.0为指数，2.0为手动，1.0为光感，0为无光感。

光定位检查：仅有光感者则需要做光定位检查，可在暗室内用蜡烛光在离眼1m处自正中、上、下、左、右、颞上、颞下、鼻上、鼻下9个方向进行检查，让患者辨认光源的方位。凡能辨认的方位以“+”表示，不能辨认的以“−”表示。

（2）近视力检查　常用的有标准近视力表或Jaeger近视力表。检查须在充足的自然光线或灯光下进行，将标准近视力表置于受检眼前30cm处，两眼分别进行检查，让受检者由上而下进行辨认。若能辨别1.0以上或J1视标缺口方向者，则该眼近视力正常；若不能辨别者，可以调整其距离，至看清为止，然后将视力与距离分别记录，如1.0/20cm，0.5/40cm等。

2. 视野　视野是指眼向前方固视时所见的空间范围。相对于视力的中心视锐度而言，它反映了周边视网膜的视力。距中心注视点30°以内的范围称为中心视野，30°以外的范围为周边视野。许多眼病及神经系统疾病可引起视野的特征性改变，所以视野检查在疾病诊断中有重要意义。

（1）视野检查的种类　视野检查分动态和静态视野检查。动态视野检查即传统的检查法，用不同大小的视标，从周边不同方位向中心移动，记录受试者刚能感受到视标出现或消失的点于视野图上，最后将记录的各点连接起来即为被检眼的周边视野范围。静态视野检查是在视屏的各个设定点上，由弱至强增加视标亮度，被检眼能感受到的最低亮度即为该点的视网膜敏感度或阈值。

常用的视野检查方法有：

①对照法　检查者与受试者面对面而坐，距离约 1m。检查右眼时，受试者遮左眼，右眼注视医生的左眼；而医生遮右眼，左眼注视受试者的右眼。医生将手指置于自己与受试者之间等距离处，分别从各方位向中央移动，嘱受试者看到手指出现时即告之，这样检查者就能以自己的正常视野比较受试者视野的大致情况。此法的缺点是不精确，且无法记录供以后对比。

②平面视野计　是简单的中心 30°动态视野计。其黑色屏布为 $1m^2$，中心为注视点，屏两侧水平径线 15°～20°，用黑线各标一竖圆示生理盲点。检查时用不同大小的视标绘出各自的等视线。

③ Amsler 方格表（图 5–2）　为 $10cm^2$ 的黑底白线方格表，检查距离为 33cm，相当于 10°范围的中心视野，其纵横边 20×20 个方格，中央的小圆点为注视点。主要用于检查黄斑功能或测定中心、旁中心暗点。黄斑病变者会感到中央暗影遮盖、直线扭曲、方格大小不等。

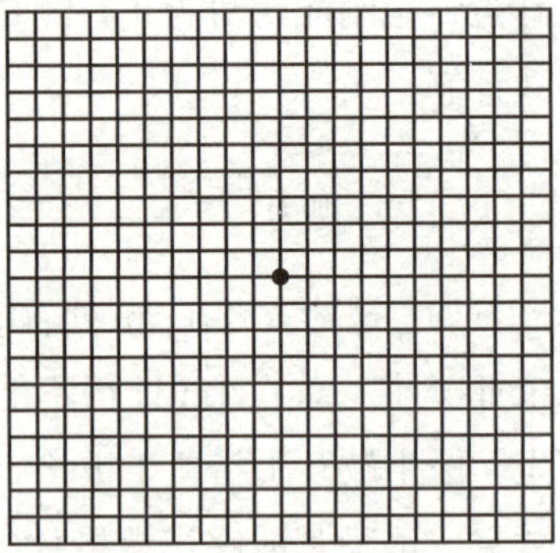

图 5–2　Amsler 方格表

④弧形视野计　是简单的动态周边视野计。其底板为 180°的弧形板，半径为 33cm，其移动视标的钮与记录笔同步运行，操作简便。

⑤ Goldmann 视野计　为半球形视屏投光式视野计，半球屏的半径为 30cm，背景光为 31.5asb，视标的大小及亮度都以对数梯度变化，视标面积大小共 6 种。视标亮度以 0.1 对数单位（1.25 倍）变换，共 20 个光阶。此视野计为以后各式视野计的发展提供了刺激光的标准。

⑥自动视野计（见图 5–3）　是电脑控制的静态定量视野计。有针对青光眼、黄斑疾病、神经系统疾病的特殊检查程序，能自动监控受试者固视的情况，能对多次随诊的视野进行统计学分析，提示视野缺损是改善还是恶化。Octopus、Humphrey 视野计具有代表性。

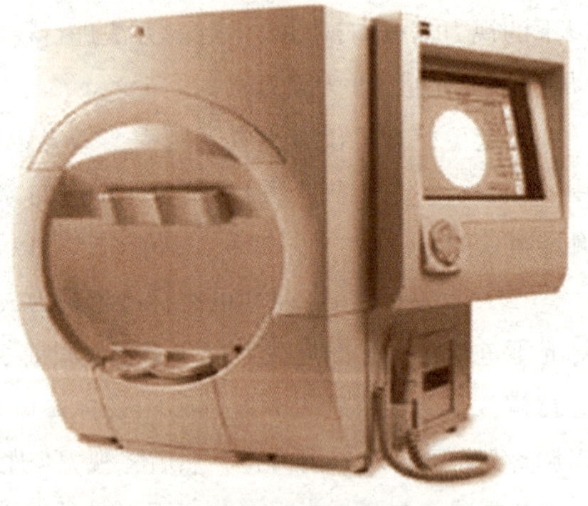

图 5–3　自动视野计

视野检查属于心理物理学检查，反映的是受试者的主观感觉。影响检查结果的有受试者的精神因素、注意力、视疲劳等，以及生理因素（如瞳孔直径、屈光介质混浊、屈光不正、使用缩瞳药等）；仪器方面的差异及操作者的方法和经验不同也可影响结果。随诊检测视野有否改变必须采用同一种视野计。

（2）正常视野　正常人动态视野的平均值约为：上方 55°，鼻侧 60°，下方 70°，颞侧 90°（图 5–4）。生理盲点的中心在注视点颞侧 15.5°，水平中线下 1.5°，其垂直径为 7.5°，横径 5.5°（图 5–5）。生理盲点的大小及位置因人而稍有差异。在生理盲点的上、下缘均可见到有狭窄的弱视区，为视盘附近大血管的投影。

NOTE

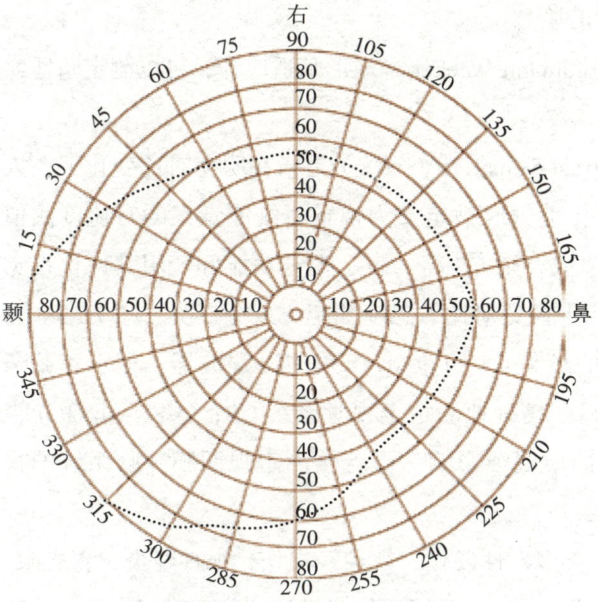

图 5-4　正常视野范围图

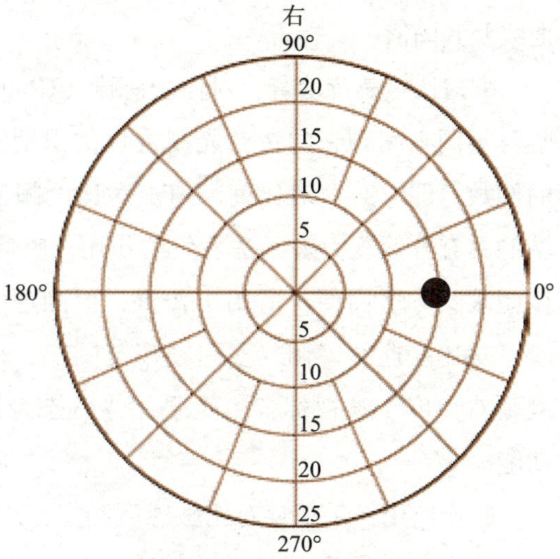

图 5-5　正常中心视野图

（3）病理性视野　因疾病不同而有多种：①向心性视野缩小：常见于视网膜色素变性、青光眼晚期、球后视神经炎等。②偏盲：以注视点为界，视野的半边缺损称偏盲，对视路疾病定位诊断很重要。同侧偏盲有部分性、完全性、象限性三类，以部分同侧偏盲多见，多为视交叉后的病变引起。颞侧偏盲常从轻度颞上方视野缺损到双颞侧全盲，多为视交叉病变引起。③扇形缺损：以鼻侧阶梯多见，为青光眼早期视野改变，象限盲则为视放射前部损伤。④暗点：除生理盲点外，在视野范围内出现任何暗点均为病理性。中心暗点常见于黄斑部病变、球后视神经炎；弓形暗点常见于青光眼、缺血性视神经病变等；环形暗点多见于视网膜色素变性；生理性盲点扩大则见于视盘水肿、缺损、高度近视等。

3. 色觉检查　视网膜锥体细胞辨别颜色的能力称色觉。检查色觉的方法有多种，如假同色图（即色盲检查本）、FM-100 色彩试验及 D-15 色盘试验、色觉镜检查、色线检查等。

最常用的方法是假同色图检查，应在白昼日光下进行，但不能戴有色眼镜，色盲表距离被检者眼前约 50cm，图本要放正，每个版面辨认时间不得超过 5 秒，如发现辨色力不正常，可参照说明书进行确定。色觉障碍包括色盲与色弱，对颜色完全丧失辨别能力的称色盲，对颜色辨别能力减弱的称色弱。色盲有红色盲、绿色盲、全色盲等，以红绿色盲最常见。

4. 立体视觉　亦称深度觉、空间视觉，一般是以双眼单视为基础。立体视觉不仅认识物体平面形状，还认识立体形状和与人眼的距离，以及物体与物体间相对远近距离关系。立体视觉可用同视机或颜少明立体视觉检查图谱检查。立体视锐度的正常值≤ 60 弧秒。

5. 暗适应检查　当从明亮处进入暗处时，人眼开始一无所见，随后逐渐能看清暗处的物体，这种对光的敏感度逐渐增加并达到最佳状态的过程称为暗适应（dark adaptation）。暗适应检查可对夜盲症状进行量化评价。

暗适应的检查方法有以下两种：

（1）对比检查法　检查者和被检查者同时从同一明亮处进入暗室，两人距视力表同等距离，分别记录两人看清弱光下的远视力表第一行所需的时间，以粗略地判断被检查者的暗适应是否正常。此检查要求检查者的暗适应必须正常。

（2）暗适应计检查法　目前常用的是 Goldmann Weeker 半球形暗适应计，可以测定暗适应曲线及其阈值。

6. 对比敏感度检查　对比敏感度（Contrast Sensitivity，CS）是指在明亮对比变化下，人眼对不同空间频率的正弦光栅视标的识别能力。CS 被定义为视觉系统能觉察的对比度阈值的倒数，即 CS=1/ 对比度阈值。对比度阈值低，则 CS 高，表示视觉功能好，用其评价视觉功能具有普通视力表无法替代的作用。临床上视觉对比敏感度测定方式分三类：① Arden 光栅图表：方法简便，适用于普查，但测定的最高 CS 约 6c/d；②电视 / 示波器：显示正弦条纹，对比度连续可调，空间频率范围广，适于精确地测定全视觉系统 CS；③氦 – 氖激光视网膜对比度干涉视标：不受眼屈光状态及间质混浊影响，可直接测定视网膜 – 脑系统的视功能。

临床应用：①视觉对比敏感度测定：用于多发性硬化、视神经损伤、视神经炎、青光眼、黄斑部病变、弱视及眼外伤等疾病的视觉功能评价，并且可更加科学地评估角膜屈光手术的疗效；②视网膜视力测定：了解先天性白内障及白内障术后无晶体眼的视功能，预测术后视功能的恢复情况；③眩光对比敏感度测定：可测定黄斑病变所致明适应功能的损害程度，对角膜屈光手术患者进行眩光对比度测定可预测手术对患者眩光对比度的影响程度。

二、裂隙灯显微镜检查

裂隙灯显微镜简称裂隙灯（图 5–6），它以强而可调节的集中光源和双目显微镜的放大作用相配合，可放大 10 ~ 16 倍，不仅能准确观察眼前部各组织的细微病变，而且可以调节焦点和光源宽窄，形成光学切面，观察到角膜、晶状体及玻璃体前 1/3 的情况。如配合前置镜、接触镜、三面镜、前房角镜等，可进行玻璃体后部、眼底以及前房角的检查。

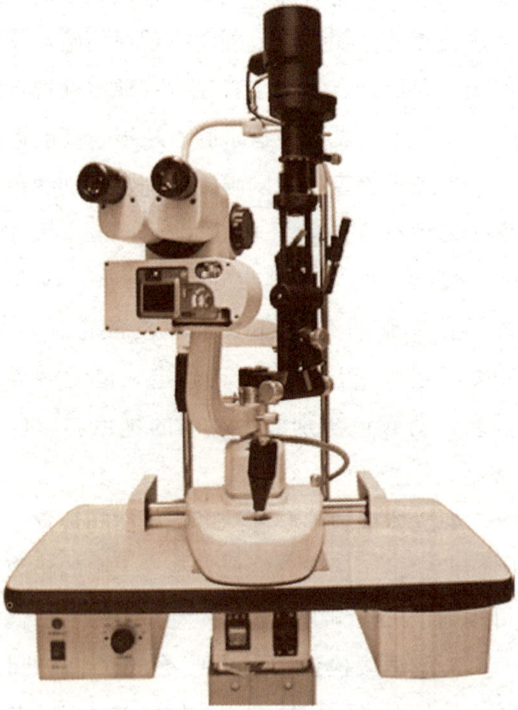

图 5–6　裂隙灯显微镜

裂隙灯检查在暗室进行。检查时，一般使光线自颞侧射入，与显微镜成 45°左右；在检查深部组织如晶状体或玻璃体前部时角度要小，可在 30°或 30°以下；检查玻璃体后部和眼底时，角度以 5° ~ 10°为宜。常用检查方法有弥散光线照射法、角膜缘分光照射法、直接焦点照射法、后部反光照射法及间接照射法 5 种，应根据检查目的及部位不同而选择不同的检查法。如在虹膜睫状体炎时，有蛋白质和炎性细胞渗入前房，房水混浊，用直接焦点照射法可见前房出现一条灰白色光带，即丁道尔（Tyndall）现象（图 5–7）。临床上进行裂隙灯检查时，各种方法可灵活应用。

三、眼底检查

1. 检眼镜检查　有直接检眼镜和双目间接检眼镜检查。眼底检查在暗室进行。检眼镜检查不仅可观察眼底，还可查见角膜、晶状体、玻璃体有无混浊。

（1）直接检眼镜检查　直接检眼镜所看到的眼底像是放大16倍的正像。一般先在小瞳孔下初步观察，如瞳孔过小或欲详查眼底各部，可在排除青光眼的情况下散大瞳孔后检查。

①使用方法　食指放在检眼镜的转盘上，以便拨动转盘。检查病人右眼时，检查者站在被检者右侧，用右手持检眼镜，用右眼检查。检查左眼时则相反。

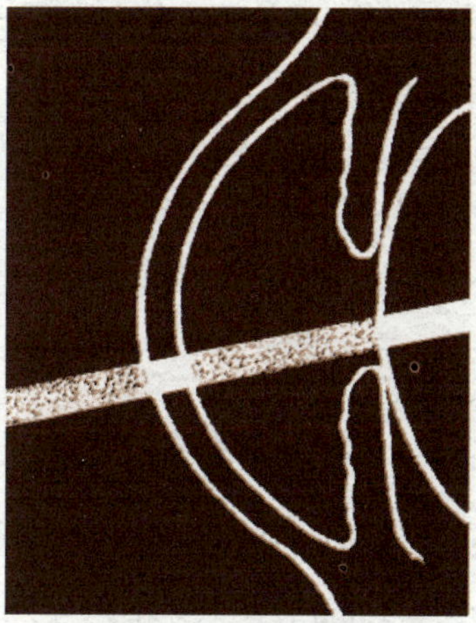

图 5-7　丁道尔现象

②彻照法检查　用于检查屈光介质有无混浊。把转盘拨到+8～+10屈光度，距被检眼10～20cm，将检眼镜光线射入被检眼瞳孔区。正常时，瞳孔区呈均匀橘红色反光；如果屈光介质有混浊，则在红色的背影下可见点状、丝状或片状黑影。判断混浊部位的方法是：令被检者转动眼球，如黑影移动方向与眼球转动方向一致，则混浊在角膜上；如眼球转动时黑影的位置不变，则混浊位于晶状体上；如黑影移动的方向与眼球转动方向相反，且在眼球突然停止转动后黑影仍有飘动，则混浊位于玻璃体内。

③眼底检查　检眼镜尽量靠近被检眼，将转盘拨到“0”处。如检查者有屈光不正，可拨动转盘到看清眼底为止。首先检查视盘，令患者向正前方平视，光线自颞侧约15°处射入，视盘便可窥清。然后沿视网膜动静脉分支，检查视网膜血管及后极部各象限视网膜。检查黄斑部时，将检眼镜光源稍向颞侧移动即可。最后让患者向上、下、左、右各方向注视，并改变检眼镜的投照角度，以检查视网膜各部。

（2）双目间接检眼镜检查　双目间接检眼镜所看到的眼底像为放大3～4倍的倒像。常用于检查视网膜脱离，查找裂孔（术前、术后）、眼底隆起物，或用直接检眼镜察看眼底困难者等。被检眼充分散大瞳孔，采用坐位或卧位。检查者如有屈光不正，先戴矫正眼镜，再戴上间接检眼镜，调好瞳距，站在被检者头侧，相距约为0.5m。将集光镜对准被检眼瞳孔，先用弱光观察瞳孔区红光背景下的角膜、晶状体、玻璃体有无混浊。然后检查者用左手拇指与食指持物镜，以无名指牵开眼睑并固定于眶缘，物镜常用+20D凸透镜，较凸的一面朝向被检者，置于被检眼前5cm处（+20D透镜的焦距为5cm），便可看清眼底后极部的视盘、黄斑等的倒像。检查眼底近周边部时，让患者向各方转动眼球予以配合。检查锯齿缘附近时，应先在结膜囊滴0.5%的地卡因表面麻醉，检查者右手食指或中指戴巩膜压迫器协助检查。双目间接检眼镜检查虽然眼底像为倒像，放大倍数较小，但可见范围大，在同一视野内可以观察视盘、黄斑及后极部视网膜。结合巩膜压迫器的使用，易于发现视网膜周边部病变。

2. 眼底检查内容及记录

（1）视盘　检查时应注意视盘的大小、形状、颜色，边界是否清楚，盘面有无新生血管，生理凹陷有无加深、扩大，以及杯盘比值的改变，有无出血、水肿、渗出、充血，视盘上动脉有无搏动及血管是否呈屈膝状等。

NOTE

（2）视网膜血管　应注意血管的粗细、比例、行径、弯曲度、管壁反光、分支角度及动静脉有无压迫或拱桥现象，血管有无阻塞，血管壁有无白鞘及有无新生血管形成等。

（3）黄斑部　检查时应注意中心凹反光是否存在，视网膜有无水肿、出血、渗出、色素紊乱及黄斑变性或裂孔等。

（4）视网膜　检查时应注意有无水肿、出血、渗出及色素沉着，有无机化物、新生血管及肿瘤，有无裂孔及脱离等。

眼底检查结果可以用示意图记录。应记录病变的部位、范围及病变的形态、颜色、边界等，在示意图上用文字或有色铅笔予以标志。

四、眼球突出度检查

如怀疑眼球突出或测量眼球突出程度，应测量眼球突出度。我国正常人眼球突出度为12～14mm，两眼差不超过2mm，眶距约为98mm。其测量方法有以下两种：

1. 小尺测量法　嘱病人平视前方，检查者将透明小尺的一端紧贴其眶外侧的前缘，小尺与患者视平线平行，检查者从颞侧观察角膜正中顶点在小尺上的毫米数，即为眼球突出度。以同样方法检查另一侧，两侧进行对比。此法简单但不够准确。

2. 眼球突出计测量法

Hertel 测量计（图 5-8）由一个带有尺度的水平杆及装于此杆两端的两个测量器组成。测量器由一小刻度板及两个组成45°角的平面镜组成，一个测量器固定在杆上，另一个可以在杆上滑动。检查时将测量器嵌于患者双眼之外侧眶缘，嘱其向前平视，然后检查者用单眼分别观察测量器的反光镜，查出两眼角膜顶点投影在标尺上的毫米数，即为眼球的突出度。如：右眼球突出度为14mm，左眼13mm，眶距98mm，记录时按如下方式表示：$14 > \overset{98}{\overline{\qquad}} < 13\text{mm}$，应同时记录眶距，再次测量时眶距应一致。

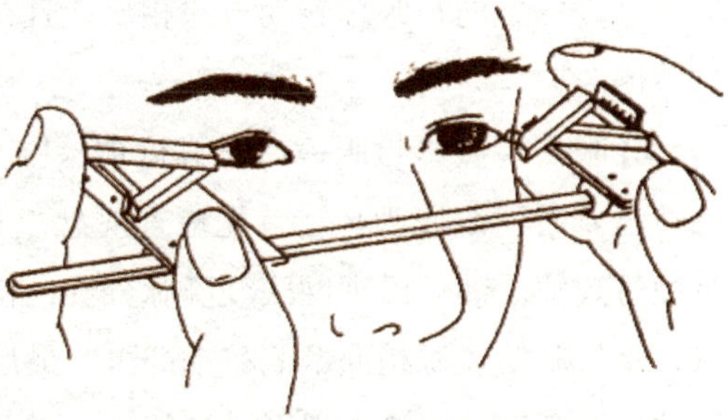

图 5-8　Hertel 眼球突出计测量法

五、眼位及眼球运动检查

眼位及眼球运动检查是观察眼球位置是否偏斜，眼球运动有无障碍，以了解眼外肌的功能。最常用的检查方法有以下几种：

1. 眼球运动检查　嘱患者头部固定不动，医生伸出食指让患者注视之，并跟随食指向左、右、上、下、左上、左下、右上、右下各方向转动，观察眼球转动情况。正常情况下，当眼球向外转动时，角膜颞侧缘可达外眦角；向内转动时，瞳孔鼻侧可与上下泪小点成一条垂直线；向上转动时，瞳孔上缘可接近上睑缘；向下转动时，瞳孔下缘可被下睑遮盖。且双眼对称等同，否则为不正常。

2. 角膜光点投影法　医生与患者相对而坐，用手电筒或集光灯自33cm远投照于受检者鼻根部位，嘱患者注视灯光，检查者观察两眼角膜反光点位置，正常者反光点位于角膜中央。若反光点偏于鼻侧，为外斜视；偏于颞侧，为内斜视。根据反光点偏位的程度可以估计斜视的度数。一般是将角膜中央至角膜缘的连线划为 3 等份，每等份相当于 15°。如反光点位于瞳孔缘约为 15°，位于瞳孔缘与角膜缘中间约为 30°，位于角膜缘处约为 45°（图 5–9）。

3. 交替遮盖法　嘱患者向前注视 33cm 远的目标，医生用遮板交替遮盖一眼，观察眼球是否移动。如遮盖右眼，左眼注视，当遮盖板迅速移遮左眼时，如右眼由内向外移动，则为内斜视；如由外向内移动，则为外斜视。以同样方法检查左眼。当遮盖任何一眼时另一眼不动，则为正位。若光点投影法检查正常而遮盖法系斜视，为隐斜视；两者检查结果均系斜视者，为显斜视。光点投影法与交替遮盖法可结合进行。

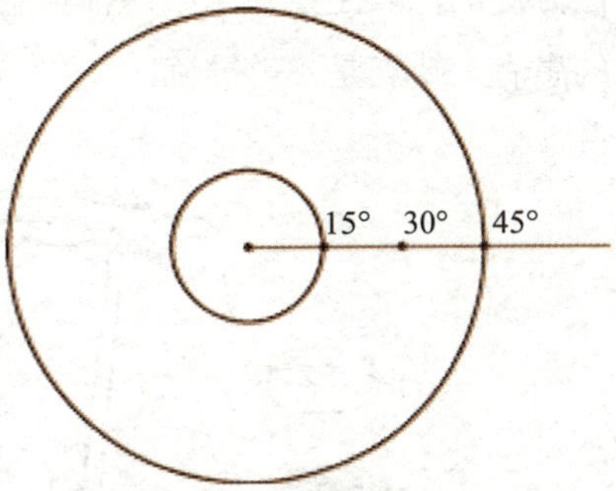

图 5–9　角膜光点投影法

六、眼压检查

眼压又称眼内压，是眼内容对眼球壁的压力。正常眼压为 10～21mmHg（1mmHg=0.133kPa），病理值≥ 24mmHg。双眼眼压差＜ 5mmHg，24 小时眼压波动范围＜ 8mmHg。检查方法有两种，一种是指测法，一种是眼压计测量法。

1. 指测法　检查时令患者双眼自然向下注视，检查者双手食指尖置于一眼上睑皮肤面，两指尖交替轻压眼球，借指尖的感觉以大致估计眼压的高低。记录时用“Tn”表示眼压正常，“T+1”表示眼压轻度升高，“T+2”表示眼压中度升高，“T+3”表示眼压极高；“T–1”表示眼压稍低，“T–2”表示中等度减低，“T–3”为眼压极低。本法简单易行。

2. 眼压计测量法

（1）*Goldmann 压平眼压计测量法*　Goldmann 压平眼压计（图 5–10）是将嵌有棱镜的测压头和附有杠杆的弹簧测压器装在裂隙灯上进行测量。其基本原理是角膜压平面积恒定不变（直径 3.06mm，面积 7.354mm^2），根据使用压力的不同测量眼压。由于角膜压平的面积小，引起眼内容积的改变很小，使所测量的眼压几乎不受巩膜硬度与角膜弯曲度的影响，故所测结果更为准确。

（2）*Schiotz 眼压计测量法*　Schiotz 眼压计（图 5–11）主要结构包括眼压计支架、与砝码连结在一起的压针及杠杆和指针。眼压的高低决定于角膜被压陷的深度，并通过杠杆和指针，在刻度盘上指示出一定的读数，再从换算表上查得眼压的实际数值。

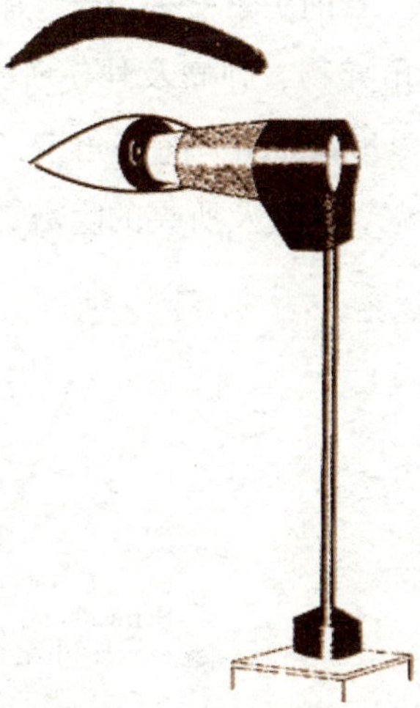
图 5–10　Goldmann 眼压计

检查前先在试盘上测试，指针应在刻度“0”处，否则应进行校正。然后用 75% 酒精消毒底盘待干。患者取低枕仰卧位，用表面麻醉剂滴眼，待角膜刺激症状消失、双眼能自然睁开时开始测量。嘱患者注视正上方一指定目标，使角膜保持水平正中位。检查者用左手拇指和食指分开上、下眼睑并固定于上、下眶缘，避免对眼球施加任何压力。右手持眼压计垂直放在角膜中央，迅速读出指针的刻度读数。先用 5.5g 砝码，当读数小于 3 时，应依次更换 7.5g、10g、15g 砝码测量。记录方法为：砝码重量 / 刻度读数＝ mmHg（kPa）（从换算表中查出）。例如：5.5/5=17.30mmHg。测量完毕应在结膜囊滴入抗生素滴眼液以防感染。该方法操作方便，其缺点是易受巩膜硬度的影响。

（3）非接触眼压计测量法　非接触眼压计（图 5–12）是利用可控的空气脉冲作为压平的力量，使角膜压平到一定的面积，并记录角膜压平到某种程度的时间，再自动换算为眼压值。该方法的优点是避免了眼压计接触所致的交叉感染和可能的损伤，亦可用于对表面麻醉剂过敏的患者；缺点是不够准确。

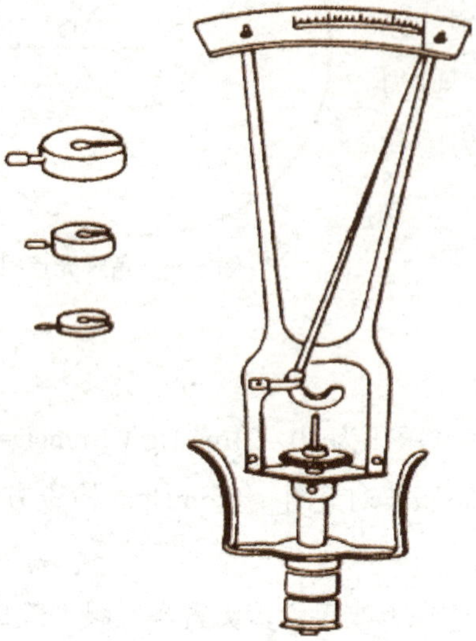

图 5–11 Schiotz 眼压计

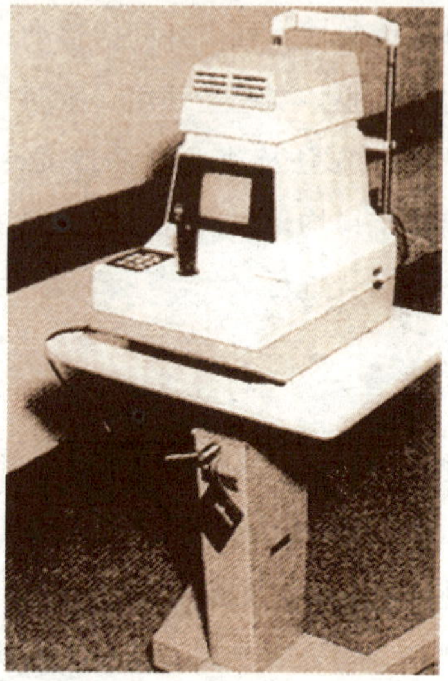

图 5–12　非接触眼压计

七、前房角检查

前房角检查对青光眼的诊断、治疗方法的选择及判断预后有极为重要的意义。此外，对房角异物、肿瘤及外伤所致房角损伤等的诊断亦十分重要。目前临床上普遍使用间接型哥德曼（Goldmann）前房角镜，借助裂隙灯显微镜照明并放大，使房角结构清晰可见。前房角由前壁、后壁及所夹的隐窝三部分组成。前房角结构在前房角镜下由前向后依次如下（图 5–13）。

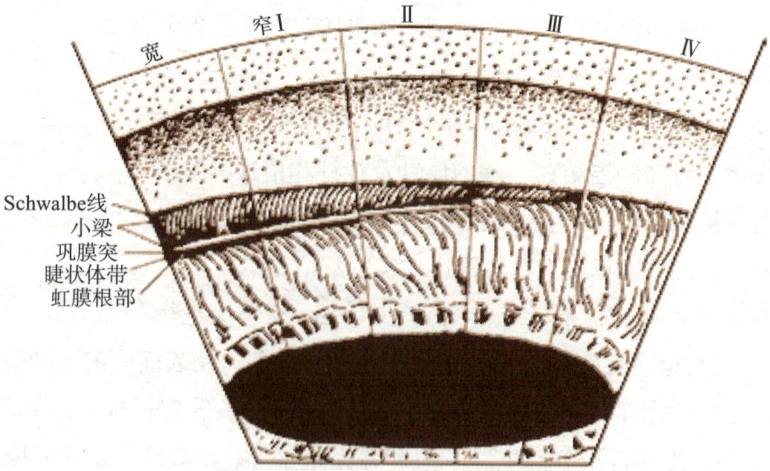

图 5–13　Scheie 房角分级

（1）Schwalbe 线　为房角的前界，又为角膜后弹力层终止处，是前壁的起点，呈一条灰白色略为突起的线条，是角膜与小梁的分界线。

（2）小梁网　是一条微黄色的小带，宽约 0.5mm，Schlemm 管位于其外侧，是房水主要引流的区域。正常情况下，Schlemm 管不易看清，如用前房角镜对眼球加压，可看到充满血液的 Schlemm 管呈红色线条。一般在小梁后 2/3 处色素较多。

（3）巩膜突　是小梁的后界，也是前壁的终点，为一淡白色线条。

（4）睫状体带　介于巩膜突和虹膜根部之间，由睫状体前端构成，相当于房角的隐窝部分，呈一条灰黑色带。

（5）虹膜根部　房角后壁为虹膜根部，为房角的后界。Shaffer 按所见的虹膜平面与小梁面形成的夹角分类，此角＞20°为宽角，＜20°为窄角。Scheie 则提出在眼球处于原位时能看见房角的全部结构者为宽角，否则为窄角，并进一步将窄角分为四级，即在动态下才能看清睫状体带者为窄Ⅰ，能看清巩膜突者为窄Ⅱ，能见前部小梁者为窄Ⅲ，仅能见到 Schwalbe 线者为窄Ⅳ，小梁被虹膜根部贴附粘连为房角堵闭，否则为房角开放。

八、角膜内皮细胞镜检查

角膜内皮细胞镜检查是利用镜面反射的原理，观察角膜内皮细胞形态和密度的改变并进行分析处理的一种仪器。其临床主要应用于：①白内障手术，术前了解角膜内皮的功能状态，对提高手术安全性、筛选高危角膜患者具有重要意义；②穿透性角膜移植术，术前检查供体角膜内皮细胞的密度等参数，为选择优质的供体提供依据；③圆锥角膜的辅助诊断；④评估角膜接触镜及眼内炎症、青光眼等眼病对角膜内皮的损伤程度。

九、视觉电生理检查

常用的视觉电生理检查包括视网膜电图（electroretinogram，ERG）、视觉诱发电位（visual evoked potential，VEP）和眼电图（electro-oculography，EOG），其中又以前两种更为常用。

（一）视网膜电图

该检查是测量闪光或图形刺激视网膜后的动作电位。根据刺激视网膜的条件不同，又分为以下 3 种：

1. 闪光 ERG（F-ERG）　主要由一个负相的 a 波和一个正相的 b 波组成，叠加在 b 波上的一组小波为振荡电位（oscillatory potentials，OPs）。

各波改变的临床意义主要有：① a 波和 b 波均下降：提示视网膜内层和外层均有损害，可见于视网膜色素变性、脉络膜视网膜炎、广泛视网膜光凝后、视网膜脱离等；② b 波下降、a 波正常：反映视网膜内层功能受损，可见于青少年视网膜劈裂症、视网膜中央动脉或静脉阻塞等；③ OPs 波下降或熄灭：提示视网膜血液循环障碍，主要见于糖尿病视网膜病变、视网膜中央静脉阻塞等。

2. 图形 ERG（P-ERG）　正常图形 ERG 由起始的一个小的负波（a 波）、接着一个较大的正波（b 波）和随后一个较大的负后电位组成。它的起源与神经节细胞的活动密切相关，其正相波有视网膜其他结构的活动参与。临床主要用于原发性开角型青光眼、黄斑病变等眼病的检查。

3. 多焦 ERG（multifocal ERG，mfERG）　mfERG 即多点位视网膜电图（彩图 5-14）。其结果可用任意分区的平均值、波描记阵列或伪彩色三维立体图表示。mfERG 最突出的优势是对于发现黄斑区局灶性病变具有直观性和灵敏性。临床主要应用于黄斑疾病、遗传性视网膜变性类疾病等的诊断。

（二）视觉诱发电位

从视网膜神经节细胞到视皮质之间的任何部位神经纤维病变都可引起视觉诱发电位（VEP）的异常。由于黄斑部纤维终止于枕叶纹状区后极部，因此 VEP 亦是检测黄斑功能的一种方法。根据刺激光形态的不同，又分为闪光 VEP（F-VEP）、图形 VEP（P-VEP）及多焦视觉诱发电位（multifocal VEP，mfVEP）。

F-VEP、P-VEP 在临床上主要应用于：①诊断视神经和视路疾病，多表现为 P_{100} 波的峰潜时延长和振幅下降；②诊断特发性脱髓鞘性视神经炎，多表现为 P_{100} 波峰潜时延长；③评估弱视的治疗效果；④判断婴幼儿和无语言能力儿童的视力；⑤鉴别伪盲；⑥预测屈光介质混浊的患者术后视功能。P-VEP 的检测结果比 F-VEP 更可靠，但视力低于 0.1 时则须用 F-VEP 检查。

mfVEP 即多点位视觉诱发电位，其结果可用任意分区的平均值、波描记阵列或三维立体图表示。目前主要应用于青光眼和部分视路病变的检查。

（三）眼电图

眼电图（EOG）记录的是眼的静息电位。在暗适应后，眼的静息电位下降，此时的最低值称为暗谷；转入明适应后，眼的静息电位上升，逐渐达到最大值，称为光峰。由于光感受器细胞与视网膜色素上皮（RPE）的接触及离子交换是产生 EOG 的前提，因此 EOG 异常可反映 RPE、光感受器细胞的疾病及中毒性视网膜疾病。

十、眼底血管造影检查

眼底血管造影是将造影剂从肘静脉注入，利用眼底照相机和特定的滤光片，拍摄眼底血管及其灌注过程的一种检查方法。它是一种观察眼底微循环动态和静态改变的有效方法，对眼底病的发病机制、诊断、指导治疗、评估疗效及推测预后等各方面均可提供有价值的资料。它分为荧光素眼底血管造影（fundus fluorescein angiography，FFA）（彩图 5-15）和吲哚青绿血管造影（indocyanine green angiography，ICGA）（彩图 5-16）两种。前者以荧光素钠为造影剂，主要观察眼底视网膜血管循环情况；后者以吲哚青绿为造影剂，观察脉络膜血管动态循环情况，有助于黄斑病变、脉络膜疾病等眼病的诊断与鉴别诊断。

（一）荧光素眼底血管造影（FFA）

1. FFA 的分期

（1）正常人臂-视网膜循环时间（A-RCT） 即荧光素钠从肘静脉注入后随血流到达眼底的时间，为 7～12 秒。

（2）FFA 视网膜血管循环的分期 静脉内注射荧光素钠后，从眼底血管（脉络膜血管、视网膜血管）开始出现荧光至荧光素在眼底血管内逐渐消退的时间，称为荧光素视网膜循环时间。其分期各家看法不同，通常分为 5 期：①动脉前期：脉络膜血管充盈荧光，称背景荧光，见眼底有地图状或小斑状朦胧荧光。②动脉期：视网膜动脉在短时间内见到完全充满荧光。③动静脉期：从静脉有层流开始，至静脉内全部充盈荧光的时间。④静脉期：时间较长，从静脉层流消失开始至视网膜血管慢慢消退的时间。静脉荧光强度高于动脉荧光强度。⑤晚期：视网膜血管内及视盘上荧光基本消退，仅见视盘周边有朦胧荧光环或有病变的视网膜内留有异常强荧光。

2. 常见的异常眼底荧光形态

（1）高荧光

①透见荧光　又称窗样缺损。造影早期出现，在造影过程中其大小形态不变，亮度随背景荧光的增强而增强、消退而消退。常见于各种原因引起的色素上皮萎缩、先天性色素上皮的色素减少。

②渗漏　当视网膜内屏障或外屏障受损害时则产生荧光素渗漏。渗漏一般分为两种情况：A. 视网膜渗漏：由于视网膜内屏障受到破坏，染料渗入到组织间隙，出现在造影晚期。黄斑血管渗漏常表现为囊样水肿。B. 脉络膜渗漏：分为池样充盈和组织染色。前者荧光素积聚在视网膜神经上皮层下或色素上皮层下；后者指视网膜下异常结构或物质可因脉络膜渗漏而染色，形成晚期强荧光，如玻璃膜疣染色、黄斑瘢痕染色。

③新生血管　可发生于视网膜、视盘上、视网膜下，并可伸入玻璃体内。越新鲜的新生血管荧光素渗漏越强。视网膜新生血管主要因视网膜缺血所致，最常见于视网膜静脉阻塞缺血型、糖尿病视网膜病变、视网膜静脉周围炎（Eale's 病）等。脉络膜新生血管常见于年龄相关性黄斑变性等。

④异常血管及其吻合　反映视网膜缺血缺氧。常见的有微动脉瘤、侧支循环、血管迂曲扩张等。微动脉瘤绝大多数呈现为荧光亮点，造影后期其周围出现荧光晕。

（2）低荧光

①荧光遮蔽　由于色素、出血、渗出物等的存在，表现为在正常情况时应显示荧光的部位荧光明显减低或消失。

②充盈缺损　由于血管阻塞，血管内无荧光充盈所致的弱荧光。如无脉病、颈动脉狭窄、眼动脉或视网膜中央动脉阻塞。视网膜静脉病变可致静脉充盈不良。若毛细血管闭塞则可形成大片无荧光的暗区，称为无灌注区，常见于糖尿病视网膜病变、视网膜静脉阻塞等。

3. 荧光素钠的不良反应　注射荧光素钠后，较常见的不良反应是恶心、呕吐、喷嚏、眩晕等，属于轻型反应，发生率为 1%～15%。如仅出现上述反应，一般检查尚可以完成，但亦有极少数出现过敏性休克而导致死亡者，因此进行本项检查时必须具备急救所需的设备。检查前必须详细了解病人有无禁忌证，有严重心、肝、肾疾病者禁用。

（二）吲哚青绿血管造影（ICGA）

吲哚青绿血管造影是以吲哚青绿为造影剂，使用红外线作为激发光，可穿透视网膜色素上皮、较厚的出血和渗出物，清晰地显示脉络膜的血液循环状况，对于发现脉络膜或视网膜新生血管膜有其独特优势，临床主要用于脉络膜新生血管形成类的疾病，如年龄相关性黄斑变性、中心性渗出性脉络膜视网膜病变等，视网膜大动脉瘤，脉络膜肿瘤、多种脉络膜炎及息肉样脉络膜病变等眼病的诊断与鉴别诊断。

检查禁忌证：有过敏史尤其是碘过敏病人，严重肝脏疾病，尿毒症，孕妇。

附：眼底自发荧光检查

眼底自发荧光（fundus autofluorescence，FAF）检查是一种新近发展的眼底成像技术，具有非侵入性、不接触性、无损伤性、检查时间短及可重复性强等优点。其基本原理是脂褐质在蓝光激发下能发出荧光，无须注射染料，是自然发光，故称为自发荧光（autofluorescence，

NOTE

AF）。脂褐质是由视网膜色素上皮细胞（retinal pigment epithelium，RPE）吞噬光感受器外节盘后形成的代谢产物堆积而成，被认为是眼底产生AF的最主要物质，FAF技术就是利用RPE中脂褐质的特性而设计的。一般认为自发荧光的水平代表脂褐质积聚与清除之间的平衡状况，而脂褐质积聚代表着许多视网膜和黄斑疾病共有的发病途径。因此，FAF可显示RPE细胞内成分异常导致的改变，评估相关眼病的RPE细胞的功能及其代谢情况（彩图5–17）。

临床应用：最常用于RPE的分布及其功能改变的眼病，如年龄相关性黄斑变性、视网膜色素变性（彩图5–18）、中心性浆液性视网膜脉络膜病变、Stargardt病、Best病、特发性黄斑裂孔、特发性视网膜毛细血管扩张症Ⅱ型等。

十一、光学相干断层扫描检查

光学相干断层扫描检查（optical coherence tomograpby，OCT）是一种高分辨率、非接触性的生物组织成像技术。根据光学原理以光扫描形式获得的信息经计算机处理，再以图形或数字形式显示，提供量化诊断指标。它与现有眼科标准影像技术（如荧光素眼底血管造影）结合对眼病的诊断及疗效评价具有重要的价值。它以伪彩色或黑白图像清楚表示组织截面，可用于解释眼部组织解剖上的病理改变；而且可以精确地测量眼部组织的厚度，可对某些疾病进行准确的诊断，可对患者进行反复无创性的追踪观察，还可对手术的效果进行客观评价。该检查方法分为视网膜OCT和眼前段OCT（彩图5–19、彩图5–20、彩图5–21）。

视网膜OCT的临床应用：①最常用于黄斑疾病（如玻璃体视网膜界面疾病、黄斑水肿、年龄相关性黄斑变性、中心性浆液性脉络膜视网膜病变等）的诊断和追踪观察；②青光眼视网膜神经纤维层厚度测量和视乳头立体结构的分析；③鉴别视网膜脱离和视网膜劈裂症等。

近年发展的眼前段OCT可清晰地显示眼前段组织的病理改变。

十二、眼科影像学检查

（一）眼超声检查

1. A型超声 是将探测组织的每个声学界面的回声以波峰形式，并按回声返回到探头的时间顺序依次排列在基线上，构成与探测方向一致的一维图像。波峰的高度表示回声的强度。其优点是测距精确、回声强弱量化。

临床应用：多用于白内障手术前的眼球生物测量。

2. B型超声 是通过扇形或线阵扫描，将界面反射回声信号转变为大小不等、亮度不同的光点。光点的明暗代表回声的强弱，回声形成的众多光点构成一幅局部组织的二维声学切面图像（彩图5–22）。

临床应用：①在屈光介质混浊时，超声扫描是显示眼球内病变的首选检查方法；②探查眼内肿物；③探查眼内异物；④玻璃体切割术前常规检查，以确定病变的范围和程度；⑤眼球突出的病因诊断；⑥视网膜脱离的诊断。

3. 彩色多普勒成像（color Doppler imaging，CDI） 是利用多普勒原理，将血流特征以彩色的形式叠加在B型灰阶图上，红色表示血流流向探头（常为动脉），蓝色表示血流背向探头（常为静脉）（彩图5–23）。

临床应用：可检测眼动脉、视网膜中央动脉、睫状后动脉血流等，故多用于眼和眶部血流动力学的研究。

4. 超声生物显微镜（ultrasound biomicroscopy，UBM） 属于实时B型超声波成像仪，由于换能器的频率高，因此可以获得高分辨率图像，其最大分辨率可达50μm，与光学显微镜的分辨水平相等（彩图5-24）。主要用于眼前段检查。它可以在非侵入条件下获得任意子午线的眼前段结构的二维图像，突破了以往眼前段结构在活体状态下的限制，可以清晰地显示虹膜、睫状体、晶状体赤道部和悬韧带、后房、周边玻璃体、眼外肌止端等结构；可测量各种参数，如角膜直径、前房深度、晶体厚度、相对晶状体位置、睫状突厚度、睫状体晶状体距离、小梁睫状体距离、虹膜悬韧带距离、虹膜晶状体接触距离、房角开放距离、眼外肌厚度等，弥补了其他眼科检查方法如裂隙灯显微镜、前房角镜及普通超声波检查的不足。

临床应用：①青光眼的发病机制研究和治疗方法选择；②眼前节囊肿和实质性肿瘤的诊断和鉴别诊断；③周边玻璃体混浊与周围组织的关系；④精确揭示角膜、巩膜穿通伤的位置及大小和房角有无后退等；⑤可作为角膜移植术前的常规检查之一；⑥鉴别前巩膜疾病；⑦眼外肌手术前后肌肉位置及邻近组织的改变等。

（二）X线检查

X线检查为眼科常用的检查诊断方法之一。眼科多采用Waters位X线平片检查，这样在正位片上可以避免颞骨岩部重叠于眼眶。视神经孔采用后前或前后斜位分侧投照。

临床应用：主要用于眼眶肿瘤、眼部外伤、眼内及眼眶金属异物等的诊断与鉴别诊断，尤其是用于眼内金属异物及其他高密度异物的定位。

（三）计算机断层扫描

计算机断层扫描（computed tomography，CT）是以电离射线为能源，用计算机的辅助来显示多个横断面影像的技术。成像面可分为轴向、冠状位、重建冠状位和重建矢状位。每次扫描的层厚常为3mm，检查视神经则用1.5mm厚度。CT可用于观察骨性结构或软组织。

临床应用：①眼外伤眶骨骨折，眼内及眶内异物的诊断和定位；②眼眶病变，包括肿瘤和急、慢性炎症、血管畸形；③眼内肿瘤；④不明原因的视力障碍、视野缺损等，探查视神经和颅内占位性病变。

（四）磁共振成像

磁共振成像（magnetic resonance imaging，MRI）是通过射频探测病变的检查方法，用于眼内、眶内及颅内病变的诊断。在发现病变、确定病变性质、位置及其与周围组织的关系方面，磁共振成像的灵敏度优于CT。

临床应用：因其可消除骨质的干扰与伪影，故特别适宜于各段视神经及与眼相关的颅神经病变的检测。但禁忌探测磁性异物及心脏起搏器。

（五）眼科计算机图像分析

1. 角膜地形图（computer-assisted corneal topography，CCT） CCT是将Placido盘在角膜前表面的像用数字记录，将7000个数据点采入分析系统计算角膜前表面曲率，折算成屈光度，以彩色编码地形图（color coded map）形式，用十余种不同色级表明不同屈光度的分布，了解角膜不同区域的曲率分布（彩图5-25）。

临床应用：①更充分、准确地评价角膜曲率；②监测各种类型的眼部手术后角膜形态的变化；③指导角膜屈光手术的有效开展；④评估角膜接触镜的佩戴效果；⑤定量分析角膜散光、圆锥角膜等。

2. 共焦激光眼底断层扫描仪（Heidelberg Retinal Tomograph，HRT） HRT可以对视盘及视神经纤维层各项参数如视盘面积、视杯面积、盘沿面积、杯盘面积比、沿盘面积比、视网膜神经纤维层的平均厚度等进行快速、自动、客观的定量检测，为早期发现视网膜神经纤维层（retinal nerve fibre layer，RNFL）及视盘、视杯、黄斑区的改变提供帮助（彩图5-26、彩图5-27）。该法的准确性及可重复性较好。利用它可以获取视盘的三维地形图，通过对图像的分析处理，得到视盘和视网膜神经纤维层厚度的定量描述，并且可用于地形图变化的定量分析。

临床应用：青光眼早期诊断和视神经损害程度的监测。

【复习思考题】

1. 视功能检查主要包括哪些项目？其中，哪些属于心理物理性检查？

2. 试述FFA及ICGA的适应证。

3. 试述眼底镜检查眼底的内容及其注意事项？

4. 试述常见的异常高荧光包括哪些内容？

5. 试述眼部B超的临床应用。

第六章　眼科治疗概要

《审视瑶函·点服之药各有不同问答论》中记载：“病有内外，治各不同。内疾已成，外症若无，不必点之，点之无益，惟以服药内治为主。若外有红丝赤脉，如系初发，不过微邪，邪退之后，又为余邪，点固可消，服药夹攻犹愈。倘内病始发，而不服药内治，只泥外点者，不惟徒点无益，恐反激发其邪，必生变证之害。若内病既成，外症又见，必须内外并治，故宜点服俱行。”眼病的治疗方法是多种多样的，应根据病症情况选择不同的治疗方法，一般分内治、外治两大类。此外，还常应用针灸、推拿及按摩等法。

第一节　眼科常用内治法

内治法广泛用于内、外障眼病，尤其对某些内眼的疾病更具独到之处。眼病十分复杂，常由脏之不平所致，而且亢则乘，胜则侮，每每并病合病，脏腑间有生克制化及传变的特点。不论外感眼病或内伤眼病，皆应根据眼部表现，结合全身症状进行辨证，分清标本缓急，通过内治法来调整脏腑功能或攻逐病邪，以达到治疗效果。现将常用的内治法介绍如下：

一、祛风清热法

本法以祛风清热为主要作用，是外障眼病最常用的治疗方法之一，用于治疗外感风热为患的眼病，如病起突然，胞睑红肿，痒痛畏光，眵泪交加，白睛红赤，黑睛浅层生翳，瞳神缩小，目珠偏斜，眉骨疼痛。全身症状见恶风发热、头痛流涕、苔薄黄、脉浮数等风热表证。

临床应用时要仔细区分是风邪偏胜还是热邪偏胜。一般风重于热者多选用羌活胜风汤[62]等；若热重于风，多选用驱风散热饮子[67]等方；若风热并重者，多选用防风通圣散[58]等方。祛风药多性燥，常可伤津液，不宜久用，阴虚者更要慎用。

二、泻火解毒法

本法以清除火热毒邪为主要作用，用于治疗实热毒邪所致眼病，如头目痛剧，畏光怕热，泪热眵稠，胞睑红肿、生疮溃烂，白睛混赤，黑睛溃陷，黄液上冲，瞳神缩小，瞳神散大，眼内出血、渗出，目珠高突、转动受限等。全身症状见口干欲饮、便结溲黄、舌红苔黄、脉数等实热之象者。

火热之证有肝火、胃火、肺火、心火、火毒等之分，选方用药时都应有所区别。肝火者用清肝泻火法，常选用龙胆泻肝汤[30]、泻青丸[77]等方；胃火者用清胃降火法，常选用清胃汤[114]等方；肺火者用清肺泻火法，常选用泻肺饮[75]等方；心火者用清心降火法，常选用竹

NOTE

叶泻经汤[50]、导赤散[55]等方；火毒炽盛者用清热泻火解毒法，常选用黄连解毒汤[107]、眼珠灌脓方[109]等。应用本法时注意使用寒凉方剂勿过早、过多，中病即止，以免损脾碍胃伤正。

三、利水祛湿法

本法以祛除湿邪为主要作用，用于治疗湿邪外侵或内生所致眼病，如胞睑浮肿，痒痛湿烂，眵泪胶黏，白睛污黄，黑睛雾状混浊、色灰白，翳如虫蚀，神水混浊，瞳神缩小或边缘如锯齿，视物模糊，视物变形，眼前黑影，眼底可见渗出、水肿等。全身症状见体倦身重、胸胁痞满、纳呆便溏、苔滑或厚腻等湿邪为病的表现。

应用本法时，还应根据湿邪所在部位不同、合邪不同及湿邪所产生病理产物不同等，选用不同的方剂。如肝胆湿热者宜选用龙胆泻肝汤[30]等方；脾胃湿热者常选用三仁汤[8]等方；风湿夹热者常选用除湿汤[92]等方；痰湿互结者常选用涤痰汤[99]等方；湿热内蕴者常选猪苓散[113]等方。

利水祛湿药有耗液伤阴之弊，养阴药亦易留湿，治疗用药时应酌情处理好养阴与祛湿的关系。

四、止血法

本法以止血为主要作用，用于治疗眼部出血性疾病，如白睛溢血、血灌瞳神、视衣出血等。

导致出血的原因不同，止血的方法也有所差异。如血热妄行而出血者，宜清热凉血止血，常选用十灰散[4]等方；虚火伤络而出血者，宜滋阴凉血止血，常选用宁血汤[43]等方；气不摄血而出血者，宜益气摄血，常选用归脾汤[41]等方；眼外伤者宜止血祛瘀，常选用生蒲黄汤[38]等方。

止血法仅用于眼病的出血阶段，若出血已止而无再出血的趋势，当逐渐转向活血化瘀治法，以促进瘀血的吸收。单纯固涩止血易致留瘀，故常于止血方中配伍活血化瘀之品，或可选用兼有活血作用的止血药物。

五、活血化瘀法

本法以消散瘀滞、改善血行为主要作用，用于治疗眼部血瘀证，如眼部胀痛刺痛，红肿青紫，肿块结节，组织增生，眼内出血、缺血、血管痉挛或扩张或阻塞，眼底组织机化、萎缩、变性，眼外肌麻痹、外伤、手术后，眼部固定性疼痛及舌有瘀斑等。

应用本法时，还应根据病因病机不同，选用不同的方剂。若为瘀血阻塞血络而致的眼部出血，常用桃红四物汤[95]、失笑散[39]、血府逐瘀汤[54]等方；血瘀热壅者，常用归芍红花散[42]等方；气虚血瘀者，常用补阳还五汤[64]等方；撞击伤目、血灌瞳神者，常用祛瘀汤[90]等方；血分郁热、血灌瞳神者，常选用大黄当归散[10]等方。

本法不宜久用，久用易伤正气。尤其是破血药，祛瘀力量峻猛，气血虚弱者及孕妇忌用。

六、活血利水法

NOTE

本法以活血化瘀、利水渗湿为主要作用，用于治疗眼部血水互结或血瘀水停证，如胞睑瘀肿，白睛出血肿胀，血灌瞳神，眼内渗出、水肿、出血，五风内障及其术后，视衣脱离术后等。

应用本法时，应根据不同病情，选用不同的方剂。若为胞睑瘀肿，白睛出血肿胀，眼底外伤出血、水肿、渗出，常选用桃红四物汤〔95〕合四苓散〔32〕；血灌瞳神中后期，采用养阴增液、活血利水法，常选用生蒲黄汤〔38〕合猪苓散〔113〕加减。若为络瘀暴盲，阳亢血瘀证采用平肝潜阳、活血利水法，常选镇肝息风汤〔128〕加活血利水药；气滞血瘀证采用理气通络、活血利水法，常选用血府逐瘀汤〔54〕加利水渗湿药。消渴内障采用益气养阴、活血利水法，常选用六味地黄丸〔20〕合生脉散〔37〕加活血利水药；青风内障采用疏肝理气、活血利水法，常选用逍遥散〔104〕或柴胡疏肝散〔97〕加活血利水药；五风内障及视衣脱离术后采用益气养阴、活血利水法，常选用补阳还五汤〔64〕加利水药。

七、疏肝理气法

本法以改善或消除肝郁气滞为主要作用，用于治疗与肝郁气滞有关的内外障眼病，如目系、视衣及其血管疾病，瞳神干缺，绿风内障，青风内障，视力疲劳等，尤其是眼底病恢复期及久病不愈者；还可用于眼目胀痛、视物昏朦，或突然失明、视物变形、视物变色。全身症状见精神抑郁，或情绪紧张，或性情急躁，或忧愁善虑，或胸胁胀闷，乳房胀痛，不思饮食，月经不调等。

常用方剂有柴胡疏肝散〔97〕、逍遥散〔104〕等。因久病多兼瘀，久病多虚，故解郁常配伍补益和活血祛瘀药。若肝郁血虚者，常选用逍遥散〔104〕等方；气郁化火者常用丹栀逍遥散〔18〕等方；肝郁阴虚者常用舒肝解郁益阴汤〔120〕等方。

八、补益气血法

本法以补养人体气血为主要作用，用于治疗气血亏虚所致眼病，如肝劳、上睑下垂、圆翳内障、青盲、视衣脱离术后、视瞻昏渺、视瞻有色、青风内障、高风内障等。全身症状可有神倦乏力、少气懒言、动则汗出、面色少华、心慌心悸、爪甲淡白、舌淡脉虚等气血亏虚症状。

常用方剂有芎归补血汤〔52〕、益气聪明汤〔100〕、参苓白术散〔81〕、八珍汤〔6〕等。

九、补益肝肾法

本法以补养肝肾为主要作用，用于治疗肝肾不足所致眼病，如肝劳、圆翳内障、青盲、视衣脱离术后、视瞻昏渺、视瞻有色、青风内障、高风内障等，还可用于目乏神光、视物昏花、眼前黑影、神光自现、冷泪常流、黑睛翳障修复期、眼内干涩、瞳色淡白、瞳神散大或干缺等。全身症状多伴头昏耳鸣、腰膝酸软、梦遗滑精、失眠健忘、舌淡少苔等。

常用方剂有杞菊地黄丸〔59〕、三仁五子丸〔9〕、驻景丸加减方〔82〕、加减驻景丸〔47〕、左归丸〔24〕、左归饮〔25〕、右归丸〔27〕、右归饮〔28〕、二至丸〔2〕、金匮肾气丸〔72〕等。

十、滋阴降火法

本法以滋养阴液、清降虚火为主要作用，用于治疗阴液亏虚、虚火上炎所致眼病，如混睛障、瞳神干缺、络损暴盲、视瞻昏渺等。此类眼病临床表现多起病较缓，症状时轻时重，病程

NOTE

长而易反复发作，或有周期加重的特点。全身症状多见头昏失眠、两颧潮红、盗汗梦遗、五心烦热、烦躁易怒、口苦咽干、舌淡少苔、脉细数等。

常用方剂有滋阴降火汤[124]、知柏地黄丸[71]等。

十一、软坚散结法

本法以祛痰软坚散结为主要作用，用于治疗各种内、外障眼病中痰湿互结、气血瘀滞的证候。如外障之胞睑肿核、白睛结节隆起，内障之神膏混浊、眼底水肿渗出、眼内机化条膜形成等，皆可用本法消散之。

常用方剂有二陈汤[3]、化坚二陈丸[17]、温胆汤[122]、涤痰汤[99]等。

十二、退翳明目法

本法以消障退翳为主要作用，用于治疗黑睛生翳，促进翳障的消散，减少瘢痕形成，是中医眼科独特的内治法。

常用方有拨云退翳丸[68]、石决明散[29]、菊花决明散[108]、滋阴退翳汤[123]、消翳汤[103]等。

退翳之法须有次第。如黑睛病初起，星翳点点，红赤流泪，风热正盛，当以疏风清热为主，配伍少量退翳药；若风热渐减，里热较盛，黑睛翳大而深，症状较重，当以清热泻火以退翳；病至后期，邪气已退，遗留翳障而正气已虚者，则须兼顾扶正，结合全身症状，酌加益气养血或补养肝肾之品。黑睛属肝，故凡清肝、平肝、疏肝药物多有退翳作用，可配伍应用。

第二节 眼科常用外治法

眼科外治法是运用具有祛风、清热、除湿、活血通络、祛瘀散结及退翳明目等各种不同作用的药物和手段，对眼病从外部进行治疗的方法。

眼科传统外治法种类很多，除用药物点滴、熏洗、敷、熨外，也重视钩、割、劆、洗、烙、针法、推拿、刮痧等治疗方法。现代中医眼科不仅继承了传统的外治法，而且积极使用现代临床眼科外治法。

现将常用的外治法介绍如下：

一、点眼药法

本法是将药物直接点入眼部，以达到消红肿、去眵泪、止痛痒、除翳障、散大或缩小瞳孔的目的。适用于胞睑、白睛、两眦、黑睛部位的外障眼病，亦用于瞳神紧小、圆翳内障、绿风内障等内障眼病。点眼药时必须严格掌握药物的适应证、用法、用量。常用剂型有滴眼液、眼药粉与眼药膏 3 种。

1. 滴滴眼液 是将药物直接滴入下穹隆结膜的一种方法，也是外治法中最常用的给药途径。多由清热解毒、祛风活血、明目退翳的复方药物或单味药制成。适用于外障眼病、瞳神紧小、绿风内障、圆翳内障、眼外伤等。

方法：滴药时病人取卧位或坐位，头略后仰，眼向上看，操作者用手指或用棉签牵拉病人下睑，将其滴入结膜囊内（图 6–1），并将上睑稍提起使药水充盈于整个结膜囊内。嘱病人轻闭眼 2 ~ 3 分钟。

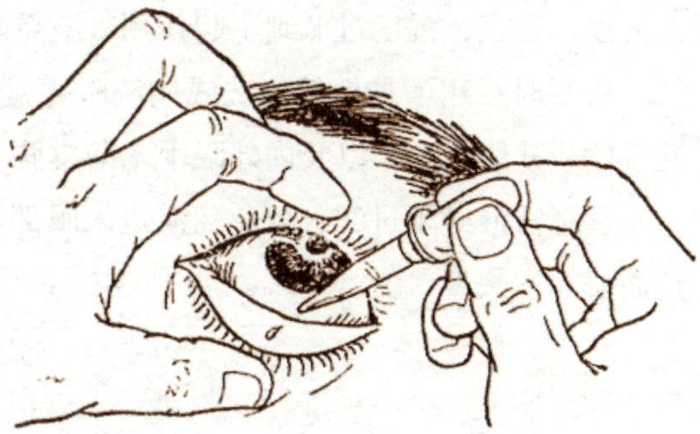

图 6–1　滴滴眼液方法示意图

注意勿将眼药直接滴在角膜上，因角膜感觉敏锐，易引起反射性闭眼而将眼药挤出。滴某些特殊性药物，如用硫酸阿托品滴眼液时，务必用棉球压迫泪囊区 3 ~ 5 分钟，以免药物经泪道流入泪囊和鼻腔被吸收而引起中毒反应。同时用两种以上滴眼液者，滴一种药后须间隔 15 分钟左右再滴另一种眼药。滴药时其滴管勿接触病人眼部及睫毛等，同时药物要定期更换、消毒，以免眼药水污染。

2. 点眼药粉　是将眼药粉直接点于眼部或病灶处的方法，是古代眼科外治法的常用剂型和给药方法。多由祛风解毒、收湿敛疮、活血化瘀、退翳明目等药物组方制成。适用于胞睑红肿、胬肉攀睛、火疳、黑睛翳障、瞳神紧小、圆翳内障等。

方法：以消毒眼用玻璃棒头部沾湿氯化钠注射液，挑蘸适量药粉约半粒到一粒芝麻大小，医生用手指轻轻撑开上、下眼睑，将药物置于内眦处，嘱患者闭目片刻。若用于胬肉翳膜者，亦可将药物置于病变处。

注意一次用药不可太多，否则易引起刺激而带来不适感，甚至发生红肿、刺痛、流泪等反应。同时，注意玻璃棒头部要光滑，点时不能触及黑睛，尤其是黑睛有新翳者更要慎重。

3. 涂眼药膏　本法是将眼药膏直接涂于眼的下穹隆结膜或眼睑局部的方法。膏剂具有保存及作用时间长，性能较稳定，便于携带、保管等优点，还有润滑和保护眼球的作用。宜于夜晚睡前使用，常与眼药水相互配合使用，互为补充，各有所长。其药物组成、适应证与眼药水基本相同。

方法：用玻璃小棒挑适量眼膏涂于眼内下穹隆结膜或眼睑患处。若是管装眼药膏，可直接将眼膏涂于眼部，轻提上睑然后闭合，使眼药膏在结膜囊内分布均匀（图 6–2）。

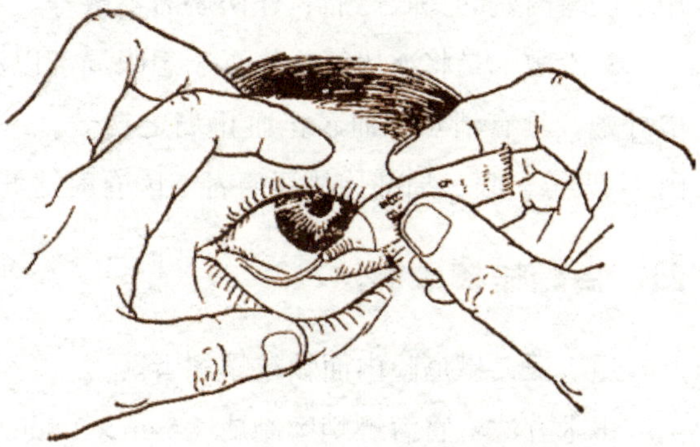

图 6–2　涂眼药膏方法示意图

二、熏洗法

熏法是将中药煎制后乘热气蒸腾上熏眼部以治疗眼病的方法。洗法是将中药煎液滤渣，取清液冲洗患眼的一种比较常用的治疗方法。洗液亦可用氯化钠注射液等。一般多是先熏后洗，故称熏洗法。这种方法具有物理湿热敷及药物治疗的双重作用，能发散外邪，畅行气血，还可通过不同的药物直接作用于眼部，达到疏通经络、退红消肿、收泪止痒等效果。适用于胞睑红肿、羞明涩痛、眵泪较多的外障眼病。

临床上根据不同病情选择适当的药物煎成药液，也可将内服药渣再次煎水作熏洗剂。要注意温度的适宜，温度过低则不起作用，应重新加温。

洗眼时可用消毒棉签清洗或用洗眼壶盛药液进行冲洗。常用于眵多脓稠，胞睑粘连难开，化学物质残留眼表，以及内外眼手术前皮肤及结膜囊清洁等。

注意洗液必须过滤，以免药渣进入眼部而引起不适，甚至刺伤。眼部有新鲜出血或患有恶疮者忌用本法。

三、敷法

敷法是用药物敷、冷敷、热敷治疗眼病的方法。具有消肿止痛、活血散结、清凉止血等效用。临床上根据病情需要，分别采用不同的敷法。

1. 药物敷　是用药物捣烂或中成药外敷患眼以治疗眼病的一种方法。如用鲜地黄、白萝卜、芙蓉花或叶或根皮捣烂外敷，具有止血止痛、消肿散瘀的作用，常用于眼部挫伤后青紫肿胀疼痛者。也可用清热解毒、消痈散结、活血止痛等药物，研细末后加入赋形剂等调成糊状，先涂眼药膏于眼内患部，然后将外敷药置于消毒纱布上敷眼。多用于外眼炎症，尤其是化脓性炎症。

如用干药粉调成糊状敷眼时，注意保持局部湿润为度。药物必须做到清洁无变质，无刺激性，无毒性。同时注意其药物切勿进入眼内，以免损伤眼珠。

2. 热敷　热敷分湿热敷和干热敷两种方法。

湿热敷是用药液或热水浸湿纱布趁热敷眼以治疗眼病的一种方法。亦可用湿毛巾包热水袋外敷。热敷时注意温度适宜。主要用于眼睑疖肿、黑睛生翳、火疳、瞳神紧小、眼外伤 48 小时后的胞睑及白睛瘀血等。

干热敷与熨法类似，以毛巾裹热水袋外敷熨亦可；亦可用生盐、葱白、生姜、艾叶、吴茱萸等温寒散邪之药炒热，布包趁热敷熨患眼或太阳穴、百会穴、涌泉穴等，能散寒湿通气血，用于阴寒内盛的头眼疼痛、外伤瘀滞不散等。

3. 冷敷　是将冰块等冷物置于患眼局部以治疗眼病的一种方法。亦可用冷水浸湿纱布或毛巾外敷。具有清热凉血、止血止痛之功效。一般用于挫伤性眼部出血之早期止血（24 小时以内）、天行赤眼、局部灼热涩痛者。因有凝滞气血之弊，只可暂用，不宜久施。

四、海螵蛸棒摩擦法

适应证：椒疮睑内面颗粒累累者。

手术方法：将海螵蛸磨制成 1.5cm × 3.5cm 左右的棒状，棒端呈鸭嘴形。浸泡于消毒液中，取出待干备用。对术眼表面麻醉并清洁结膜囊后，以左手翻开上睑，充分暴露穹隆部，右手持海螵蛸棒，以轻快手法左右来回多次摩擦睑内面颗粒密集处，以擦破颗粒为度。摩擦后即用氯化钠注射液冲洗，并涂眼膏。根据病情可多次重复进行。

五、滤泡压榨术

适应证：粟疮、椒疮颗粒多者。

手术方法：患眼点表面麻醉剂做表面麻醉，分别翻转上、下眼睑，于上、下结膜穹隆部各注入 2%盐酸利多卡因约 1mL；用针头将较大的滤泡挑破，再用滤泡压榨器夹住有滤泡的结膜，挤出内容物，直到滤泡压平为止；术毕冲洗结膜囊，压迫止血，涂抗生素眼膏。

六、冲洗法

1. 结膜囊冲洗法　本法是用0.9%氯化钠注射液或药液直接冲洗结膜囊，适用于外障眼病分泌物多、结膜囊异物、内眼手术前准备、眼化学伤等。

方法：一般是用盛0.9%氯化钠注射液或药液的洗眼壶等冲洗。冲洗时，如患者取坐位，令其头稍后仰，将受水器紧贴颊部；如患者取卧位，令其头稍偏向患眼侧，将受水器紧贴耳前皮肤，然后轻轻拉开眼睑进行冲洗，并令患者睁眼及转动眼珠，以扩大冲洗范围。眼分泌物较多或结膜囊异物多者应翻转上、下眼睑，暴露睑内面及穹隆部结膜，以彻底冲洗。冲洗完后用消毒纱布擦干眼外部，然后除去受水器。

注意：冲洗时避免直接冲于角膜面，化学性眼外伤需反复冲洗。如为卧位冲洗时，受水器一定要贴紧耳前皮肤，以免水液流入耳内，或预先于耳内塞一个小棉球亦可。如一眼为传染性眼病，冲洗患眼时应注意防止污染和冲洗液溅入健眼。

2. 泪道冲洗法　本法是用具有治疗或清洗泪道作用的药液冲洗泪道，以达到治疗某些眼病及清洗泪道的目的。冲洗液常用中药制剂、0.9% 氯化钠注射液或抗生素滴眼液。泪道冲洗多用来探测泪道是否通畅、清除泪囊中积存的分泌物及作为内眼手术前的常规准备，流泪症及漏睛患者多用此法。广泛应用于流泪、溢泪的患者和怀疑泪道损伤的眼外伤患者。

冲洗泪道时，病人取仰卧位或坐位，用消毒小棉签蘸表面麻醉剂，放在上、下泪点之间，令患者闭眼2～3分钟。患者自持受水器，紧贴洗侧的颊部，操作者右手持吸有冲洗液的注射器，左手拉开下睑，把针头垂直插入下泪点，深1～2mm，然后向内转90°成水平位，沿泪小管缓慢向鼻侧推进，待进针3～5mm时缓慢注入冲洗液。

如泪道通畅者，冲洗液可从泪道流入口咽或鼻内；泪总管阻塞者，下冲上返；泪小管阻塞者，原路反流；泪道狭窄者，冲洗时尽管有反流，但会有少许流入口咽或鼻内；如鼻泪管阻塞，大部分冲洗液下冲上返；若为漏睛症，可冲洗出黏脓性分泌物（图6–3）。

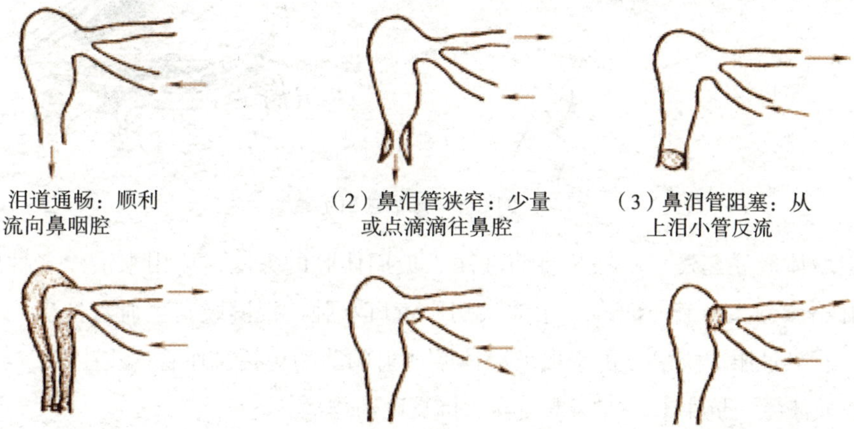

（1）泪道通畅：顺利流向鼻咽腔

（2）鼻泪管狭窄：少量或点滴滴往鼻腔

（3）鼻泪管阻塞：从上泪小管反流

（4）漏睛症：带脓性黏液从上泪小管反流

（5）泪小管阻塞：原路反流

（6）泪小管汇合处阻塞：从上泪小管反流

图6–3　泪道冲洗结果示意图

七、眼部注射法

本法是将药物注射剂注射于眼局部的一种常用方法，既可用于治疗眼部红肿、退变及出血

NOTE

性眼病，亦用于眼科手术的麻醉。在治疗眼病时较滴滴眼液有吸收充分而浓度较高、药物作用时间较长且给药次数较少等优点。在临床应用中，眼球前段病变采用球结膜下注射法，眼球后节及视神经病变采用球后、球旁注射的方法。

1. 球结膜下注射　本法是将药物注入结膜下的方法，适用于白睛、黑睛病变和眼内病变及手术局部麻醉。

方法：注射前冲洗结膜囊，用表面麻醉剂做表面麻醉。注射时患者的头部固定不动，注射者用一手的拇指或食指牵开下睑，另一手持盛有药液的注射器，将药液注射于靠近下穹隆部的结膜下（图 6–4）。注意勿刺伤角膜及巩膜。注射后涂入抗生素眼膏，加眼垫包眼。

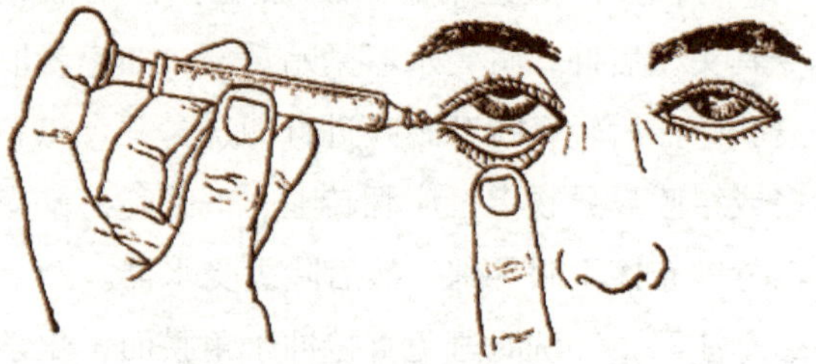

图 6–4　球结膜下注射示意图

2. 球后注射　本法是将药液注入眼球后部的方法，多用来治疗眼底病变，或用于内眼手术的麻醉。

方法：病人仰卧位，常规消毒患眼下睑及近下睑的眶缘皮肤，嘱病人向鼻上方注视，在眶下缘外 1/3 与内 2/3 交界处将装有药液的注射器用球后注射针头垂直刺入皮肤 1 ~ 2cm 深，随后沿眶壁走行向内上方，再进针到 3 ~ 3.5cm 深，回抽针管如无回血可缓缓注入药液（图 6–5）；注射完毕轻轻拔出针头，嘱病人闭眼，压迫针孔，同时轻轻按摩眼球使注入药液迅速扩散。亦可不从皮肤面而从外下方穹隆部进针，注射方法同上。

注射后如出现眼球运动受限、眼球突出，为球后出血现象，应加压包扎止血。

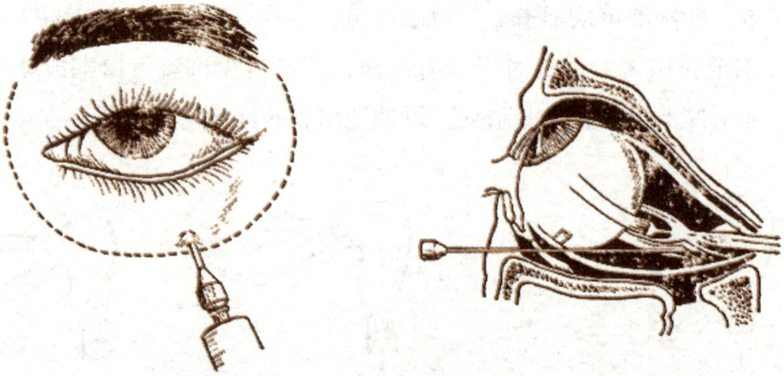

图 6–5　球后注射示意图

3. 玻璃体腔注药法　本法是将药液注入玻璃体腔的方法，可用来治疗多种内眼疾病，如黄斑部脉络膜新生血管（CNV）生成疾病、黄斑水肿、视网膜新生血管性疾病、新生血管性青光眼、感染性眼内炎等。可采取玻璃体腔注射的药物包括抗血管内皮生长因子（VEGF）药物、糖皮质激素、抗生素、抗病毒药物、抗真菌药物等。

方法：病人仰卧位，常规消毒睑缘皮肤，做球结膜表面麻醉；1mL 注射器连接 BD 针头，抽取已备好的药物约 0.1 ~ 0.2mL；开睑器撑开眼睑，有齿镊固定眼球，在角膜缘后 4mm，9 点（右眼）或 2 点（左眼），用上述 BD 针头刺入眼球 4 ~ 6mm 深，针头指向玻璃体腔中央，缓慢注入药液；针头斜面应避免对向视网膜；药液注完后，迅速拔出针头，立即为湿棉签压迫针眼 1 分钟。

NOTE

八、劆洗法

本法是以锋针或表面粗糙之器物轻刺或轻刮患眼病灶处的手术方法。因劆后常应洗去邪毒瘀血，故称劆洗法。本法具有直接对病灶施术而祛瘀泄毒的作用，还可以在劆洗后形成新鲜创面，使局部用药更易吸收而发挥作用等优点。本法适用于胞睑内面有瘀滞或粗糙颗粒的眼病，如椒疮、粟疮等。

方法：用表面麻醉剂麻醉后，翻转胞睑，通常用消毒的针头或海螵蛸棒轻刺或轻刮睑内粗大颗粒或瘀积处，以出血为度，劆毕用氯化钠注射液或抗生素滴眼液点眼，以冲出瘀血。

九、钩割法

本法是以钩针挽起病变组织，用刀或铍针割除的治法。亦可用镊子夹起或穿线牵起，然后用剪刀剪除之。主要用于切除胬肉、息肉及其他眼部赘生物。

十、熨烙法

本法是以药物熨敷及火针熨烙治疗眼病的方法。

熨，即用药物加热，或掌心擦热，或用汤器放置患部熨目，或在患处来回移动以治疗眼病的方法。具有热敷及药物治疗的作用。熨时温度不宜过高，注意保护健康组织及眼珠，尤应防止灼伤黑睛。

烙，即用一种特制的烙器或火针对患部进行熨烙，以达到止血目的的治疗方法。常于钩割后继用火烙以止血，同时预防病变复发，如胬肉攀睛手术时多用此法。

十一、角巩膜割烙术

本法由古代割、烙法改进而成，主要用于治疗蚕食性角膜溃疡等，尤其是用其他疗法不能奏效者。

手术方法：置开睑器，距角膜缘后 2mm 处剪开溃疡方位的球结膜，剪开范围要超过病变范围两端 3 ~ 4mm。去除巩膜上充血增厚组织及角膜表面病变组织，清除必须彻底，尤应注意剔除溃疡边缘及两端部分。分离结膜与球筋膜，用血管钳夹持分离后的球筋膜 5 ~ 6mm 剪除之。残端用烙器灼烙，暴露巩膜区的出血点及血管，加以灼烙，注意灼烙不宜太过，以免导致巩膜组织坏死。最后将结膜创缘后退并固定缝合于巩膜上，暴露巩膜区 6 ~ 8mm。手术毕，结膜囊涂抗生素眼膏，轻压包扎。

十二、金针拨内障法

本法是中医眼科治疗圆翳内障的传统手术方法。又名针内障眼法、开内障眼、开金针法、金针开内障等。早在《外台秘要》即有金篦决治脑流青盲眼的记载;《目经大成·内障》将其操作方法归纳为八个步骤，谓："八法者，一曰审机……二曰点睛……三曰射覆……四曰探骊……五曰扰海……六曰卷帘……七曰圆镜……八曰完璧。"现代医家在其基础上，吸收西医手术的优点，曾创造了中西医结合的"白内障针拨套出术"。

NOTE

第三节 眼科针灸推拿治疗概要

目为宗脉之所聚，脏腑之精气通过经络上滋于目而视物精明。眼科针灸、推拿疗法是根据眼与脏腑经络的关系，辨证选穴，通过针刺、艾灸、推拿刺激穴位，以疏通经络、调和阴阳、扶正祛邪，从而达到治疗眼病和眼部保健的目的。

一、眼科常用穴位

治疗眼病的穴位历代眼科医籍中屡有记载，又经临床不断发掘、补充和筛选，见于各类著述者众多。以下根据临床常用的原则，择其要者予以介绍。

（一）眼周围穴位

1. 睛明 可治迎风流泪、上胞下垂、风牵偏视、风热眼病、火疳、目眦痒痛、黑睛翳障、圆翳内障、近视、眉棱骨痛及多种瞳神疾患。

2. 攒竹 主治大致同睛明。

3. 丝竹空 可治针眼、胞轮振跳、风热赤眼、上胞下垂、风牵偏视、聚星障、火疳、瞳神紧小等。

4. 瞳子髎 可治针眼、风牵偏视、青风内障、绿风内障、目痒、瞳神紧小等。

5. 阳白 可治胞轮振跳、上胞下垂、黑睛翳障、风牵偏视、青风内障、绿风内障等。

6. 四白 可治目赤痒痛、近视、风牵偏视、聚星障、青风内障、绿风内障、视物无力等。

7. 承泣 可治针眼、流泪症、胞轮振跳、风牵偏视、近视及各类内障眼病。

8. 眉冲 可治头目疼痛、绿风内障等。

9. 角孙 可治针眼、目赤肿痛、黑睛翳障等。

10. 头临泣 可治流泪、黑睛翳障、目赤肿痛、圆翳内障、视瞻昏渺等。

11. 目窗 可治风热赤眼、睑弦赤烂、黑睛翳障、青盲等。

（二）经外奇穴

1. 四神聪 可治头目疼痛、上胞下垂、眩晕等。

2. 印堂 可治胞睑肿痛及生疮、白睛红赤、黑睛星翳等。

3. 上明 位于眉弓中点，可治目眶疼痛、目赤生翳、风牵偏视等。

4. 太阳 可治各种内外障眼病及不明原因的眼痛、视力下降等。

5. 球后 主治大致同承泣，两穴可交替使用。

6. 翳明 可治黑睛翳障、圆翳内障、夜盲、青盲等。

7. 耳尖 可治风热赤眼、天行赤眼、天行赤眼暴翳等。

8. 四缝 可治疳积上目等。

9. 鱼腰 可治针眼、上胞下垂、目眶痛、胞睑掣动等。

（三）躯干四肢穴位

作为远端穴位，常与眼周围穴位配用。常用的有尺泽、太渊、合谷、曲池、臂臑、巨髎、头维、足三里、神门、后溪、天柱、心俞、肝俞、脾俞、肾俞、外关、风池、行间、大椎、关元、太冲等。

二、眼科针灸方法

（一）眼科针刺疗法（含电针疗法）

眼科针刺方法与其他各科基本相同。电针疗法是指在刺入人体穴位的毫针上，用电针机通以微量低频脉冲电流的一种治疗方法。由于眼组织和眼科疾病的特殊性，眼科针刺须特别注意以下几点：

1. 进针准确、轻巧，在眼周穴操作最好双手进针，并慎用快速进针法。

2. 眶内穴进针时如遇阻力则停止进针，一般不施捻转、提插等手法，必要时可施小幅度雀啄手法。

3. 眼周穴特别注意出针时按压针孔以防出血；出现眼睑皮下出血或球周出血时立即冷敷并加压，24 小时后可热敷。

（二）眼科灸法

传统灸法主要指艾灸，是我国中医药学的宝贵遗产之一。灸法通过对经络的温热刺激，起到温经通络、调和气血、扶正祛邪、防病治病的作用。

适应证：近视、弱视、白涩症、目倦、眉棱骨痛、风牵偏视、高风内障等。

禁忌证：眼部炎症（如：风热赤眼、天行赤眼、凝指翳、瞳神紧小、目系暴盲等）、皮肤破损、绿风内障、眼科血症等禁用灸法。

（三）头针疗法

常用部位为视区，在枕骨外粗隆水平线上，枕骨外粗隆旁开 1cm，向上引平行于前后正中线之 4cm 长直线即是此区。头针疗法多用于皮质性视力障碍。

方法：用 2.5～3 寸的 26～28 号针，取坐位、平卧位或侧卧位均可。选好刺激区，常规消毒。沿头皮捻转进针，斜刺入头皮下，注意勿刺在皮内或骨膜，达到该深度后加快捻转，捻转频率为每分钟 240 次左右，不能提插。达到麻胀感后留针 5～6 分钟，再行针 2 次、留针 2 次即可起针。起针后应以棉球稍加揉压针眼，以防出血。

（四）耳针疗法

耳针疗法是用毫针或环针在耳穴或耳部压痛点进行针刺以治疗疾病的方法。常用耳穴有耳尖、肝、心、肾上腺、目$_1$、目$_2$、眼穴。可治疗针眼、风热赤眼、天行赤眼、迎风流泪、瞳神紧小、绿风内障、青风内障、视瞻昏渺、高风内障、近视等。

注意耳郭有炎症或皮损时禁用；有习惯性流产的孕妇慎用；年老体弱的高血压、心脏病患者针刺前后应适当休息，进针时手法要轻巧，留针时间不可太长。

（五）三棱针法

本法是用三棱针刺破皮肤使其出血的治疗方法。又可分为开导法与挑刺法两种。

1. 开导法 是用三棱针刺穴位部位皮肤放出少量血液的方法，故又可称放血法。此法有通经活络、泄热消肿的作用。适用于实证、热证，如治疗眼部红肿热痛或黑睛新翳者，常在耳尖、指尖等部位放血。

2. 挑刺法 是用三棱针将一定部位反应点、皮肤红点或穴位部位的皮肤挑破，挤出黏液或血水即可。如治疗针眼，有找出背脊部皮肤的红点而挑破之的挑刺疗法。

NOTE

（六）铍针法

铍针尖如剑锋，两面有刃，既可刺又可切割。适用于切除胬肉及眼部其他赘生物，可以用于穿刺或切开痰核与眼部疮疡，还能拨除嵌在白睛或黑睛上的异物。

（七）穴位注射疗法

本法是用药液进行穴位注射以治疗多种眼病的方法，用于治疗高风内障、青盲等眼病，常用穴位如肝俞、肾俞、足三里等。

方法：常规消毒穴位皮肤，医者手持盛有药液的注射器，用6号注射针头从穴位皮肤斜刺而入，于皮下注入约0.5mL的药液，使局部皮肤稍有隆起即可。一般可隔日注射1次，或视病情而定。

三、眼科推拿疗法

眼科推拿疗法是以推拿手法作用于眼周相关穴位或机体部位以治疗眼病、缓解眼部不适或保健眼睛的治疗方法，亦称按摩疗法。推拿、按摩可使眼部经络通畅、营卫调和、气血流畅，达到化瘀行气、止痛消胀、扶正散邪等目的。常用于治疗眼部气滞血瘀所导致的各种病症，并适宜缓解眼部疲劳，亦可用于明目保健。常用的手法有一指禅推法、点法、抹法、揉法、拿法等。一指禅推法、点法的作用部位固定、准确、深透，得气也快。抹法和揉法施术于眼周组织是缓解眼周肌肉疲劳、放松眼睛的最合适手法。

推拿常用穴位、部位有：①眼区穴位，如攒竹、太阳、四白、阳白、瞳子髎等；②其他具有治疗眼病作用的穴位，如风池、合谷、内关、外关、手三里、足三里、光明、三阴交、肝俞、肾俞等；③相关部位，如眶周、颈项部、额部、背部等。手法有点、按、拨、揉、捏、提、推等，应根据施术部位及不同眼病选择。

推拿疗法亦可与药物作用相结合。如《审视瑶函》记载有“摩顶膏”，即是以药物熬制成膏涂于头顶再加以按摩的方法。《秘传眼科龙木论》也记载有点眼药后按摩鱼尾穴的方法。

四、刮痧疗法

眼科刮痧疗法是将刮痧法用于治疗眼病的方法。刮痧具有散风清热、祛邪活血等作用，常用于治疗风邪袭表诸证。眼科刮痧疗法亦适用于各类风邪侵袭的眼科病症，如针眼、风赤疮痍、眼丹、风热赤眼等。

刮痧部位为背部脊柱两侧、额头，上肢内侧的肘内腕内、下肢的腘窝部等。操作时在刮痧部位涂润滑剂，以边缘光滑的汤匙、硬币、牛角板等反复刮之，至局部皮肤出现紫红或紫色斑点为止。实热较重时可继以三棱针点刺紫瘀部位挤出紫黑色血液，涂以抗生素眼膏。一般只行一次刮痧，不宜重复使用。

局部皮肤有湿疹、溃疡等皮肤疾患时不宜使用刮痧疗法。

第四节　眼科激光治疗

NOTE

从第一台红宝石激光器应用于眼科治疗视网膜病变以来，随着激光技术的迅速发展和新型激光器的不断问世，激光在眼科的应用也越来越广泛和普及。

一、YAG 激光在眼科临床的应用

YAG 激光中的高能短脉冲波 Nd：YAG 激光，即 Q 开关激光和锁模激光，是电离效应激光。高能脉冲激光照射组织后，使组织发生电离产生等离子体，等离子体可产生微小的爆炸效应，形成一定程度的冲击波。这些机械力量可使组织裂解而达到切割组织的目的，临床常用于治疗各类膜性白内障、虹膜切除。

（一）激光虹膜周边切除术

激光虹膜周边切除术（laser peripheral iridectomy，LPI）与传统虹膜周边切除术相比，操作简便安全，对眼组织损伤轻，术后恢复快，有较大的优越性。

1. 适应证　①急性闭角型青光眼的临床前期、先兆期、间歇期；②早期的慢性闭角型青光眼；③继发性闭角型青光眼；④手术后虹膜周边切除不全、残留色素上皮者等。

2. 并发症　①虹膜炎；②出血；③暂时性眼压升高。

（二）激光晶状体后囊膜切开术

白内障囊外摘除或联合人工晶体植入白内障超声乳化术后，瞳孔区晶状体后囊膜混浊，影响视力，可行 YAG 激光切开后囊膜，使视力恢复。

1. 适应证　白内障摘除术后晶状体后囊膜混浊且影响视力者。

2. 并发症　①暂时性眼压升高；②人工晶体受损；③玻璃体前膜破裂；④出血；⑤虹膜炎。

二、氩激光在眼科临床的应用

氩离子激光是气体离子激光，有蓝、绿两个波长。蓝光穿透组织能力弱，主要作用在视网膜内层，且易被叶黄素（主要在黄斑区）吸收。为避免造成黄斑损害，不主张使用蓝光进行视网膜光凝。绿光穿透力比蓝光强，主要作用在视网膜色素上皮层，对视锥细胞的安全性较好。

（一）全视网膜光凝术

通过全视网膜光凝术（panretinal photocoagulation，PRP）破坏视网膜外层，降低了视网膜外层的新陈代谢和耗氧量，同时光凝也使视网膜变薄，从而改善了视网膜内层的新陈代谢和氧供给，降低了因缺氧而诱发新生血管的可能。PRP 还可减少新生血管生长因子，从而预防和治疗新生血管性青光眼。

标准全视网膜光凝术（S–PRP）的范围是视盘上、下和鼻侧距视盘 1 ~ 2PD 向赤道部区域内光凝，颞侧在上下血管弓和黄斑颞侧 2PD 处向赤道部区域内光凝。全视网膜光凝术分 3 ~ 4 次完成，以减少脉络膜渗出性反应及黄斑水肿。

1. 适应证　增殖前期、增殖期糖尿病视网膜病变及缺血型视网膜中央静脉阻塞等。

2. 并发症　可出现视网膜出血、视野缺损等。

（二）氩激光小梁成形术

氩激光小梁成形术（argon laser trabeculoplasty，ALT）是治疗开角型青光眼的重要手段之一，但其降压效果随时间推移有下降的趋势。ALT 使眼压下降主要是改善了房水的流出易度，其可能的作用机制有两种：一是激光烧灼后，局部组织皱缩，扩大和再开放了小梁网间的间

NOTE

隙；二是对小梁网细胞有激活作用。

1. 适应证 ①开角型青光眼，眼压经药物治疗不能控制，或患者不能耐受手术或不同意手术治疗者；②低眼压性（正常眼压性）青光眼经药物治疗视功能仍有进行性损害者；③开角型青光眼，抗青光眼滤过手术失败者。

2. 并发症 可出现眼压升高、虹膜周边前粘连、虹膜炎等。

三、准分子激光在眼科临床的应用

准分子激光（excimer laser）中应用于眼科临床的主要为氟化氩（ArF）激光，其输出波长193nm的远紫外光。它具有精确去除角膜组织的能力，能使角膜切削表面非常光滑。应用准分子激光按照预先设置的程序，可切削小量角膜组织以改变角膜曲率，减弱或增强屈光力，从而矫正近视、远视或散光。

（一）准分子激光屈光性角膜切削术

准分子激光屈光性角膜切削术（photorefractive keratectomy，PRK）是以机械、化学或激光法去除角膜上皮，对角膜前弹力层和浅基质层进行准分子激光屈光性切削。准分子激光也可用于治疗角膜疾病，称为准分子激光治疗性角膜切削术（phototherapeutic keratectomy，PTK）。

（二）准分子激光原位角膜磨镶术

准分子激光原位角膜磨镶术（laser–insitukeratomileusis，LASIK）以微型角膜刀或飞秒激光制作角膜瓣（含角膜上皮、前弹力层和浅基质层），翻转角膜瓣后采用准分子激光对角膜基质进行屈光性切削，然后将角膜瓣复位。这一技术是自动板层角膜成型术（ALK）和PRK的结合。它的优点是：激光在角膜基质内切削，保留了上皮细胞层、前弹力层，术后视力恢复更快，疼痛和雾状混浊减轻，精确度更高。可应用于高度近视患者。

1. 适应证 ①年龄18～50周岁；②近视 –1.0D～–14.0D；远视 +1.0D～+6.0D；③散光范围 ±5.0D以下；④屈光度数在2年内无明显变化；⑤戴镜矫正视力0.5以上；⑥中心角膜厚度在500μm以上。

2. 禁忌证 绝对禁忌证包括：已确诊的圆锥角膜；眼部活动性炎症；严重干眼症；中央角膜厚度小于450um或预计角膜瓣下剩余基质床厚度小于250um；未受控制的糖尿病、全身结缔组织病及严重自身免疫性疾病等。相对禁忌证包括：年龄不满18周岁；明显角膜不规则散光；单纯疱疹性或带状疱疹性角膜炎病史等。

3. 并发症 ①薄角膜瓣、不完全瓣、游离瓣、瓣偏离中心、角膜瓣对位不良或切穿角膜；②角膜层间碎屑、血液残留、角膜上皮植入、角膜中心色素沉着和角膜周边变性或瘢痕；③屈光度欠矫或过矫、散光和眩目；④最佳矫正视力下降；⑤角膜感染；⑥高眼压症。

四、经瞳孔温热疗法在眼科临床的应用

经瞳孔温热疗法（transpupillary thermotherapy，TTT）是运用半导体波长为810nm的激光，采用大光斑、长曝光、低照射的作用方式，经瞳孔将热能输送到脉络膜和色素上皮达到治疗眼部疾病的目的。

1. 适应证 ①脉络膜黑色素瘤；②视网膜母细胞瘤；③脉络膜及视网膜血管瘤；④脉络膜新生血管性疾病，如年龄相关性黄斑变性、中心性渗出性脉络膜视网膜病变。

2. 并发症　可出现视网膜出血、视网膜血管闭塞等。

五、光动力疗法在眼科临床的应用

光动力疗法（photodynamic therapy，PDT）是激光诱导的光化学反应。通过静脉注射，使光敏剂到达眼内靶组织。以光敏剂吸收的特定波长的光激活靶组织中的光敏剂，在氧的参与下产生光化学效应，破坏病变组织，从而达到治疗目的。维替泊芬（商品名维速达尔）是目前唯一批准用于眼科的光敏剂。

1. 适应证　脉络膜新生血管性疾病，如年龄相关性黄斑变性、中心性渗出性脉络膜视网膜病变、病理性近视合并脉络膜新生血管膜、特发性息肉状脉络膜血管病变（PCV）等。近年来也用于中心性浆液性脉络膜视网膜病变的治疗。

2. 并发症　有可能发生急性视力下降，视网膜色素上皮的撕裂、萎缩，脉络膜缺血等。

六、577nm 激光在眼科临床的应用

577nm 激光是新近研发的一种纯黄光波段激光，因 577nm 波长的激光在氧合血红蛋白中呈现最高吸收峰，且叶黄素对其几乎不吸收，故该激光主要的优势在于：①在对黄斑部光凝治疗中可最大限度地避免对视锥细胞造成损伤；②氧合血红蛋白在 577nm 激光中有最大吸收峰值，这使得该激光在光凝渗漏的微血管及血管性眼病时更有效率；③该激光在眼内组织中穿透性较高且散射少，特别适用于白内障或玻璃体混浊又须做视网膜光凝治疗的患者；④因黄激光穿透力较绿激光强，靶向性更好，故使用时其能量水平较绿激光低，可减少光毒性作用等对视网膜的间接损伤。

1. 适应证　增殖前期糖尿病视网膜病变及缺血型视网膜中央静脉阻塞等眼底血管性疾病，尤其是眼底血管性疾病需行黄斑部光凝，或伴有白内障或玻璃体混浊者。

2. 并发症　视网膜出血等。

七、飞秒激光在眼科临床的应用

飞秒激光（femtosecond laser，FS）是一种以超短脉冲形式运转的近红外激光。FS 有非常高的瞬间功率，并具有精确的靶向聚焦定位特点，因而可以在生物组织内完成精确的切割。目前在眼科主要应用于角膜屈光手术和角膜移植手术。FS 在角膜屈光手术中的应用主要有两种形式：一是用飞秒激光制作掀开式角膜瓣，再用准分子激光进行角膜切削，即“半飞秒”激光手术；二是采用飞秒激光角膜基质内微透镜切除方法进行屈光矫正，无须使用准分子激光，即“全飞秒”激光角膜屈光手术。

【复习思考题】

1. 试述眼科常用内治法。
2. 试述眼科常用外治法。
3. 试述眼科疾病的针灸推拿治疗方法。
4. 试述眼科各类激光治疗方法及其应用。

第七章 眼病的调护与预防

眼病的调护与预防是中医眼科治疗学和保健学的重要组成部分，历代虽无专篇专著，但在眼科专著和一些其他医籍中，均有散在记载。如《太平圣惠方》《秘传眼科龙木论》均记载了煎药、服药及饮食注意等与眼病调护相关的知识；《素问·四气调神大论》提出了“圣人不治已病治未病”的预防思想。随着时代的发展，眼病调护与预防的内容也不断丰富并日趋完善。

第一节 眼病的调护

调护是眼科临床工作的一个重要组成部分，在眼部保健及眼病康复过程中发挥着重要作用，调护质量的好坏直接影响眼病的转机和预后。

一、医护合作，辨病施护

医护既要分工，更要密切合作。正确的调护可以缩短眼病病程，提高疗效。临证时，应针对不同眼病辨病施护。如传染性眼病，嘱患者及时清理眼部分泌物，患者用过的毛巾、手帕、枕巾等要煮沸消毒。医生检查患者后要及时消毒，避免交叉感染。如一眼先患病，不可交叉擦眼；卧位宜取患侧，以免眵泪流入对侧，引起健眼发病。同时禁止封盖患眼，以免加重病情。眼局部用药时，要严格查对患者的信息，在核对准确后，将用药方法、用药次数、用药后的反应等向患者说明。滴眼时，药瓶不要碰触睫毛。眼部操作动作要轻巧，特别是真睛破损的患者，更须遵循《秘传眼科龙木论·黑翳如珠外障》中“不用强看将手擘，恐因手重出青涎（注：青涎，意为眼内容物）”的告诫。护理时除应注意伤眼情况外，还应注意健眼情况，避免误诊或漏诊交感性眼炎。局部外敷药物时，勿将药末掉入眼内，不要直接将药敷于眼上。

二、根据病情，合理休养

休养包括目力、体力、房事等方面。凡眼病患者，应少用目力，减少阅读、抄写、雕镂等增加目力负担的工作，避免因用目力过度而加重眼病。如为黑睛疾病，外出时应戴有色眼镜，避免强光刺激；室内窗户可置帘幔，灯光适当遮挡，以免光线刺激患眼。眼内出血和视衣脱落等患者，须限制活动或卧床休息，并遵医嘱采取适当的体位，以免增加眼内出血或视衣脱落范围加大。居住环境要安静舒适，以有利于病情的痊愈。对于肾虚引起的内障眼病，则须节制或暂忌房事。如《秘传眼科龙木论·肝风目暗内障》说：“此眼初患之时，眼朦昏暗，并无赤痛，内无翳膜，此是肾脏虚劳……如此患者，切忌房室。”

三、调畅情志，保养脏腑

情志内伤导致气机紊乱，气血运行异常，脏腑精气不能上养于目而诱发眼病。情志异常不仅可直接引起眼病，还可使病情加剧甚至反复。如暴怒伤肝，肝气（火）上攻，可致眼部红赤肿痛，黑睛生翳，甚至暴盲；悲思太过，肺气耗伤，脾失健运，精血化源不足，目失所养。因此，调和情志，加强精神调养，则脏腑安和，气血调畅，有助于眼病的康复和预防。如《审视瑶函》说："盖心清则火熄，寡欲则水生，惜视则目不劳，缄光则膏常润，脏腑之疾不起，眼目之患即不生。"对于难以速愈或预后较差的患者，要注意了解病人的思想情况，使其保持平和心态，正确对待疾病，从而树立治疗信心，积极配合医生治疗。医护人员对患者应温和体贴，同时要言谈谨慎，避免增加病人的思想负担而影响治疗。

四、饮食宜忌，视证酌定

中医学非常重视饮食调养，强调在治疗疾病时，除药物、手术等外，正确的饮食宜忌有助于眼病的康复。饮食调养的一般原则，要饮食适量、冷热相宜及洁净卫生，食物多样又富于营养、易于消化。凡属实热性眼病，不宜食五辛、煎炒炙煿及腥发之物，以免助热生火，或蕴成脾胃湿热，加重病情。虚寒性眼病当戒食寒凉凝滞之物，以免损伤脾胃，妨碍康复。年老体胖患者，以清淡饮食为宜，少食肥甘厚味，如过食则有助湿生痰变生他证之弊。年幼体虚患者则以综合饮食为妥，多食动物肝、瘦肉、蛋类、青菜等，不可偏嗜或偏食。吸烟对身体有害，应少吸或不吸；至于饮酒，对于眼病患者亦以不饮为宜。只有掌握正确的饮食宜忌，才有助于眼病的恢复。

五、煎服药物，注意方法

合理的煎煮服药方法，能够确保药物发挥最佳治疗作用。急性眼病应以汤剂为主，发挥汤剂吸收快、作用速、加减灵活的优点；慢性或恢复期眼病，可服用膏、丹、丸、散，方便病人长期治疗，以图缓功。大凡辛散轻扬类药物，以武火急煎为宜；味厚滋补类药物，以文火久煎为妥；介壳类、矿石类药物，可另包打碎先煎；芳香挥发性药物，宜后下；粉剂易溶，可溶化冲服；贵重而难煎药，可采用磨调，亦可研末兑服。至于服药时间，以进食后半小时至1小时服药为宜。内障眼病肝肾两虚型患者，则宜于睡前或空腹服药，有利充分吸收。至于热服还是冷服，可根据病情而定，对于热甚的患者，可用冷服的方法，但其他眼病一般以温服居多。

六、手术前后，护理得法

1. 术前调护　术前按时滴用抗生素眼药水，手术当日冲洗泪道与结膜囊。点药前应修剪指甲、洗手，明确眼别。眼药水应滴在下结膜囊，避免直接滴到角膜。滴药后压迫泪囊2～3分钟，避免药液经鼻泪管进入口中引起不良反应。术前训练病人按要求转动眼球，有利于手术操作或术后观察。指导病人如何控制咳嗽和打喷嚏，避免术中及术后突然震动而引起出血或切口裂开。术前食用营养丰富且易消化的食物，保持大便通畅。局麻病人术前不要过饱，以免术中呕吐，全麻病人术前12小时应禁食禁水。协助病人做好个人卫生清洁，换好干净的衣裤，进入手术室时应取下隐形眼镜和所戴饰品。

NOTE

2. 术后调护 术后嘱病人安静卧床休息，头部放松，全麻病人按全麻手术后护理常规，监测生命体征并记录。根据病情术眼加盖眼罩或敷料、眼垫，防止碰撞，每日更换敷料，观察敷料有无松脱移位及渗血，以及绷带的松紧情况。叮嘱病人术后摇头、挤眼动作不宜过大。术后所用眼药水应为新开药物，避免医源性感染。病人如有疼痛、呕吐等，应及时与医生沟通并及时处理。门诊病人嘱咐按医嘱用药、换药及复查，做好相关自我保健知识宣教。

第二节 眼病的预防

预防即防患于未然，预防眼病即是保护视力。中医学早已认识到疾病预防的重要性。《素问·四气调神大论》指出“圣人不治已病治未病，不治已乱治未乱”,《难经·七十七难》亦说“上工治未病，中工治已病”，均提出了“治未病”的预防学思想。眼病的预防主要体现在未病先防、既病防变、愈后防复三个方面。

一、未病先防

眼病的预防应从调养真气、戒除不良嗜好、提高正气和防止病邪侵害等方面着手。

1. 顺应四时，防御外邪 人与天地相参，与日月相应，自然界四时寒暑变化与人体健康密切相关。眼居高位，直接暴露于外，更易受外邪的侵袭。若四时不正之气上犯，可导致多种眼病。如风性轻扬，最易伤头目，致睛珠偏斜、眼睑眨动；火热炎上，上攻犯眼，致胞睑红赤肿痛、黑睛生翳、瞳神干缺，甚至暴盲等。因此，顺应四时，适其寒温，避其时邪是预防疾病的重要内容。疫疠之气流行季节，易患天行赤眼，最有效的预防措施是隔离病人，避免接触。对于机关、学校、幼儿园等集体单位，可采用鱼腥草眼药水滴眼，薄荷、板蓝根、桑叶、银花等煎水内服，做到及早预防，以免广泛流行。

2. 讲究卫生，保护视力 加强卫生宣传教育，注意个人卫生是预防疾病的有效措施。个人要养成良好的卫生习惯，如勤剪指甲，勤洗手，不用脏手、脏毛巾擦眼。与传染性眼病患者接触后，应用肥皂水将手洗净。传染性眼病流行季节或正值流行时节，公共浴室、游泳场所要严加管理。严格消毒各种眼科检查器械、药品、敷料。注意用眼卫生、保护视力是眼科保健的主要方面。从小养成良好的用眼习惯，阅读书写时姿势要端正，以距离阅读书写物 30cm 左右为宜；连续读书写字较长时间后，要休息片刻，闭目或两眼远眺；光线照明度应适宜，不要在昏暗的弱光下读书写字，更不能在直接日光下或眩耀刺眼的电灯下读书写字；避免躺卧阅读，或于坐车乘船之际、行走之中阅读或操作精细手工等。坚持每日按摩眼周穴位，有助于疏通经络气血，消除视力疲劳，改善视力。如发现有视力下降、视力疲劳症状，应及时去医院诊治。

3. 饮食有节，起居有常 饮食有节，起居有常，能增强体质、预防眼病的发生。饮食是人体气血精微的本源，因此日常生活不可暴饮暴食或忌偏嗜或过度，以防脾胃受损，气血运化失健，目失濡养而致眼病发生。如疳积上目、肝虚雀目、能近怯远等眼病，皆与饮食失衡相关。应遵循“四时五脏，病随五味所宜”的原则，特别是罹患眼病以后，应严格饮食宜忌，不可乱开忌口，并根据季节、个人体质等合理选择食物。过度吸烟能损害人体视功能，久服热酒则可引起机体阳气偏亢、气血壅滞、湿热痰浊内生而为眼病，因此，应注意避、戒烟酒。起居有常就是生活、工作要有规律，要顺应自然而合乎社会。做到劳逸结合、生活丰富多样，避免起居失常、过度用眼、伤害目力而引发眼病。

4. 加强锻炼，增强体质　“正气存内，邪不可干”，坚持锻炼，增强体质，培育正气，能有效抵御外邪入侵，减少或防止眼部疾病的发生。如“五禽戏”、太极拳、八段锦、易筋经等传统运动健身方法，对预防眼病的发生有重要作用。《诸病源候论·目病诸侯》养生导引法载有“伸左胫，屈右膝内压之，五息止，引肺去风虚，令人目明”，说明导引养生对眼具有良好的保健作用。同时，应选择适合自身情况的锻炼项目与方式，以避免不当的活动引起眼部损伤。如高度近视不宜做剧烈活动，以免诱发视衣脱落等。

5. 注意安全，防止外伤　外伤是眼病重要的致病因素，易造成严重的视力损害。因此，加强安全意识，防止外伤，是预防眼外伤的关键所在。要做好预防眼外伤的日常宣传教育工作，使广大群众了解眼外伤的基本预防知识。基层单位的医务人员要掌握眼外伤的初步诊断和处理技能。厂矿和农村要根据不同工种，建立和健全各种规章制度，增加防护措施，减少眼外伤的发生。农民在播种收割等繁忙季节，应注意避免异物伤目等农业性眼外伤。应对儿童进行安全教育，禁止儿童玩耍有棱角、尖刺之类玩具及雷管等危险品，并告诫儿童勿用弹弓、爆竹伤人。一旦发生眼外伤，须及时到医院诊治。

6. 防止遗传性眼病及预防全身疾患导致的眼病　遗传性眼病不仅造成视功能严重损害，还常伴有全身其他系统的异常。如高度近视、色盲、家族遗传性角膜营养不良、糖脂代谢性白内障、先天性遗传性青光眼、视网膜色素变性、遗传性视神经萎缩等眼病，遗传因素起着关键性作用。许多全身性遗传性疾病，如染色体畸变、遗传代谢病等，亦常伴有眼部改变。因此，从预防学、优生学的角度来说，必须提倡优生优育，避免近亲结婚，最大限度地控制遗传性眼病的发生。对可能导致眼病发生的全身性疾病，如结核、梅毒、风湿性关节炎、动脉硬化、高血压、肾炎、妊娠中毒症、心脑血管疾病等，必须及时治疗，以降低引发眼病的风险。

二、既病防变

既病防变是指眼病已经发生后，应及早治疗，防止眼病的发展与传变而变生他症。如绿风内障一旦发生，则应及时处治；若失治误治，将导致目系严重受损而变生青盲，造成视力难以恢复。椒疮经久不治，可并发血翳包睛、睥肉粘轮、睛珠干燥混浊等症而严重障碍视物。因此，既病防变是中医学“治未病”思想的重要内容。对萌芽时期的眼病，采取积极措施阻止或延缓疾病的进一步发展，对保护好视力至关重要。

三、愈后防复

愈后防复是眼病治疗的组成部分，特别是对病毒性角膜炎、葡萄膜炎等有复发倾向的眼病，若愈后调摄失当，极易导致病情复发，因此愈后防复具有重要的临床意义。愈后防复要做到起居有常，饮食适宜，劳逸适度。还应顺应四季气候变化，做到“虚邪贼风，避之有时”；对体质虚弱者，应加强锻炼，增加营养，提高机体的抗病能力。同时，愈后要定期复查，随时了解眼病愈后的情况，以便及时发现问题，早期诊治。对由于久服药物，脾胃受损，运化功能减退的患者，应加强调理脾胃，以资气血化生之源，在防止眼病复发的同时，有助于进一步提高疗效。

NOTE

附：眼保健操

眼保健操通过按摩眼睛周围经络穴位，以消除疲劳，保护视力。现将2009年原卫生部下发的最新眼保健操操作方法简介如下：

第一节　按揉太阳穴　食指轻按太阳穴，其余四指微握拳，力道适中揉一圈，醒脑醒眼好处多。随音乐口令有节奏地按揉穴位，每拍一圈，做四个八拍。

第二节　按揉上眼眶　拇指轻按太阳穴，食指微曲刮眉下，攒竹、鱼腰和丝竹，多刮两下眼轻松。随音乐口令有节奏地按揉穴位，每四拍一次，做四个八拍。

第三节　按揉下眼眶　拇指轻按太阳穴，食指微曲刮眼下，由内向外慢慢走，预防眼病很有效。随音乐口令有节奏地按揉穴位，每四拍一次，做四个八拍。

第四节　按揉风池穴　食指中指哥俩好，并齐放在颈凹处，清头明目活经络，找准位置很重要。随音乐口令有节奏地按揉穴位，每拍一圈，做四个八拍。

第五节　揉捏耳郭　拇指食指轻捏耳，从上到下四节拍，耳郭边缘穴位多，常揉常捏好身体。随音乐口令有节奏地捏揉穴位，每四拍一圈，做四个八拍。

【复习思考题】

1. 眼病调护有哪些？包括哪些内容？
2. 眼病饮食护理宜忌有何意义？
3. 眼病的预防包括哪些基本内容？
4. 怎样预防近视？

下篇　各　论

第八章　胞睑疾病

胞睑，又名眼胞、睥，相当于西医学之眼睑，分上胞和下胞两部分，上胞又称上睑。胞睑覆盖于眼珠前部，司眼之开合，具有保护眼珠、濡润白睛、黑睛及清除眼珠表面灰尘和毒邪等功能。胞睑的边缘称睑弦，睑弦有排列整齐的睫毛，可以遮挡灰尘和减弱强光对眼珠的刺激。

五轮中胞睑属肉轮，内应于脾，脾与胃相表里，故胞睑疾病多责之于脾和胃。胞睑疾病属于外障眼病范畴，由于胞睑位于眼珠前部，外易受六淫之邪侵袭，内可因脾胃功能失调而发生胞睑病证，内外合邪则更易发病。胞睑疾病多发病较急，且证候外显易见；此外，胞睑还易受物理及化学性物质的损伤。胞睑疾病若能早期治疗，一般预后较好，但亦有危重之证。胞睑疾病属临床常见病、多发病。

胞睑疾病的主要临床表现为：胞睑红热肿痛，生疮溃脓；睑弦红赤、烂、痒，倒睫；睑内面血脉红赤模糊，条缕不清，颗粒丛生，或肿核如豆等症。

若风热毒邪直袭胞睑者，治宜祛风清热解毒；属脾胃火热上攻胞睑，治当清脾泻火解毒；属脾胃湿热上犯胞睑，治当清热燥湿或利湿；属风湿热邪合而为病者，治宜疏风清热除湿；属脾胃虚弱者，治宜补中益气。临证时多配合外治，必要时还可采用手术治疗及中西医结合治疗。

某些胞睑疾病具有传染性，如椒疮等，故应注重预防。

第一节　针　眼

针眼是指胞睑边缘生疖，形如麦粒，红肿痒痛，易成脓溃破的眼病。又名土疳、土疡、偷针。该病名首见于《证治准绳·杂病·七窍门》，《诸病源候论·目病诸候》对其症状做了简明的载述，书中谓："人有眼内眦头忽结成疱，三五日间便生脓汁，世呼为偷针。"本病与季节、气候等无关。可单眼或双眼发病。

针眼相当于西医学的睑腺炎，又称麦粒肿。睫毛毛囊或附属的皮脂腺感染称外麦粒肿，睑板腺感染称内麦粒肿，主要由金黄色葡萄球菌感染所致。

【病因病机】

《诸病源候论·目病诸候·针眼候》中曰："此由热气客在眦间，热搏于津液所成。"而

NOTE

《证治准绳·杂病·七窍门》中进一步指出："犯触辛热燥腻风沙火"或"窍未实，因风乘虚而入"。结合临床归纳如下：

1. 风热之邪客于胞睑，滞留局部脉络，气血不畅，发为本病。

2. 喜食辛辣炙煿，脾胃积热，火热毒邪上攻，致胞睑局部酿脓溃破。

3. 余邪未清或脾气虚弱，卫外不固，复感风热之邪，引起本病反复发作。

【临床表现】

1. 自觉症状 以胞睑局部肿胀、疼痛、痒为主。一般初发多肿痒明显，中期以肿痛为主，脓成溃破后诸症减轻，红肿渐消。病情严重时可伴发热、恶寒、头痛等症。

2. 眼部检查 初起胞睑局部肿胀、微红，疼痛拒按，且可扪及形似麦粒的硬结。甚者红肿焮热，胞睑硬结压痛拒按，继之红肿局限，硬结软化成脓，随之脓点溃破（外麦粒肿脓成溃破在眼睑边缘，内麦粒肿溃破在眼睑内的睑板面）（彩图 8-1）。若病变靠近外眦部，则疼痛明显，可见患侧白睛红赤，甚至白睛红赤肿胀突出于睑裂，同侧耳前可扪及肿核。

3. 实验室及特殊检查 血常规检查可见白细胞总数及中性粒细胞比例增高。

【诊断依据】

1. 胞睑局部红肿疼痛。

2. 胞睑边缘扪及麦粒样硬结，疼痛拒按。

【治疗】

未成脓者内外兼治，促其消散；已成脓者切开排脓。

1. 辨证论治

（1）风热客睑证

证候：初起胞睑局限性肿胀，痒甚，微红，可扪及硬结，疼痛拒按；舌苔薄黄，脉浮数。

辨证分析：风热之邪客于胞睑，气血不畅，故胞睑肿胀；风邪作祟，故痒甚；舌脉均为风热外袭之候。

治法：疏风清热，消肿散结。

方药：银翘散[110]加味。若痒甚者，加桑叶、菊花以助祛风止痒；若红肿较甚，加赤芍、牡丹皮、当归以凉血活血、消肿散结。

（2）热毒壅盛证

证候：胞睑局部红肿灼热，硬结渐大，疼痛拒按，或白睛红赤肿胀突出于睑裂；或伴口渴喜饮、便秘溲赤；舌红苔黄，脉数。

辨证分析：热毒上攻，故胞睑红、肿、热、痛；热毒深重，故硬结渐大，疼痛拒按，甚至白睛红赤肿胀突出于睑裂；热灼津液，故口渴喜饮，便秘溲赤；舌脉为热盛之候。

治法：清热解毒，消肿止痛。

方药：仙方活命饮[40]加减。可去方中攻破药物穿山甲、皂角刺，与五味消毒饮[14]合用以消散硬结，增强清热解毒之功；大便秘结者，加大黄以泻火通腑；若发热、恶寒、头痛者，为热重毒深或热入营血，可与犀角地黄汤[125]配合应用，以助清热解毒，并凉血散瘀滞。

（3）脾虚夹邪证

证候：针眼屡发，或针眼红肿不甚，经久难消；或见面色无华，神倦乏力，小儿偏食，纳呆便结；舌淡，苔薄白，脉细数。

NOTE

辨证分析：小儿偏食，脾胃虚弱，或素体虚弱，卫外不固，余邪未清，蕴伏之热邪夹风上扰胞睑，故针眼屡发；正不胜邪，故红肿不甚，经久难消；纳呆、便结为脾胃积食化热之候；面色无华、神倦乏力及舌脉为脾胃虚弱之候。

治法：健脾益气，散结消滞。

方药：托里消毒散[49]加减。若纳呆便结，加麦芽、山楂、莱菔子等以健脾消食行滞；若硬结小且将溃者，加薏苡仁、桔梗、漏芦、紫花地丁以清热排脓。在针眼未发之间歇期，可选用六君子汤[19]或参苓白术散[81]以调理脾胃，防止复发。

2. 外治

（1）滴滴眼液　患眼滴鱼腥草滴眼液或抗生素滴眼液，每日 4 ~ 6 次。

（2）涂眼药膏　晚上睡前可涂抗生素眼膏。

（3）湿热敷　适用于本病初期，局部湿热敷可促进血液循环，以助炎症消散。

（4）药物敷　如意金黄散[56]外敷，每日 1 次。

（5）手术　脓已成者应行麦粒肿切开引流排脓术。外麦粒肿在眼睑皮肤面切开，切口与睑缘平行，必要时可放置引流条，每日换药至愈；内麦粒肿则在睑结膜面切开，切口与睑缘垂直。

3. 其他治法

（1）针刺治疗　针刺用泻法为主。选取太阳、风池、合谷、丝竹空以疏风清热、消肿止痛。脾虚者可加足三里、脾俞、胃俞。每日 1 次。

（2）放血疗法　耳尖或合谷、太阳穴三棱针点刺放血，有较好的泻热止痛消肿效果。每日 1 次。

（3）针挑疗法　适用于针眼反复发作者。在背部肺俞、膏肓俞及肩胛区附近寻找皮肤上的红点或粟粒样小点 1 个或数个，皮肤常规消毒后以三棱针挑破，挤出少许血水或黏液。隔日 1 次，10 次为 1 个疗程。

【预防与调护】

1. 注意眼睑局部卫生，不用脏手或不洁手帕揉眼。

2. 不要偏嗜辛辣、焦燥、肥甘之品，注意调节饮食。

3. 切忌挤压排脓，否则可造成脓毒扩散而出现危重症。

附：眼丹

眼丹又名眼痈、覆杯。本病为眼科急重症，西医学的眼睑蜂窝组织炎类似于本病。主要由风热毒邪客于胞睑，或素体热盛，复感风热毒邪引起。毒邪蔓延，气血壅滞，蓄腐成脓，致胞睑红肿如涂丹（彩图 8–2），痛如火灼，化脓溃破，耳前可扪及肿核压痛；后期胞睑红肿逐渐局限酿脓，皮肤变薄亮而色转黄白，触之有波动感，溃后流脓血。治疗以清热解毒、凉血散瘀为主，可选用仙方活命饮[40]加减；后期以益气养血、托毒排脓为主，可选用托里消毒散[49]加减。

眼丹应与针眼鉴别：两者虽然皆为风热邪毒客于胞睑所致，但针眼病位在皮脂腺和睑板腺，病灶相对局限；眼丹病位在眼睑结缔组织，病灶弥散于整个胞睑，病势笃重，若失治误治，病易传变而危及生命。

NOTE

第二节 胞生痰核

胞生痰核是指胞睑内生硬核，触之不痛，皮色如常的眼病。又名疣病、脾生痰核。本病名首见于《眼科易知》，但对其症记载甚为详尽的是《目经大成·痰核》，曰："艮廓内生一核，大如芡实，按之坚而不痛，只外观不雅，间亦有生于下睑者……翻转眼胞，必有形迹，一圆一点，色紫或黄。"本病为眼科常见病，上胞、下睑均可发生，其病程长、发展缓慢，儿童与成人均可患病，但以青少年较为多见。

胞生痰核相当于西医学的睑板腺囊肿，也称霰粒肿，是睑板腺特发性无菌性慢性肉芽肿性炎症。

【病因病机】

《审视瑶函·脾生痰核症》曰："凡是脾生痰核，痰火结滞所成。"临床多由恣食炙煿厚味，脾失健运，湿痰内聚，上阻胞睑脉络，与气血混结而成本病。

【临床表现】

1. 自觉症状 硬核小者自觉症状不明显；硬核较大者胞睑可有重坠感；如硬核从睑内面溃破，睑内生肉芽，可有摩擦感。

2. 眼部检查 胞睑肤色正常，可见硬核凸起（彩图 8–3、彩图 8–4），触之有如米粒或豆粒样的硬核，按之不痛，与皮肤无粘连。睑内面呈局限性紫红或黄白色隆起；若硬核自行溃破，可见睑内肉芽。若硬核化脓，多系感受外邪所致。

【诊断依据】

1. 胞睑皮内可触及圆形硬核，压之不痛，与皮肤无粘连。

2. 睑内可见紫红色或黄白色局限性隆起。

【鉴别诊断】

本病应与针眼相鉴别（表 8–1）。

表 8–1 针眼与胞生痰核鉴别表

鉴别点	针眼	胞生痰核
发病部位	在睑弦	远离睑弦
主症	胞睑红肿焮痛，拒按，与睑皮肤粘连，或化脓，溃后可自愈	睑皮肤正常，硬核突起，压之不痛，不与睑皮肤粘连，睑内局限性黄白色或紫红色隆起，或见肉芽
病势	急	缓
病程	短，一般 3～5 日	长，数周或数月
对白睛影响	或可见白睛赤肿	一般无影响

【治疗】

硬核小者，经治疗可消散；较大或有溃破趋势者，宜用手术治疗；如已溃破生肉芽肿，则应及时手术切除。

NOTE

1. 辨证论治

痰湿阻结证

证候：胞睑内生硬核，皮色如常，按之不痛，与胞睑皮肤无粘连，若大者硬核凸起，胞睑有重坠感，睑内呈黄白色隆起；舌苔薄白，脉缓。

辨证分析：痰湿阻滞胞睑脉络，混结成核，故胞睑内生硬核；舌脉为痰湿之候。

治法：化痰散结。

方药：化坚二陈丸[17]加味。酌加炒白术、焦山楂、鸡内金以助健脾消食、化痰散结。

2. 外治

（1）滴滴眼液　若睑内紫红或有肉芽时，可滴抗生素滴眼液，每日 4～6 次。

（2）局部按摩或湿热敷　适用于本病初起，可促其消散。

（3）手术　硬核大或已溃破形成肉芽肿者，宜在局部麻醉下行霰粒肿刮除术。即用霰粒肿夹夹住硬核部位，翻转眼睑，在睑内面做与睑缘相垂直的切口，切开睑结膜及囊肿内壁，刮出囊肿内容物，并向两侧分离囊肿壁，将囊壁摘出。若已在睑内面自溃生肉芽者，先剪除肉芽肿后再摘出囊壁。

【预防与调护】

1. 若系老年人，术后复发且迅速增大者，须做病理检查以排除肿瘤。

2. 注意饮食调护，食辛辣煎炸不宜太过。

第三节　风赤疮痍

风赤疮痍是指胞睑皮肤红赤如朱，灼热疼痛，起水疱或脓疱，甚至溃烂的眼病。该病名源于《秘传眼科龙木论·风赤疮痍外障》，书中对其典型症状做了描述，说："疮生面睑似朱砂"；而《世医得效方·眼科》对本病除有相同的认识外，还认为"若经久不治，则生翳膜"。可见本病病变不仅发生在胞睑皮肤，还可侵犯黑睛而出现黑睛生翳。本病多发于春秋季节，以成年患者居多。

风赤疮痍类似于西医学的病毒性睑皮炎、过敏性睑皮炎等。常见的有单纯疱疹病毒性睑皮炎和带状疱疹病毒性睑皮炎。

【病因病机】

《世医得效方·眼科》认为，本病"因风热生于脾脏"；《眼科纂要·眼皮腐烂》记载为"湿热停滞脾胃所致"。结合临床归纳如下：

1. 脾经蕴热，外感风邪，风热之邪循经上犯胞睑。

2. 外感风热邪毒引动内火，风火之邪上攻胞睑，以致胞睑皮肤溃烂。

3. 脾胃湿热中阻，土盛侮木，脾病及肝，肝脾同病，复感风邪，风湿热邪循经上犯于目。

【临床表现】

1. 自觉症状　发病前数日患者可有额、颞、腮等部灼痛感，继之眼睑皮肤瘙痒、灼热、刺痛及生水疱。

2. 眼部检查　眼睑皮肤红赤如涂朱砂、微肿，并见水疱及黏液渗出结痂（彩图 8–5）。如为带状疱疹病毒所致，则在患侧眼睑、额部皮肤及头皮出现成簇的水疱，其分布不超过鼻中线；如为单纯疱疹病毒所致，胞睑或额部皮肤出现团簇水疱，数日后水疱化脓，或可破溃糜烂、结痂；同侧耳前可扪及肿核。病变还可累及黑睛，形成翳障。

【诊断依据】

1. 患眼胞睑皮肤刺痒、灼痛。

2. 胞睑皮肤红赤如朱，生水疱，溃破糜烂。

【治疗】

1. 辨证论治

（1）脾经风热证

证候：胞睑皮肤红赤、痒痛、灼热，起水疱；或伴发热恶寒；舌苔薄黄，脉浮数。

辨证分析：脾经风热上攻胞睑，故胞睑皮肤红赤、痒痛、灼热，起水疱；风热束表，故伴发热恶寒；舌脉为风热之候。

治法：除风清脾。

方药：除风清脾饮[94]加减。若无便秘者，则去方中大黄、玄明粉，加赤芍、牡丹皮以清热凉血退赤，散瘀止痛；皮肤痒甚者，可加薄荷、蝉蜕、木贼以疏风散邪止痒。

（2）风火上攻证

证候：胞睑红赤如朱，焮热疼痛难忍，水疱簇生，甚而溃烂；或伴发热寒战；舌质红，苔黄燥，脉数有力。

辨证分析：风热引动内火，灼伤肌肤，故胞睑红赤如朱，焮热疼痛难忍，水疱簇生，甚而溃烂；热入半表半里，故发热寒战；舌脉为热盛之候。

治法：清热解毒，疏风散邪。

方药：普济消毒饮[121]加减。可于方中加赤芍、生地黄、牡丹皮等以加强清热凉血、散瘀止痛作用。

（3）风湿热毒证

证候：胞睑红赤疼痛，水疱、脓疱簇生，极痒，甚或破溃流水，糜烂；或伴胸闷纳呆、口中黏腻、饮不解渴等症；舌质红，苔腻，脉滑数。

辨证分析：风湿热邪壅盛，蒸灼睑肤，故胞睑红赤疼痛，水疱、脓疱簇生，极痒，甚或破溃流水，糜烂；湿困脾胃，故口黏纳呆；舌脉为湿热内蕴之候。

治法：祛风除湿，泻火解毒。

方药：除湿汤[92]加味。酌加土茯苓、薏苡仁、金银花、蒲公英、苦参等以助除湿清热解毒之功。若胞睑皮肤水疱、脓疱较多，破溃糜烂、极痒者，可加地肤子、乌梢蛇、白鲜皮以清利湿热止痒。

（4）肝脾毒热证

证候：胞睑红赤痒痛，水疱、脓疱簇生，患眼碜涩疼痛，畏光流泪，抱轮红赤或白睛混赤，黑睛星翳或黑睛生翳溃烂；伴见头痛、发热、口苦；舌红苔黄，脉弦数。

辨证分析：脾经风湿热毒内壅，土盛侮木，脾病及肝，肝脾同病，故胞睑红赤痒痛，水疱、脓疱簇生，患眼碜涩疼痛，畏光流泪，抱轮红赤或白睛混赤，黑睛星翳或黑睛生翳溃烂；热毒上攻，故口苦、头痛；舌脉为热毒壅盛之候。

治法：清热解毒，散邪退翳。

方药：龙胆泻肝汤[30]加味。酌加地肤子、白鲜皮、金银花、防风以助疏风散邪；若黑睛生翳溃烂者，可参见第十一章有关疾病治疗。

2. 外治

（1）滴滴眼液　滴0.1%阿昔洛韦滴眼液，每日4～6次，以预防或治疗黑睛生翳。

（2）涂眼药膏　患部可涂3%阿昔洛韦眼膏，或睡前涂于眼内。

（3）药物敷　取六神丸和云南白药等份，调成糊状涂于患处；或用青黛膏外涂。若有溃烂者，可用0.5%新霉素溶液或抗病毒类滴眼液湿敷，每日3～4次。

（4）外洗　可用地肤子、苦参、蛇床子、蒲公英煎水滤去药渣，取液待凉外洗，每日2～3次。

3. 其他治法　病情重者务必全身应用抗生素类、抗病毒类、抗过敏类及糖皮质激素等药物治疗。

【预防与调护】

1. 平素注意增强体质，精神舒畅，避免过劳及感冒。

2. 饮食宜清淡，忌食辛辣肥甘厚味。

3. 尽量保持患处皮肤清洁干燥，切忌搔抓揉搓，以免变生他症。

第四节　睑弦赤烂

睑弦赤烂是以睑弦红赤、溃烂、刺痒为临床特征的眼病。又名风弦赤眼、沿眶赤烂、风沿烂眼、迎风赤烂等。病变发生在眦部者，称眦帷赤烂，又名眦赤烂；婴幼儿患此病者，称胎风赤烂。该病名最早见于《银海精微·胎风赤烂》。本病常为双眼发病，病程长，病情顽固，时轻时重，缠绵难愈。

睑弦赤烂相当于西医学的睑缘炎，包括鳞屑性睑缘炎、溃疡性睑缘炎和眦部睑缘炎。鳞屑性睑缘炎是由于睑缘的皮脂溢出所造成的慢性炎症；溃疡性睑缘炎是睫毛毛囊及其附属腺体的慢性或亚急性化脓性炎症；眦部睑缘炎主要是感染莫－阿（Morax-Axenfeld）双杆菌引起，还与机体抵抗力低下及B族维生素缺乏有关。

【病因病机】

《诸病源候论·目病诸候·目赤烂眦候》曰：“此由冒触风日，风热之气伤于目。”结合临床归纳其病因病机如下：

1. 脾胃蕴热，复受风邪，风热合邪触染睑缘，伤津化燥。

2. 脾胃湿热，外感风邪，风、湿、热邪相搏，循经上攻睑缘而发病。

3. 心火内盛，风邪犯眦，引动心火，风火上炎，灼伤睑眦。

【临床表现】

1. 自觉症状　患眼睑弦或眦部灼热疼痛，刺痒难忍，可伴干涩羞明。

2. 眼部检查　病变的程度、部位不同，临床可有不同表现。或见睑缘潮红，睫毛根部及睫毛间附有细小糠皮样鳞屑，除去鳞屑后可见睑缘红赤，睫毛易脱落，但可再生；或见睑缘红赤

NOTE

糜烂（彩图 8–6），结痂，除去痂皮可见睫毛根部处出脓、出血，睫毛胶黏成束，乱生或脱落，睫毛脱落后不能再生，日久则睫毛稀疏或成秃睫；或红赤糜烂等症表现在两眦部。

【诊断依据】

1. 患眼睑弦刺痒灼痛。

2. 眦部、睑弦红赤，睫毛根部有鳞屑或溃疡。

【鉴别诊断】

本病应与风赤疮痍相鉴别。二者皆有红赤湿烂等症，但病位不同：睑弦赤烂病变部位仅限于睑缘或眦部睑缘，一般不波及眼睑皮肤；风赤疮痍病变部位则以眼睑及前额部皮肤为主，多不累及睑弦，并可出现黑睛生翳。

【治疗】

其病势缠绵，须坚持治疗数月才能痊愈，且宜内外合治。

1. 辨证论治

（1）风热偏盛证

证候：睑弦赤痒，灼热疼痛，睫毛根部有糠皮样鳞屑；舌红苔薄，脉浮数。

辨证分析：风盛则痒，热盛则痛，风热客于睑弦，故睑弦赤痒，灼热疼痛；风热伤津化燥，故睫毛根部有糠皮样鳞屑；舌脉为风热偏盛之候。

治法：祛风止痒，清热凉血。

方药：银翘散[110]加味。可加赤芍以增清热凉血之功；加蝉蜕、乌梢蛇以祛风止痒；加天花粉以生津润燥。

（2）湿热偏盛证

证候：患眼痒痛并作，睑弦红赤溃烂，出脓出血，秽浊结痂，眵泪胶黏，睫毛稀疏，或倒睫，或秃睫；舌质红，苔黄腻，脉濡数。

辨证分析：风湿热邪上攻睑弦，又因湿热偏盛，故患眼痒痛并作，睑弦红赤溃烂，眵泪胶黏；舌脉为湿热偏盛之候。

治法：清热除湿，祛风止痒。

方药：除湿汤[92]加味。加金银花、蒲公英、黄柏、栀子以助清热除湿之力。

（3）心火上炎证

证候：眦部睑弦红赤，灼热刺痒，甚或睑弦赤烂、出脓出血；舌尖红，苔薄，脉数。

辨证分析：心火素盛，复受风邪引动，心火上炎，灼伤睑眦，故眦部睑弦红赤、灼热刺痒；舌脉为心火偏盛之候。

治法：清心泻火。

方药：导赤散[55]合黄连解毒汤[107]加味。若患处红赤较甚者，可加赤芍、牡丹皮以凉血退赤；痒极难忍者，酌加地肤子、白鲜皮、菊花、防风、川芎以祛风止痒。

2. 外治

（1）中药熏洗　熏洗前应清洗患处，拭去鳞屑、脓痂、已松脱的睫毛，清除毛囊中的脓液，充分暴露病损处，才能药达病所。

①可用内服药渣煎液，或选用千里光、白鲜皮、苦参、野菊花、蒲公英、蛇床子等药煎水熏洗，每日 2～3 次。

②用0.9%氯化钠注射液或3%硼酸溶液清洗睑缘，每日2～3次。

③二圣散[1]煎水外洗。

（2）滴滴眼液 可选用0.5%熊胆滴眼液、0.5%硫酸锌滴眼液或抗生素滴眼液（如0.5%新霉素滴眼液、10%磺胺醋酰钠滴眼液）滴眼。

（3）涂眼药膏 涂抗生素眼药膏，如红霉素眼药膏等。

【预防与调护】

1. 保持眼部清洁，避免风沙烟尘刺激。

2. 注意饮食调节，勿过食辛辣炙煿之品。

3. 凡屈光不正、视疲劳者应及时矫治，注意用眼卫生及劳逸结合。

第五节 上胞下垂

上胞下垂是指上胞乏力不能升举，以致睑裂变窄，掩盖部分或全部瞳神的眼病。又称睢目、侵风、眼睑垂缓、胞垂，严重者称睑废。以睢目为病名首载于《诸病源候论·目病诸候》，书中对其症状做了形象的描述，即“其皮缓纵，垂覆于目，则不能开，世呼为睢目，亦名侵风”；而《目经大成·睑废》中以“手攀上睑向明开”说明上胞下垂的严重症状。本病可单眼或双眼发病，有先天与后天之分。

上胞下垂相当于西医学的上睑下垂，常因提上睑肌或支配提上睑肌的动眼神经分支病变、重症肌无力、先天异常、机械性开睑障碍所致。

【病因病机】

《诸病源候论·目病诸候》指出，本病因“血气虚，则肤腠开而受风，客于睑肤之间”所致。结合临床归纳如下：

1. 先天禀赋不足，命门火衰，脾阳不足，睑肌发育不全，胞睑乏力而不能升举。

2. 脾虚中气不足，清阳不升，睑肌失养，上胞无力提举。

3. 脾虚聚湿生痰，风邪客睑，风痰阻络，胞睑筋脉迟缓不用而下垂。

【临床表现】

1. 自觉症状 上胞垂下，影响视瞻。属先天者自幼罹患，视瞻时需昂首皱额，甚至以手提起上胞方能视物；属后天者晨起或休息后减轻，午后或劳累后加重，或视一为二、目偏视等。或可伴神疲乏力、吞咽困难或头晕、恶心、呕吐等。

2. 眼部检查 两眼自然睁开向前平视时，上胞遮盖黑睛上缘超过2mm，有不同程度的睑裂变窄，或上胞遮盖部分瞳神；可见扬眉张口，日久则形成额皮皱起（彩图8-7-1、彩图8-7-2）；用拇指紧压眉弓部，让患眼向上注视，上胞抬举困难。

3. 实验室及特殊检查 用甲基硫酸新斯的明0.5mg皮下或肌肉注射，15～30分钟后见上胞下垂减轻或消失者，多为重症肌无力眼睑型。

【诊断依据】

1. 两眼向前平视时，上胞遮盖黑睛上缘超过2mm，睑裂变窄。

2. 紧压眉弓部时上胞抬举困难。

【治疗】

本病因先天所致，应用药物治疗效果不佳者，宜行手术矫治；后天性者在内服中药的基础上常配合针灸治疗。

1. 辨证论治

（1）脾虚气弱证

证候：上胞提举乏力，掩及瞳神，晨起或休息后减轻，午后或劳累后加重；严重者眼珠转动不灵，视一为二；常伴有神疲乏力、食欲不振，甚至吞咽困难等；舌淡苔薄，脉弱。

辨证分析：脾虚气弱，清阳不升，午后阳气渐衰或劳累致气血亏耗，故上胞提举乏力，晨轻暮重或劳累后加重；舌脉为脾虚气弱之候。

治法：补中健脾，升阳益气。

方药：补中益气汤[63]加减。重用方中黄芪以增补气升阳之功；若神疲乏力、食欲不振者，加山药、白扁豆、莲子、砂仁以益气温中健脾。

（2）风痰阻络证

证候：上胞垂下骤然发生，眼珠转动不灵，目偏视，视一为二；头晕，恶心，泛吐痰涎；舌苔厚腻，脉弦滑。

辨证分析：脾蓄痰湿，复感风邪，因风痰阻滞脉络，眼带失养，弛缓不用，故上胞垂下骤然发生，目偏视，视一为二；风痰蒙蔽清窍，故头晕、恶心、泛吐痰涎；舌脉为痰浊内阻之候。

治法：祛风化痰，疏经通络。

方药：正容汤[21]加减。若眼珠转动不灵，目偏视者，宜加川芎、当归、丹参、海风藤，以增强养血通络之功；若头晕、泛吐痰涎者，加全蝎、竹沥以助祛风化痰。

2. 其他治法

（1）针灸治疗　主穴可选百会、阳白、上星、攒竹、鱼腰、丝竹空、风池。先天不足、命门火衰者加关元、肝俞、三阴交、神阙（灸）；脾虚气弱者加足三里、脾俞、胃俞、气海；风痰阻络者加丰隆、太冲、申脉。根据虚实施以补泻。每日1～2次，10日为1个疗程。

（2）其他　先天性上睑下垂者表现为自幼双眼上胞垂下，无力抬举，明显睑裂变窄，可服右归饮[28]加减以温肾健脾；对重症应考虑手术治疗，如选用提上睑肌缩短术或额肌悬吊术。

【预防与调护】

1. 避免过劳，注意休息。

2. 注意饮食调养。

第六节　胞轮振跳

胞轮振跳是指眼睑不自主牵拽跳动的眼病。该病名见于《眼科菁华录·卷上·胞睑门》，又名目瞤、睥轮振跳。本病常见于成年人，上、下胞睑均可发生，但以上胞多见，可单眼或双眼发病。

NOTE

胞轮振跳类似于西医学的眼轮匝肌痉挛。

【病因病机】

《证治准绳·杂病·七窍门》认为，本病是“气分之病，属肝脾二经络，牵振之患。人皆呼为风，殊不知血虚而气不顺，非纯风也”。结合临床归纳如下：

1. 肝脾血虚，日久生风，虚风内动，牵拽胞睑而振跳。

2. 久病或过劳等损伤心脾，心脾两虚，气血不足，筋肉失养而跳动。

【临床表现】

1. 自觉症状　不能自控的胞睑跳动，时疏时频，在过劳、久视、睡眠不足时跳动更加频繁，稍事休息症状可减轻或消失；可伴颜面及口角抽搐跳动。

2. 眼部检查　胞睑跳动，或可见眉际、面瞤动。

【诊断依据】

胞睑跳动，不能自控。

【治疗】

轻者或偶发者可不治自愈；若跳动过频，应药物和针灸配合治疗。

1. 辨证论治

（1）血虚生风证

证候：胞睑振跳不休，或牵拽颜面及口角抽动；头昏目眩，面色少华；舌质淡红，苔薄，脉细弦。

辨证分析：肝脾气血亏虚生风，虚风上扰头面，故胞睑振跳不休；血虚不能上养头面，故头昏目眩、面色少华；舌脉为血虚之候。

治法：养血息风。

方药：当归活血饮[53]加减。常去方中羌活、薄荷；若胞睑振跳等症持续不休者，酌加僵蚕、天麻、钩藤等以养血平肝息风。

（2）心脾两虚证

证候：胞睑跳动，时疏时频，劳累或失眠时加重；可伴心烦眠差，怔忡健忘，食少体倦；舌质淡，脉细弱。

辨证分析：心脾两虚致气血生化不足，胞睑筋肉失养而拘挛，故胞睑跳动，劳累或失眠时加重；心脾两虚，故心烦眠差，怔忡健忘，食少体倦；舌脉为心脾两虚之候。

治法：补益心脾。

方药：归脾汤[41]加减。若伴心烦不眠等症，可加桑椹、龟板以加强养血补心之功效。

2. 其他治法

（1）针灸治疗　①本病针用补法，选攒竹、头维、四白、三阴交、血海、丝竹空、足三里等穴，每日或隔日 1 次。②梅花针点刺患侧眼睑及眶部。

（2）热敷按摩　轻柔按摩眼睑及眶部。

（3）其他　肉毒素注射治疗及埋线治疗也有一定疗效。

【预防与调护】

1. 避免过劳，注意休息。

2. 注意饮食调养。

NOTE

第七节 椒 疮

椒疮是指胞睑内面颗粒累累，色红而坚，状若花椒的眼病。该病名见于《证治准绳·杂病·七窍门》，而《审视瑶函·椒疮症》将其病症及病位均做了描述，说："此症生于睥内，红而坚者是。有则沙擦难开，多泪而痛。"对其并发症的认识先于本病，如早在《外台秘要·卷第二十一》中就载有"倒睫眼"，《秘传眼科龙木论·眼赤膜下垂外障》中载有"赤膜下垂"等并发症。本病的发生与环境卫生、个人卫生、生活条件等有关。多双眼发病，病程较长，可迁延数年，具有传染性。椒疮在我国曾流行甚广，为致盲的主要疾病之一。由于对该病开展了长期广泛的防治工作，其发病率现已大为降低，并发症与后遗症减少，但少数卫生医疗条件差的边远山区发病率并不低。

椒疮相当于西医学的沙眼，由感染沙眼衣原体引起。

【病因病机】

《审视瑶函·椒疮症》中谓"血滞脾家火，胞上起热疮"引起本病的发生，结合临床归纳其病因病机为：外感风热毒邪，内有脾胃积热，内外邪毒上壅胞睑，脉络阻滞，气血失和，与邪毒瘀积而成。

【临床表现】

1. 自觉症状 睑内微痒，稍有干涩及少量眵泪，或无明显异常感觉；病情重者睑内赤痒灼热，羞明流泪，眼眵黏稠，胞睑肿硬，沙涩难睁，视物模糊。

2. 眼部检查

（1）*椒疮主症* 初起可见上睑内面近两眦处红赤，脉络模糊，有少量细小色红而坚的颗粒，或间有色黄而软如粟米样颗粒（彩图 8–8）；重者上睑内红赤尤甚，颗粒满布，白睛红赤，赤脉下垂，黑睛星点翳膜，日久颗粒破溃，在睑内面形成灰白色条状、网状瘢痕，或睑内面完全形成灰白瘢痕（彩图 8–9、彩图 8–10）。

（2）*椒疮并发症与后遗症* ①睑弦内翻及倒睫拳毛：胞睑内颗粒破溃后在睑内结瘢，瘢痕收缩致皮松肉紧，内急外弛，睑弦内翻，睫毛触刺眼珠（彩图 8–11）。相当于西医学的睑内翻倒睫。②赤膜下垂（彩图 8–12）：椒疮较轻者白睛赤脉从上方下垂于黑睛，呈垂帘状；严重者白睛赤脉从黑睛四周侵入，包裹黑睛，称为血翳包睛。相当于西医学的沙眼角膜血管翳。③黑睛星翳：多在上方赤脉尽头出现星点云翳。④睥肉粘轮：胞睑内面与白睛表层黏着，重者眼珠转动不灵。相当于西医学的睑球粘连。⑤流泪症与漏睛：可见不时泪下，迎风尤甚；或见内眦头常有黏液或脓汁自泪窍外溢。⑥眼珠干燥：目珠干涩不适。相当于西医学的结角膜干燥症。⑦上胞下垂：胞睑肿硬变厚而致上胞重坠下垂。

3. 实验室及特殊检查

（1）分泌物涂片或结膜刮片染色检查有沙眼包涵体。

（2）荧光抗体染色、酶联免疫测定等方法检测到沙眼衣原体抗原。

【诊断依据】

1. 上睑内面红赤，脉络模糊，有细小颗粒，色红而坚，或夹有色黄而软的粟粒状颗粒。

2. 黑睛上方赤膜下垂，赤脉末端生星点翳膜。

3. 睑内面可见瘢痕。

【鉴别诊断】

本病应与粟疮（彩图 8–13）相鉴别。二者症状相似，均有睑内颗粒；但粟疮常见于儿童及青少年，多无症状或微感痒涩，下睑内面见大小均匀、排列整齐、色黄而软、半透明的颗粒，睑内红赤，无赤脉下垂，愈后不留瘢痕。详见表 8–2。

表 8–2　椒疮与粟疮鉴别表

鉴别点	椒疮（沙眼）	粟疮	
		结膜滤泡症	滤泡性结膜炎
自觉症状	痒涩羞明，异物感	无症状或微感痒涩	眼痒羞明，有异物感，多伴白睛红赤
眵泪	生眵流泪	无	眵泪黏稠
睑内血脉	睑内血脉模糊，条缕不清	睑内血脉条缕清楚	睑内血脉模糊，条缕不清
睑内颗粒	分布以上睑、上穹隆部为主，色红而坚，状若花椒之实体颗粒，大小不等，排列不整齐	分布以下睑为主，颗粒色黄、半透明、大小均匀、排列整齐	分布以下睑为主，颗粒色黄、半透明、大小均匀、排列整齐
睑内瘢痕	愈后有白色瘢痕	愈后不留瘢痕	愈后不留瘢痕
白睛红赤	可有可无	无	有
赤脉下垂	有	无	无

【治疗】

本病当内外兼治。轻症可以局部点药为主；重症则宜配合内治，必要时还须辅以手术。并发症和后遗症应对症治疗。

1. 辨证论治

（1）风热客睑证

证候：眼微痒不适，干涩有眵，胞睑内面脉络模糊，眦部红赤，有少量颗粒，色红而坚，状如花椒，或有赤脉下垂；舌尖红，苔薄黄，脉浮数。

辨证分析：风热初客，睑内触染邪毒不盛，眼症尚轻，故眼微痒不适，干涩有眵，有少量颗粒；邪毒渐盛则可见赤脉下垂；舌脉为风热之候。

治法：疏风清热，退赤散结。

方药：银翘散[110]加减。可于方中加生地黄、赤芍、当归以清热凉血退赤。

（2）血热瘀滞证

证候：眼内刺痛灼热，沙涩羞明，流泪眵多，胞睑厚硬，重坠难开，睑内红赤，颗粒累累成片或有白色条纹，赤膜下垂或血翳包睛，视物不清；舌质暗红，苔黄，脉数。

辨证分析：热入血分，壅滞胞睑脉络，故眼内刺痛灼热，沙涩羞明，胞睑厚硬，睑内红赤，颗粒累累成片，赤膜下垂或血翳包睛；舌脉为血热瘀滞之候。

NOTE

治法：清热凉血，活血化瘀。

方药：归芍红花散[42]加减。若胞睑厚硬，红赤颗粒累累成片者，加生地黄、牡丹皮、桃仁等，以助凉血化瘀退赤之功；若眵泪多、沙涩羞明较重者，常加金银花、桑叶、菊花等以清热解毒；若赤膜下垂、黑睛生星翳者，酌加石决明、密蒙花、谷精草等，以增清热明目退翳之功。

2. 外治

（1）滴滴眼液　可选用0.5%熊胆滴眼液、0.1%利福平滴眼液、磺胺类滴眼液。

（2）涂眼药膏　常于晚上睡前涂抗生素0.5%金霉素眼膏或其他抗生素类、磺胺类眼药膏等。

（3）其他外治法　椒疮颗粒累累者，可用海螵蛸棒摩擦法；粟状颗粒多者，可行滤泡压榨术。

3. 其他治法

（1）中成药治疗　根据临床证型，可选用银翘解毒丸等口服。

（2）并发症的治疗　①眼珠干燥者，可滴人工泪液等滴眼液。②睑弦内翻及倒睫拳毛严重者，可行睑内翻倒睫矫正术。其他并发症可参考相关章节内容治疗。

【预防与调护】

椒疮是一种常见的慢性传染性眼病，其毒邪常附着在患眼的分泌物及泪液中，经手、毛巾、水源等传给他人和健眼，应加强其防治。

1. 大力开展卫生宣传教育，把本病的危害性、传染途径、诊断与治疗方法向群众宣传，进行群众性的普查和防治。

2. 改善环境卫生和个人卫生，提倡一人一巾，水源充足的地方提倡流水洗脸。患者的洗脸用具要与健康人分开使用，尤其是服务行业的洗脸用具，必须严格消毒后使用，以免引起交叉感染。重症椒疮患者不宜去游泳场馆游泳及公共浴池洗浴。

3. 饮食宜清淡，忌辛辣刺激，戒除烟酒嗜好。

附：沙眼的病因、诊断依据与分期

【病因】

由沙眼衣原体感染所致。

【诊断依据】

1. 上睑结膜及上穹隆部有滤泡、乳头增生与血管模糊。

2. 裂隙灯下可检查到角膜血管翳，特别在角膜缘上同时见有因滤泡生长后消退而遗留下来的瘢痕小凹。

3. 上穹隆部和上睑结膜出现条状或网状瘢痕。

4. 结膜刮片发现包涵体，或荧光抗体染色、酶联免疫测定等方法检测发现沙眼衣原体抗原。

凡在上述第一项的基础上，兼有其他三项中之任何一项者，均可诊断为沙眼。

【沙眼的临床分期】

有国内与国际两种分期法，我国1979年制定了沙眼分期法，详见表8-3。

表 8-3 沙眼分期表

分期	依据	分级	活动性病变占上睑结膜面积
Ⅰ期（进行期）	上穹隆部和上睑结膜有活动性病变（血管模糊、乳头增生、滤泡形成）	轻（+） 中（++） 重（+++）	< 1/3 1/3 ~ 2/3 > 2/3
Ⅱ期（退行期）	有活动性病变，同时出现瘢痕	轻（+） 中（++） 重（+++）	< 1/3 1/3 ~ 2/3 > 2/3
Ⅲ期（完全结瘢期）	仅有瘢痕而无活动性病变		

第八节 目 劄

目劄是以胞睑频频眨动为主要临床特征的眼病。该病最早记载见于《审视瑶函·目劄》。此病以小儿患者多见。

小儿慢性结膜炎、小儿多动症、小儿多瞬症等出现以胞睑频频眨动为主要临床表现的疾病，均可参照本节辨证治疗。

【病因病机】

《审视瑶函·目劄》详述了本病的病因病机，认为有因“肝有风”或“胆经风热”等，结合临床归纳如下：

1. 饮食不节，脾胃受损，脾虚肝旺，气血津液不能濡养目珠。

2. 燥邪犯肺伤津，目珠失润。

【临床表现】

1. 自觉症状 胞睑不由自主地频频眨动，或痒，或稍感涩痛、畏光。

2. 眼部检查 胞睑频频眨动，或见白睛微红，或 2%荧光素钠溶液检查可见黑睛生星翳。

【诊断依据】

1. 胞睑频频眨动。

2. 白睛微红，或可见黑睛生星翳。

【治疗】

1. 辨证论治

（1）脾虚肝旺证

证候：胞睑频频眨动，眼轻度痒涩不舒、畏光，常喜揉眼，可见黑睛生星翳；多饮食偏嗜，纳差形瘦，烦躁不宁；舌淡苔薄，脉细数。

辨证分析：脾虚则气血津液化生不足，肝旺火灼则耗伤津液，故胞睑频频眨动，畏光，常喜揉眼，黑睛生星翳；脾虚则饮食偏嗜，纳差形瘦，肝旺则烦躁不宁；舌脉为脾虚肝旺之候。

治法：健脾平肝。

方药：柴芍六君子汤[98]加减。常加木瓜、葛根、钩藤、蒺藜、蝉蜕等药。若眼干涩不舒，常喜揉眼者，可加太子参、山药以益气生津；若畏光，黑睛生星翳者，可再加石决明、菊

NOTE

花以助清肝明目。

（2）燥邪犯肺证

证候：胞睑频频眨动，眼干涩不适，白睛微红，或见黑睛细小星翳；可伴见咽鼻干燥，便秘；舌红少津，脉细数。

辨证分析：燥邪伤津耗液，致肺阴不足以润珠，故眼干涩不适，频频眨眼；燥邪犯肺津亏，故咽鼻干燥，便秘；舌脉为燥邪犯肺之候。

治法：养阴润燥。

方药：养阴清肺汤[88]加减。可于方中加桑叶、蝉蜕以清热明目退翳。

2. 外治

（1）滴滴眼液　可选用人工泪液等滴眼，同时还可应用抗生素滴眼液。

（2）涂眼药膏　晚上睡觉前可涂抗生素眼药膏。

【预防与调护】

纠正不良的饮食习惯，补充富含维生素 A 的水果、蔬菜。

附：睑内结石

睑内结石是指胞睑内面生有黄白色、状如碎米的坚硬颗粒的眼病。又名粟子疾、目中结骨症。本病可见于上、下眼睑内，相当于西医学的结膜结石。

本病早期无自觉症状，或有碜涩、疼痛。翻转胞睑可见睑内面有一个或多个黄白色状如碎米的小颗粒，或隐于内，或突出于外，其周围略显红赤（彩图 8–14）。结石隐伏于睑内无自觉症状者无须治疗；若渐长突起，隐磨白睛、黑睛者，可滴 0.5% 地卡因溶液表面麻醉后，用注射针头将其剔除，术后选用抗生素滴眼液或眼药膏点眼。

【复习思考题】

1. 试述胞睑的解剖、生理功能、病理特点及与脏腑的关系。
2. 试述针眼的临床表现及其与眼丹的鉴别。
3. 胞生痰核与针眼如何鉴别？
4. 试述风赤疮痍的临床表现、中医特色外治法。
5. 试述睑弦赤烂不同时期症状与证型的关系、中医特色外治法。
6. 试述上胞下垂的临床表现，针灸治疗方法、注意事项。
7. 试述胞轮振跳和目劄的中医特色治疗。
8. 试述椒疮的临床表现、并发症和后遗症。

第九章　两眦疾病

两眦，即内眦、外眦，为上、下胞睑在内、外侧的联合处，内眦又名大眦，外眦又名小眦、锐眦。其病变多与流泪、泪液潴留等有关。

两眦属五轮中的血轮，内应于心，心与小肠相表里，故两眦疾病常与心和小肠有关。病变常因心火内炽，或外邪引动心火，内外合邪发病；因泪为肝之液，肾主水液，肝肾在生成及约束泪液方面有一定的作用，所以病变与肝肾亦相关，发病多为肝肾亏虚等。

两眦疾病为常见、多发的外障眼病，但一般不影响视力。其临床症状多表现为流泪，泪窍沁脓，或眦部红肿、痒痛、溃脓等。

在治疗方面，如为心火炽盛，当以苦寒泻心，使内火自消；如为外邪引动心火，内外合邪，当以辛凉疏散、泻火解毒，则邪毒自平；如肝肾亏虚，应滋养肝肾，精血充足则约束有力。此外，两眦疾病还要结合点眼、洗眼、手术等外治疗法，内外合治更易奏效。

第一节　流泪症

流泪症是指泪液不循常道而溢出睑弦的眼病。流泪症病名繁多，有针对流泪病因命名的，如迎风流泪；有根据流泪的程度不同而命名的，如目泪不止；亦有根据流泪冷热性质不同而分别命名为冷泪、热泪者。临床中热泪多为某些外障眼病的一个症状，不属本节所述范围；本节仅讨论流冷泪及所流之泪无明显冷热感的流泪症。本病多见于冬季和春季，可单眼或双眼患病，常见于病后体弱的妇女、老年人。

流泪症类似于西医学的溢泪，多因泪点位置异常、泪道狭窄或阻塞及泪道排泄功能不全等引起。

【病因病机】

该病在《诸病源候论·目病诸候》中谓："若脏气不足，则不能收制其液，故目自然泪出。"而《银海精微·迎风洒泪症》中说："为肝虚风动则泪流，故迎风泪出。"结合临床归纳如下：

1. 肝血不足，泪窍不密，风邪外袭而致泪出。

2. 脾气亏虚，生化乏源，气血不足，不能收摄泪液而致泪出。

3. 泪为肝之液，肝肾同源，肝肾两虚，不能约束其液而流泪。

【临床表现】

1. 自觉症状　患眼无红赤肿痛，仅有流泪或迎风流泪更甚，在冬季、初春寒风刺激时流泪加重。

2. 眼部检查 可见泪液不时溢出睑弦，内眦下方皮肤潮湿；或可见泪窍外翻现象；按压睛明穴下方无黏液等溢出。

3. 实验室及特殊检查

（1）将2%荧光素钠溶液滴入患眼结膜囊内，稍后用一湿棉签擦下鼻道，观察棉签是否带荧光素钠之颜色，若有则说明泪道通畅；否则为不通。

（2）泪道冲洗术：冲洗时泪道通畅，或通而不畅，或不通，但均无黏液从泪窍溢出。

【诊断依据】

1. 异常流泪。

2. 冲洗泪道时泪道通畅，或通而不畅，或不通，但均无黏液从泪窍溢出。

【治疗】

流泪，但泪道通畅，或通而不畅者，可药物配合针灸等治疗；若泪道不通者，可行手术治疗。

1. 辨证论治

（1）血虚夹风证

证候：流泪，迎风更甚，隐涩不适，患眼无红赤肿痛；兼头晕目眩，面色少华；舌淡苔薄，脉细。

辨证分析：肝血不足，泪窍失养，风邪入侵，泪窍失密，故迎风流泪更甚；全身脉症均为肝血虚之候。

治法：补养肝血，祛风散邪。

方药：止泪补肝散[15]加减。若流泪迎风更甚者，可加白薇、菊花、石榴皮等以祛风止泪。

（2）气血不足证

证候：无时泪下，泪液清冷稀薄，不耐久视；面色无华，神疲乏力，心悸健忘；舌淡，苔薄，脉细弱。

辨证分析：脾虚生化乏源，气血不足，不能收摄其液，故见清冷稀薄之泪无时溢出，不耐久视；全身脉症均为气血两虚之候。

治法：益气养血，收摄止泪。

方药：八珍汤[6]加减。如迎风泪多者，加防风、白芷、菊花以祛风止泪；若遇寒泪多，畏寒肢冷者，酌加细辛、桂枝、巴戟天以温阳散寒摄泪。

（3）肝肾两虚证

证候：眼泪常流，拭之又生，或泪液清冷稀薄；兼头昏耳鸣，腰膝酸软；脉细弱。

辨证分析：肝主泪，肾主水，肝肾不足，约束无权，故见眼泪常流或泪液清冷稀薄；全身脉症均为肝肾两虚之候。

治法：补益肝肾，固摄止泪。

方药：左归饮[25]加减。若流泪较甚者，加五味子、防风以收敛祛风止泪；若感泪液清冷者，加巴戟天、肉苁蓉、桑螵蛸，以加强温补肾阳之力而助固摄止泪之功。

2. 外治

（1）滴滴眼液 选用含硫酸锌的滴眼液。

NOTE

（2）手术治疗　如泪道阻塞者，可试行激光治疗或泪道硅管留置治疗。

3. 其他治法

（1）中成药治疗　根据临床证型，可选用杞菊地黄丸等口服。

（2）针灸治疗　肝血不足、复感风邪证以补法为主，可选肝俞、太冲、合谷、风池；肝肾两虚、约束无权证以补法为主，针灸并用，可选肝俞、肾俞、涌泉、太冲；若流泪清冷者，可加神阙艾灸及同侧睛明穴温针治疗。

【预防和调护】

1. 户外工作者可戴防护眼镜，减少风沙对眼部的刺激。

2. 增强体质，或经常进行睛明穴按摩，有助于改善流泪症状。

第二节　漏　睛

漏睛是以内眦部常有黏液或脓液自泪窍沁出为临床特征的眼病。又名目脓漏、漏睛脓出外障、热积必溃之病、窍漏等。漏睛一名首见于《太平圣惠方·治眼脓漏诸方》，而《原机启微·热积必溃之病》中对本病的病位、主症记载更为详细，谓："其病隐涩不自在，稍觉眊矂，视物微昏，内眦穴开窍如针目，按之则沁沁脓出，有两目俱病者，有一目独病者……故曰热积必溃之病，又曰漏睛。"本病多见于中老年人，女性多于男性，可单眼或双眼发病。此外，亦有新生儿罹患本病者。

漏睛相当于西医学的慢性泪囊炎。

【病因病机】

《诸病源候论·目病诸候》中认为，本病为"风热客于睑眦之间，热搏于血液，令眦内结聚，津液乘之不止，故成脓液不尽"所致。结合临床归纳其为：心有伏火，脾蕴湿热，流注经络，上攻泪窍，热腐成脓。

此外，本病的发生亦可由椒疮及相关鼻病引起。

【临床表现】

1. 自觉症状　患眼隐涩不舒，不时泪下，拭之又生，眦头常湿且常有黏液或脓液自泪窍沁出。

2. 眼部检查　内眦头皮色如常，或微显红赤，内眦部白睛微赤，或见睛明穴下方微有隆起，按之有黏液或脓液自泪窍沁出（彩图9–1）。

3. 实验室及特殊检查　冲洗泪道时有黏液或脓液自泪窍反流。

【诊断依据】

1. 流泪或常有黏液或脓液附于内眦部。

2. 按压睛明穴下方有黏液或脓液自泪窍沁出。

3. 冲洗泪道时多有阻塞现象，并有黏液或脓液自泪窍反流。

【鉴别诊断】

本病应与流泪症相鉴别。二者均有流泪。但流泪症按压内眦部或冲洗泪道时，无黏液或脓液流出；而漏睛按压内眦部或冲洗泪道时，有黏液或脓液自泪窍溢出。

NOTE

【治疗】

该病病程较长，邪毒蕴伏，内眦脓液不尽，若有目珠外伤，或内眼手术，尤其黑睛破损时，则邪毒乘虚而入，可发生凝脂翳、黄液上冲等严重病症，故药物治疗效果不佳时应行手术治疗。

1. 辨证论治

心脾积热证

证候：内眦头微红潮湿，可见脓液浸渍，拭之又生，脓多且稠；按压睛明穴下方时，有脓液从泪窍沁出；小便黄赤；或可见舌红苔黄腻，脉濡数。

辨证分析：心有伏火，脾蕴湿热，上攻泪窍，热腐成脓，故见内眦头皮色微红潮湿，按之脓多且稠；全身脉症均为心脾积热之候。

治法：清心利湿。

方药：竹叶泻经汤[50]加减。脓液多且黄稠者，可去羌活，加天花粉、漏芦、乳香、没药，以加强清热排脓、祛瘀消滞的作用。

2. 外治

（1）滴滴眼液　可用清热解毒类滴眼液，如熊胆滴眼液、鱼腥草滴眼液等；或抗生素滴眼液，如 0.25% 氯霉素滴眼液、0.4% 环丙沙星滴眼液等。每日 4～6 次。

（2）泪道冲洗　可用 1% 双黄连溶液冲洗泪道，每日或隔日 1 次；也可用抗生素药液冲洗。

（3）泪道探通术　若为婴儿患者，一般先行睛明穴下方皮肤按摩；日久无效者，可于 6 个月后行泪道探通术，术后用抗生素滴眼液滴眼。

（4）手术治疗　经药物或泪道探通术治疗不愈者，应行泪囊鼻腔吻合术、泪囊摘除术，或泪道激光成形术等相关手术治疗。

【预防与调护】

1. 及时治疗椒疮、鼻部疾病，可减少和防止本病发生。
2. 嘱患者滴滴眼液前先将黏液或脓液压净，以便药达病所。
3. 勿食辛辣炙煿等刺激性食物，以免加重病情。

第三节　漏睛疮

漏睛疮是指内眦睛明穴下方突发赤肿疼痛，继之溃破出脓的眼病。又名大眦漏。该病名见于《医宗金鉴·外科心法要诀·漏睛疮》，书中对其症状及预后记载较详，说："初起如豆如枣，红肿疼痛，疮势虽小，根源甚深。溃破出黏白脓者顺，生青黑脓或如膏者险。"本病中年女性多见，多为单眼发病。可由漏睛演变而来，亦可突然发生。

漏睛疮相当于西医学的急性泪囊炎。

【病因病机】

《医宗金鉴·外科心法要诀》中谓："漏睛疮在大眦生，肝热风湿病睛明。"结合临床归纳如下：

1. 心经蕴热，或素有漏睛，热毒内蕴，复感风邪，风热搏结所致。

2. 过嗜辛辣炙煿，心脾热毒壅盛，致气血凝滞，营卫不和，结聚成疮，热盛肉腐成脓而溃。

3. 气血不足，正不胜邪，邪气留恋，蕴伏之热邪上扰泪窍。

【临床表现】

1. 自觉症状　内眦睛明穴下方突发皮肤红肿、灼热、疼痛，热泪频流。重者可伴恶寒、发热、头痛等症。

2. 眼部检查　内眦睛明穴下方皮肤红肿灼热，肿核隆起渐大，疼痛拒按；重者红肿连及患侧鼻梁及颜面，甚至胞睑红肿难开，白睛红赤肿胀（彩图 9–2）；如脓成，疮已局限，以指扪之有波动感；若红肿消退，疮口未敛，脓液常从漏口流出。部分患者耳前及颌下可触及肿核，并有压痛。

3. 实验室及特殊检查　血常规检查可见白细胞总数及中性粒细胞比例增高。

【诊断依据】

1. 常有漏睛病史。

2. 内眦睛明穴下方皮肤红肿焮痛，可见肿核隆起，扪压疼痛更甚。

【治疗】

未成脓时以消散为主，已成脓者切开排脓。

1. 辨证论治

（1）风热上攻证

证候：患眼热泪频流，内眦部红肿疼痛，其下方隆起，可扪及肿核，疼痛拒按；头痛，或见恶寒发热；舌红苔薄黄，脉浮数。

辨证分析：风热相搏，客于泪窍，邪壅脉络，气血失和，故见内眦局部红肿疼痛、扪之有肿核隆起；全身症状和舌脉均为风热上攻之候。

治法：疏风清热，消肿散结。

方药：银翘散[110]加减。常于方中加白芷、浙贝母、天花粉，以加强消肿散结之功。

（2）热毒炽盛证

证候：患处红肿焮热，核硬拒按，疼痛难忍，热泪频流，甚而红肿漫及颜面胞睑；耳前或颌下有肿核及压痛，可兼头痛身热，心烦口渴，大便燥结，小便赤涩；舌质红，苔黄燥，脉洪数。

辨证分析：心脾热毒上攻内眦，气血凝滞，营卫不和，故见患处红肿核硬疼痛，漫肿扩散到颜面、胞睑；全身症状和舌脉均为热毒炽盛之候。

治法：清热解毒，消瘀散结。

方药：黄连解毒汤[107]合五味消毒饮[14]加减。若大便燥结者，可加大黄以通腑泄热；患处红肿热痛甚者，加郁金、乳香、没药以助活血散瘀、消肿止痛；欲成脓而未溃者，可加皂角刺、穿山甲、白芷以促使脓成溃破。

（3）正虚邪留证

证候：患处微红微肿，稍有压痛，时有反复，但不溃破；或溃后漏口难敛，脓液稀少不绝；可伴畏寒肢冷，面色苍白，神疲食少；舌淡苔薄，脉细弱。

NOTE

辨证分析：气血不足，正不胜邪，邪气留恋，故见局部微红微肿，稍有压痛，或溃后漏口难敛；全身症状和舌脉为正虚邪留之候。

治法：补气养血，托里排毒。

方药：托里消毒散[49]加减。若红痛有肿核者，可加野菊花、蒲公英、郁金以助清热消肿、活血止痛；溃后漏口不敛已久，面色苍白者，宜加玄参、天花粉、白蔹以养阴清热、生肌排脓。

2. 外治

（1）滴滴眼液　可用清热解毒类滴眼液，如 0.5% 熊胆滴眼液等；或用抗生素滴眼液，如 0.4% 环丙沙星滴眼液等。

（2）湿热敷　早期局部宜用湿热敷，每日 2～3 次。

（3）药物敷　未成脓者可用如意金黄散调和外敷，或用新鲜芙蓉叶、野菊花、马齿苋、紫花地丁等量，洗净捣烂外敷，以清热解毒，促其消散。

（4）其他外治法　已成脓者应切开排脓，并放置引流条，每日换药，待脓尽伤口愈合。若已成漏者，可行泪囊摘除术并切除瘘管。

3. 其他治法

（1）中成药治疗　根据证型选用黄连上清丸、牛黄解毒丸、十全大补丸或人参养荣丸等口服。

（2）抗生素治疗　全身可选用抗生素类药，根据病情选择口服、静脉给药或肌肉注射等。

【预防与调护】

1. 忌食辛辣炙煿等刺激性食物，以防止漏睛变生本病。

2. 本病位置在危险三角区，急性发作时不可挤压患处，切勿采用泪道冲洗及泪道探通术，以免脓毒扩散。

3. 素有漏睛者，应彻底治疗。

【复习思考题】

1. 试述流泪症的病因和辨证论治。

2. 试述流泪症的针灸治疗和手术治疗。

3. 试述漏睛的含义、病因病机、临床表现、诊断要点和鉴别诊断。

4. 试述漏睛的治疗原则和辨证论治。

5. 试述漏睛疮的含义、病因、临床表现、诊断要点、治疗原则和辨证论治。

NOTE

第十章 白睛疾病

白睛又称白仁、白眼，其表层透明而脆嫩，相当于西医学之球结膜；其里层色白而坚韧，相当于西医学之巩膜。因此，白睛疾病包括了西医学的部分结膜病和巩膜病。

白睛为五轮中之气轮，内应于肺，肺与大肠相表里，故白睛疾患多与肺、大肠有关；白睛暴露于外，易受风热外邪及疫疠之气侵袭而发病。病证多有虚实之分：实证多因风寒燥热等邪气侵袭；虚证则多由肺阴虚、肺气不足，目失温煦濡养而致。此外，大肠积热，肺失宣发肃降，亦可导致白睛疾病。

白睛疾病是常见的外障眼病，大多起病急，发展快，主要临床表现为：自觉目痒，目痛，碜涩，生眵，流泪；检查可见白睛红赤或浮肿，睑内面红赤、粟粒丛生等，其中白睛红赤是其最基本的临床表现。

治疗白睛疾病，实证多用疏风清热、清热解毒、泻火通腑、除湿止痒、凉血退赤等法，虚证则多用养阴润燥、益气生津等法。同时，局部治疗亦相当重要，不可忽视。由于风热赤眼、天行赤眼、天行赤眼暴翳、脓漏眼等白睛疾患具有传染性、流行性，应注意预防隔离。

第一节 风热赤眼

风热赤眼是指外感风热而猝然发病，以白睛红赤、眵多黏稠、痒痛交作为主要特征的眼病。广州中医学院主编的《全国高等医药院校试用教材·中医眼科学》称本病为“风热眼”。又名暴风客热、暴风客热外障，俗称暴发火眼。《秘传眼科龙木论·暴风客热外障》说：“此眼初患之时，忽然白睛胀起，都覆乌睛和瞳人，或痒或痛，泪出难开。”本病多发于春、夏、秋季，常以手帕、毛巾、水、手为传染媒介，易在公共场所蔓延，散发于学校等集体生活场所。本病多为双眼患病，突然发生，一般在发病后 3～4 天症状达到高峰，以后逐渐减轻，1～2 周痊愈，预后良好。若失于调治，则病情迁延，可演变成慢性。

该病类似于西医学的急性卡他性结膜炎，属急性细菌性结膜炎。

【病因病机】

《证治准绳·杂病·七窍门》指出，本病“乃素养不清，躁急劳苦，客感风热，卒然而发也。”结合临床归纳其病因病机为：骤感风热之邪，风热相搏，客留肺经，上犯白睛而发；若素有肺经蕴热，则病症更甚。

【临床表现】

1. 自觉症状 患眼碜涩痒痛，灼热流泪，眵多黏稠；可见恶寒发热，鼻塞头痛，溲赤便秘等症。

NOTE

2. 眼部检查 胞睑红肿，白睛红赤、浮肿（彩图10–1），胞睑内面红赤，眵多黏稠。严重者可见附有灰白色伪膜，易于擦去，但又复生。

3. 实验室及特殊检查 发病早期和高峰期眼分泌物涂片及细菌分离培养可发现病原菌；结膜刮片可见多形核白细胞增多。

【诊断依据】

1. 起病急，双眼同时或先后发病。或有与本病患者的接触史。
2. 患眼碜涩痒痛，灼热流泪，眵多黏稠，白睛及睑内面红赤。
3. 结膜刮片见多形核白细胞增多有助于诊断。

【治疗】

内治以祛风清热为基本治则，外治则应滴用清热解毒滴眼液或抗生素滴眼液。

1. 辨证论治

（1）风重于热证

证候：痒涩刺痛，羞明流泪，眵多黏稠，白睛红赤，胞睑微肿；可兼见头痛，鼻塞，恶风；舌质红，苔薄白或微黄，脉浮数。

辨证分析：病变初起，风热之邪上犯白睛，风重于热，故见白睛红赤、痒涩多眵等眼症；全身症状及舌脉均为风重于热之候。

治法：疏风清热。

方药：银翘散[110]加减。若白睛红赤明显，可加野菊花、蒲公英、紫草、牡丹皮以清热解毒、凉血退赤。

（2）热重于风证

证候：目痛较甚，怕热畏光，眵多黄稠，热泪如汤，胞睑红肿，白睛红赤浮肿；可兼见口渴，尿黄，便秘；舌红，苔黄，脉数。

辨证分析：外感风热之邪，火邪为甚，故见白睛红赤浮肿、眵多黄稠、热泪如汤等眼症；全身症状及舌脉均为热重于风之候。

治法：清热疏风。

方药：泻肺饮[75]加减。白睛赤肿浮壅者，重用桑白皮，酌加桔梗、葶苈子以泻肺利水消肿；可加生地黄、牡丹皮以清热解毒、凉血退赤；便秘者可加生大黄以通腑泄热。

（3）风热并重证

证候：患眼焮热疼痛，刺痒交作，怕热畏光，泪热眵结，白睛赤肿；兼见头痛鼻塞，恶寒发热，口渴思饮，便秘溲赤；舌红，苔黄，脉数。

辨证分析：患者平素内热较重，复感风热之邪，内外合邪，故见患眼焮热疼痛、刺痒交作、白睛赤肿等眼症；全身症状及舌脉均为风热并重之候。

治法：疏风清热，表里双解。

方药：防风通圣散[58]加减。若热毒偏盛，去麻黄、川芎、当归辛温之品，宜加蒲公英、金银花、野菊花以清热解毒；若刺痒较重者，加蔓荆子、蝉蜕以祛风止痒。

2. 外治

（1）滴滴眼液 鱼腥草滴眼液，每日6次，症状严重者可每小时2次；亦可选抗生素滴眼液，如0.1%利福平滴眼液、0.25%氯霉素滴眼液或0.3%妥布霉素滴眼液、0.3%氧氟沙星滴眼液等。

（2）洗眼法 可选用蒲公英、野菊花、黄连、玄明粉等清热解毒之品，煎水洗患眼，每日2～3次。

3. 其他治法

（1）中成药治疗 根据证型可选用黄连上清丸等口服。

（2）针灸治疗 ①针刺：以泻法为主，可取合谷、曲池、攒竹、丝竹空、睛明、瞳子髎、风池、太阳、外关、少商，每次选3～4穴，每日针1次。②放血疗法：点刺眉弓、眉尖、太阳穴、耳尖，放血2～3滴以泄热消肿，每日1次。③耳针：选眼、肝、目$_2$、肺穴，留针20～30分钟，可间歇捻转，每日1次。

【预防与调护】

1. 注意个人卫生，不用脏手、脏毛巾揉擦眼部。

2. 急性期的病人所用手帕、毛巾、脸盆及其他生活用品应注意消毒，防止传染。如一眼患病，另一眼更须防护，以防患眼分泌物及滴眼液流入健眼。

3. 禁止包扎患眼。

第二节 天行赤眼

天行赤眼是指外感疫疠之气，白睛暴发红赤、点片状溢血，常累及双眼，能迅速传染并引起广泛流行的眼病。又名天行赤目、天行赤热、天行气运等。本病名见于《银海精微·卷之上》，该书强调其传染性，指出："天行赤眼者……一人害眼传于一家，不论大小皆传一遍。"本病多发于夏秋季，常见于成年人，婴幼儿较少见；传染性极强，潜伏期短，多于24小时内双眼同时或先后而发，起病急剧，刺激症状重，常呈暴发流行，但预后良好。

本病类似于西医学的流行性出血性结膜炎，属病毒性结膜炎。

【病因病机】

《银海精微·卷之上》指出："天行赤眼者，谓天地流行毒气，能传染于人。"强调疫疠之气为其外因。

本病多因猝感疫疠之气，疫热伤络；或肺胃积热，肺金凌木，侵犯肝经，上攻于目而发病。

【临床表现】

1. 自觉症状 目痛羞明，碜涩灼热，泪多眵稀；可有头痛发热、四肢酸痛等症。

2. 眼部检查 初起胞睑红肿，白睛红赤，甚至红赤壅肿，睑内粟粒丛生，或有伪膜形成；继之白睛溢血呈点片状或弥漫状（彩图10–2），黑睛生星翳。耳前或颌下可扪及肿核。

3. 实验室及特殊检查 眼分泌物涂片或结膜刮片镜检见单核细胞增多。

【诊断依据】

1. 白睛红赤，或见白睛溢血呈点片状，耳前或颌下可扪及肿核。

2. 正处流行季节，或有接触史，起病急，多双眼同时或先后发病。

【治疗】

1. 辨证论治

（1）疠气犯目证

证候：患眼碜涩灼热，羞明流泪，眼眵稀薄，胞睑微红，白睛红赤、点片状溢血；发热头痛，鼻塞，流清涕，耳前、颌下可扪及肿核；舌质红，苔薄黄，脉浮数。

辨证分析：初感疫疠之气，上犯白睛，热伤络脉，故见白睛红赤、点片状溢血等眼症；全身症状及舌脉为疠气侵袭之候。

治法：疏风清热，兼以解毒。

方药：驱风散热饮子[67]加减。宜去方中之羌活、当归尾、川芎，酌加金银花、黄芩、蒲公英、大青叶等，以增强清热解毒之力；若无便秘，可去方中大黄；若白睛红赤甚、溢血广泛者，加牡丹皮、紫草以清热凉血退赤。

（2）热毒炽盛证

证候：患眼灼热疼痛，热泪如汤，胞睑红肿，白睛红赤壅肿、弥漫溢血，黑睛星翳；口渴心烦，便秘溲赤；舌红，苔黄，脉数。

辨证分析：肺胃素有积热，复感疫疠之气，内外合邪，上攻于目，故见白睛红肿、弥漫溢血、黑睛星翳等眼症；全身症状及舌脉为热毒炽盛之候。

治法：泻火解毒。

方药：泻肺饮[75]加减。若白睛溢血广泛者，酌加紫草、牡丹皮、生地黄以凉血止血；黑睛生星翳者，酌加石决明、木贼、蝉蜕以散邪退翳；若便秘溲赤明显者，酌加生大黄、淡竹叶以清热通腑、利水渗湿。

2. 外治

（1）滴滴眼液　鱼腥草滴眼液，每日6次，症状严重者可每小时2次；亦可选抗病毒滴眼液，配合抗生素滴眼液滴眼。

（2）洗眼法　选用大青叶、金银花、蒲公英、菊花等清热解毒之品，煎汤洗患眼，每日2～3次。

3. 其他治法

（1）中成药治疗　根据临床证型，可选用银翘解毒丸、防风通圣丸等口服。

（2）针刺治疗　同风热赤眼。

【预防与调护】

同风热赤眼。

第三节　天行赤眼暴翳

天行赤眼暴翳是指因感受疫疠之气，急发白睛红赤，继之黑睛生翳的眼病。又名大患后生翳、暴赤生翳。病名首见于《古今医统大全·眼科》，该书在记载其症状时说："患眼赤肿，泪出而痛，或致头额俱痛，渐生翳障，遮蔽瞳人，红紫不散。"本病可单眼或双眼同时患病，易传染流行，无明显季节性，各年龄段均可发生，病程较长，严重者可迁延数月以上。愈后常遗留不同程度的角膜云翳，影响视力。

本病类似于西医学的流行性角结膜炎，属病毒性角结膜炎。

【病因病机】

NOTE

《古今医统大全·眼科》认为，本病"运气所加，风火淫郁……必有瘀血，宜去之"。结合临床归纳其病因病机为：外感疠气，内兼肺火亢盛，内外合邪，肺金凌木，侵犯肝经，肺肝火炽，上攻于目而发病。

【临床表现】

1. 自觉症状　灼热目痛，碜涩羞明，泪多眵稀，视物模糊。

2. 眼部检查　初起胞睑微肿，泪多眵稀，白睛红赤壅肿，耳前及颌下扪及肿核并有压痛；发病 1 ~ 2 周后，白睛红赤壅肿逐渐消退，但出现抱轮红赤或白睛混赤，黑睛星点翳障，散在而不联缀，呈圆形，边界模糊，多位于黑睛中央，在裂隙灯显微镜下清晰可见荧光素染色后的黑睛星点翳障（彩图 10–3）；2 ~ 3 周后，荧光素染色虽转为阴性，但黑睛点状混浊可持续数月或更长时间，以后逐渐消退。

3. 实验室及特殊检查　眼分泌物涂片见单核细胞增多。

【诊断依据】

1. 发病迅速，双眼先后发病，常有相关接触史。

2. 自觉碜涩疼痛，畏光流泪，泪多眵稀，耳前多有肿核，按之疼痛。

3. 白睛红赤浮肿，黑睛出现星点翳障，多位于黑睛中部。

【鉴别诊断】

本病应与风热赤眼、天行赤眼相鉴别，其内容详见表 10–1。

表 10–1　风热赤眼、天行赤眼及天行赤眼暴翳的鉴别表

鉴别点	风热赤眼	天行赤眼	天行赤眼暴翳
病因	感受风热之邪	猝感疫疠之气	猝感疫疠之气，内兼肺火亢盛，内外合邪，肝肺同病
眵泪	眵多黏稠	泪多眵稀	泪多眵稀
白睛红赤	白睛红赤浮肿	白睛红赤浮肿，点状或片状白睛溢血	白睛红赤浮肿，或抱轮红赤
黑睛星翳	多无黑睛生翳	少有，在发病初出现，其星翳易消退	多有，以发病后 1 ~ 2 周更多见，其星翳多位于中央，日久难消
分泌物涂片	多形核白细胞增多	单核细胞增多	单核细胞增多
预后	一般较好	一般较好	重者黑睛可留点状翳障，渐可消退
传染性	有传染性，但不引起流行	传染性强，易引起广泛流行	同天行赤眼

【治疗】

肺肝同病为本病的特点，故治疗时不能因白睛红赤肿痛消退就放松黑睛星翳的治疗，否则会造成黑睛星翳迁延难愈。

1. 辨证论治

（1）疠气犯目证

证候：目痒碜痛，羞明流泪，眼眵清稀，胞睑微肿，白睛红赤浮肿，黑睛星翳；兼见头痛发热，鼻塞流涕；舌红，苔薄白，脉浮数。

辨证分析：疠气初感肺金，引动肝火，上犯白睛及黑睛，故见白睛红赤浮肿、黑睛星翳稀疏等眼症；全身症状及舌脉为疠气侵袭之候。

治法：疏风清热，退翳明目。

方药：菊花决明散[108]加减。宜去方中之羌活，常加蝉蜕、蒺藜以祛风退翳；若白睛红赤浮肿明显者，加桑白皮、金银花以清热泻肺。

（2）肺肝火炽证

证候：患眼砂涩刺痛，畏光流泪，视物模糊，黑睛星翳簇生，白睛混赤；兼见口苦咽干，便秘溲赤；舌红，苔黄，脉弦数。

辨证分析：素体肺热较盛，肺金凌木，侵犯肝经，肺肝火炽，上攻于目，故见白睛混赤、黑睛星翳簇生；口苦咽干、便秘溲赤及舌脉均为肺肝火炽之候。

治法：清肝泻肺，退翳明目。

方药：修肝散[86]或洗肝散[87]加减。常于方中加密蒙花、谷精草，以增疏风清热退翳之功；白睛混赤甚者，宜去方中川芎、红花，加牡丹皮以增强凉血退赤之功。

（3）阴虚邪留证

证候：目珠干涩，白睛红赤渐退，但黑睛星翳未尽；舌红少津，脉细数。

辨证分析：热邪伤津，余邪未尽，故见白睛红赤渐退，但目珠干涩，尚有黑睛星翳；舌红少津、脉细数为阴虚邪留之候。

治法：养阴祛邪，退翳明目。

方药：滋阴退翳汤[123]加减。常于方中加北沙参、天冬以助养阴生津；黑睛有翳、羞明者，宜加石决明、谷精草、乌贼骨以清肝明目退翳。

2. 外治

（1）滴滴眼液　鱼腥草滴眼液，每日6次，症状严重者可每小时2次；亦可选抗病毒滴眼液，配合抗生素滴眼液滴眼；若黑睛星翳簇生，可配用促进黑睛表层愈合的眼药。

（2）洗眼法　选用大青叶、金银花、蒲公英、决明子、野菊花等清热解毒之品，煎汤洗患眼，每日2～3次。

3. 其他治法

同天行赤眼。

【预防与调护】

同风热赤眼。

第四节　脓漏眼

脓漏眼是以发病急剧，胞睑及白睛高度红赤壅肿，眵多如脓，易引起黑睛生翳溃损为主要特征的眼病。该病起病急、进展速，常因合并黑睛损害而严重危害视力，预后不良。其传染性极强，属接触传染。中医眼科古典医著中无本病之相关记载，根据其病症特点，后世称为脓漏眼（《中医药学高级丛书·中医眼科学》）。

NOTE

本病类似于西医学之淋菌性结膜炎，属超急性细菌性结膜炎，是急性传染性眼病中最剧烈的一种。成人患者多为淋菌性急性尿道炎的自身感染，或他人尿道分泌物传染所致；新生儿患者则主要通过母体产道炎性分泌物直接感染。

【病因病机】

外感淋病疫毒，导致肺胃火毒炽盛，夹肝火升腾，浸淫于目而成。

【临床表现】

1. 自觉症状　眼内灼热疼痛，眵多如脓，碜涩羞明，热泪如涌。成年患者潜伏期为 10 小时至 2～3 日不等，常有排尿困难、尿痛、尿急、尿血等症状。新生儿患者多在出生后 2～3 日发病，其症状与成人患者相似，但可有全身发热等表现。

2. 眼部检查　初期胞睑及白睛高度红赤壅肿，或伴白睛溢血及假膜形成，有黏稠或血性分泌物；约 3～5 日后，可见大量脓性眼眵自睑裂外溢（彩图 10–4），部分患者合并黑睛溃烂，严重者黑睛穿孔，形成蟹睛，甚至珠内灌脓；2～3 周后，脓性眼眵减少，胞睑内红赤肥厚、粟粒丛生、表面粗糙，白睛轻度红赤等，可持续数月。

此外，全身检查常在耳前扪及肿核，可有淋菌性尿道炎或阴道炎。

3. 实验室及特殊检查　眼分泌物或结膜刮片可找到淋球菌；尿道或阴道分泌物涂片急性期镜检可查见革兰阴性双球菌；血常规检查急性期白细胞总数可增加，中性粒细胞比例可升高。

【诊断依据】

1. 有淋病史或接触史；新生儿患者其母有淋病性阴道炎。

2. 胞睑及白睛高度红赤壅肿，大量脓性眼眵。

3. 眼分泌物或结膜刮片发现淋球菌。

【鉴别诊断】

本病应与风热赤眼相鉴别。二者相同之处是发病急，有传染性，可见白睛红赤、眵多；不同之处是风热赤眼无淋病史或相关接触史，胞睑及白睛红赤肿痛、眼眵诸症相对较轻，一般不发生黑睛溃烂，分泌物或结膜上皮细胞刮片找不到淋球菌。

【治疗】

本病病情凶险，发展迅速，故强调全身与局部治疗相结合。

1. 辨证论治

（1）疫毒攻目证

证候：灼热羞明，疼痛难睁，眵泪带血，睑内红赤，白睛红肿，甚则白睛浮壅高出黑睛，黑睛星翳，或见睑内有点状出血及假膜形成；兼见恶寒发热，便秘溲赤；舌质红，苔薄黄，脉浮数。

辨证分析：火毒上壅，气郁水停血滞，故见白睛红肿，甚则白睛浮壅高出黑睛，以及眵泪带血等眼症；恶寒发热、便秘溲赤及舌脉表现为疫毒侵袭之候。

治法：清热解毒。

方药：普济消毒饮[121]加减。可于方中加生地黄、牡丹皮以清热凉血；加葶苈子以下气行水；黑睛翳重者可加石决明、芦荟以清肝退翳。

（2）火毒炽盛证

证候：白睛赤脉深红粗大，脓眵不断从睑内溢出，胞睑及白睛红赤浮肿，黑睛溃烂，甚则穿孔；兼见头痛身热，口渴咽痛，小便短赤剧痛，便秘；舌绛，苔黄，脉数。

NOTE

辨证分析：热毒充斥，气血两燔，热深毒重，故见白睛赤脉深红粗大，眵多成脓而不断从睑内溢出等眼症；头痛身热、溲赤剧痛、便秘等全身症状和舌脉为火毒炽盛之候。

治法：泻火解毒。

方药：清瘟败毒饮[116]加减。常酌加金银花、紫花地丁、败酱草、蒲公英以增强清热解毒之力；若白睛赤脉深红粗大甚者，可加紫草、赤芍以增凉血活血之功；若黑睛溃陷者，酌加夏枯草、青葙子、石决明以凉血解毒、清肝明目退翳；若便秘溲赤明显者，酌加通草、车前子、生大黄以通利二便。

2. 外治

（1）洗眼法　①金银花、野菊花、紫花地丁、败酱草、蒲公英等清热解毒之品煎水外洗。②用 3% 硼酸液或 1∶10000 的高锰酸钾溶液冲洗结膜囊，每 15 ~ 30 分钟冲洗 1 次，必须夜以继日，不可间断，直至脓性眼眵减少或消失。

（2）滴滴眼液　①用清热解毒类滴眼液如熊胆滴眼液等，或抗生素滴眼液如妥布霉素滴眼液、氧氟沙星滴眼液等频频滴眼。②若发生黑睛溃烂者，还需用 1% 硫酸阿托品滴眼液或眼膏散瞳。

3. 其他治法　本病必须同时全身应用抗生素治疗，首选头孢菌素类口服或静脉滴注。注意不要与其他药物混用。

【预防与调护】

1. 宣传性病防治知识，严格控制性病传播，淋病性尿道炎、阴道炎的病人患病期间禁止到公共游泳池游泳或浴池洗澡，饭前便后要洗手。

2. 对患有淋病性尿道炎及阴道炎的病人要隔离，彻底治疗，与患眼接触的医疗器械须严格消毒，焚毁敷料等物；若单眼患病，应用透明眼罩保护健眼。

3. 新生儿出生后应及时滴用妥布霉素滴眼液等抗生素眼液以作预防。

第五节　时复目痒

时复目痒是指发病时目痒难忍，白睛红赤，至期而发，呈周期性反复发作的眼病。该病名见于曾庆华主编的《中医眼科学》，又名时复证、痒若虫行证、眼痒极难忍外障等。其发病特征与《眼科菁华录·时复之病》中所载之“时复症”相似，书中说：“类似赤热，不治自愈，及期而发，过期又愈，如花如潮，久而不治，遂成其害。”本病多见于青少年男性，常双眼发病，其病程可长达数年或数十年之久，随年龄增长逐渐减轻或痊愈。

该病类似于西医学的春季结膜炎。

【病因病机】

1. 肺卫不固，风热外侵，上犯白睛，往来于胞睑肌肤腠理之间。

2. 脾胃湿热内蕴，复感风邪，风湿热邪相搏，滞于胞睑、白睛。

3. 肝血不足，虚风内动，上犯于目。

【临床表现】

1. 自觉症状　双眼奇痒难忍，灼热微痛，碜涩不适，甚则羞明流泪，有白色黏丝样眼眵。

2. 眼部检查　胞睑内面有状如铺路卵石样的扁平颗粒，表面似覆一层牛奶，白睛呈污红色

（彩图 10–5）；或见黑睛边缘出现黄白色胶样隆起结节，重者结节相互融合，包绕黑睛边缘，白睛呈污红或黄浊色。上述两种情况可以单独出现，也可同时存在。

3. 实验室及特殊检查 结膜刮片可见嗜酸性粒细胞或嗜酸性颗粒。

【诊断依据】

1. 双眼奇痒难忍，周期性反复发作，一般春夏季发病，秋冬缓解。

2. 睑内面有扁平颗粒，状如铺路卵石样排列；或见黑睛边缘出现黄白色胶样隆起结节，白睛呈污红或黄浊色；或两种情况同时存在。

3. 结膜刮片可见嗜酸性粒细胞或嗜酸性颗粒。

【鉴别诊断】

本病应与椒疮相鉴别。两者相同之处是均在胞睑内面有颗粒丛生。不同之处是椒疮之颗粒较小，目无奇痒，无定期发病的特点；而本病之颗粒较大，硬而扁平，排列如铺路之卵石样，双眼奇痒，定期发病。

【治疗】

1. 辨证论治

（1）外感风热证

证候：眼痒难忍，灼热微痛，有白色黏丝样眼眵，胞睑内面遍生状如小卵石样颗粒，白睛污红；舌淡红，苔薄白，脉浮数。

辨证分析：外感风热，郁滞睑肤肌腠，故见睑内遍生卵石状颗粒或白睛污红，眼痒难忍；舌脉为外感风热之候。

治法：祛风止痒。

方药：消风散[102]加减。痒甚者酌加桑叶、菊花、刺蒺藜，以增祛风止痒之功；若白睛红赤、灼热明显者，可加牡丹皮、赤芍、郁金以凉血消滞退赤。

（2）湿热夹风证

证候：患眼奇痒难忍，风吹日晒、揉拭眼部后加剧，泪多眵稠呈黏丝状，睑内面遍生颗粒，状如小卵石排列，白睛污黄，黑白睛交界处呈胶样结节隆起；舌质红，苔黄腻，脉数。

辨证分析：湿热郁遏，气血郁阻，兼受风邪，故见患眼奇痒难忍、眼眵黏稠呈黏丝状，白睛污红，黑白睛交界处呈胶样结节隆起；舌脉为湿热夹风之候。

治法：清热除湿，祛风止痒。

方药：除湿汤[92]加减。常于方中加白鲜皮、地肤子、茵陈以增强除湿止痒之力；睑内面遍生状如小卵石样颗粒及有胶样结节隆起者，可加郁金、川芎以消郁滞。

（3）血虚生风证

证候：眼痒势轻，时作时止，白睛微显污红；面色少华或萎黄；舌淡脉细。

辨证分析：肝虚血少，虚风内动，上扰于目，故见眼痒干涩，时作时止；全身症状及舌脉均为血虚之候。

治法：养血息风。

方药：四物汤[33]加减。方中宜加蒺藜、防风，以增祛风止痒之功；加炒白术、茯苓、南沙参以健脾益气，使气血生化有源。

NOTE

2. 外治

（1）滴滴眼液　滴用清热解毒类滴眼液，如熊胆滴眼液，可配合用 0.5% 醋酸可的松滴眼液；亦可用 2% 色苷酸钠滴眼液，配合用 0.1% 肾上腺素溶液；或用 2% 环孢霉素 A 滴眼液滴眼。

（2）冷敷　局部冷敷可减轻症状。

3. 其他治法

（1）针刺治疗　选取承泣、光明、外关、合谷等穴，每日 1 次，10 次为 1 个疗程。

（2）西药治疗　病情严重者可口服氯雷他定 10mg，每日 1 次，1 ~ 2 周为 1 个疗程。

【预防与调护】

1. 发作期为避免阳光刺激，可戴有色眼镜。

2. 少食或不食辛辣厚味之品，以免加重病情。

3. 缓解期可益气补脾以固其本，对防止复发或减轻复发症状有积极的意义。

第六节　金　疳

金疳是指白睛表层生玉粒样小泡，周围绕以赤脉的眼病，又名金疡。金疳之名首见于《证治准绳·杂病·七窍门》，该书对其症状及发生部位进行了描述："金疳，初起与玉粒相似，至大方变出祸患……生于气轮者，则有珠痛泪流之苦。"本病以单眼发病为多，亦有双眼发病者。

本病类似于西医学之泡性结膜炎。

【病因病机】

1. 肺经燥热，宣发失职，肺火偏盛，上攻于目，气血郁滞而成。

2. 肺阴不足，虚火上炎白睛所致。

3. 脾胃失调，土不生金，肺金失养，肺气不利而致。

【临床表现】

1. 自觉症状　仅感眼部砂涩不适。

2. 眼部检查　白睛浅层可见灰白色或玉粒状小泡，多为 1 个，大小不一，压之不痛，小泡周围有赤脉环绕（彩图 10-6），小泡破溃后可以自愈，愈后不留痕迹。

3. 实验室及特殊检查　部分患者结核菌素试验阳性。

【诊断依据】

1. 白睛浅层见灰白色小泡，周围有赤脉环绕。

2. 眼部砂涩不适。

【治疗】

1. 辨证论治

（1）肺经燥热证

证候：目涩疼痛，泪热眵结；白睛浅层生小泡，其周围赤脉粗大；或有口渴鼻干，便秘溲赤；舌质红，苔薄黄，脉数。

辨证分析：肺经燥热上攻于目，故砂涩疼痛较明显，小泡周围赤脉色红；其他眼症及全身症状和舌脉均为肺经燥热之候。

治法：泻肺散结。

方药：泻肺汤[74]加减。常于方中加赤芍、牡丹皮以凉血活血退赤，加连翘以增清热散结之功；若小泡位于黑睛边缘者，加夏枯草、决明子以清肝泻火；大便秘结者可加大黄以泻腑清热。

（2）肺阴不足证

证候：隐涩微疼，眼眵干结，白睛生小泡，周围赤脉淡红，反复再发；可有干咳咽干；舌质红，少苔或无苔，脉细数。

辨证分析：肺阴不足，虚火上炎，故以磣涩疼痛不甚、小泡周围赤脉色淡为特点；其他眼症及全身症状和舌脉均为肺阴不足之候。

治法：滋阴润肺。

方药：养阴清肺汤[88]加减。常于方中加夏枯草、连翘以增清热散邪之功。

（3）肺脾亏虚证

证候：白睛小泡周围赤脉轻微，日久难愈，或反复发作；疲乏无力，食欲不振，腹胀不舒；舌质淡，苔薄白，脉细无力。

辨证分析：因肺脾两虚，邪气不盛，故见眼症轻微，反复发作；疲乏无力、食欲不振、腹胀不舒等全身症状和舌脉为肺脾亏虚之候。

治法：益气健脾。

方药：参苓白术散[81]加减。可加桑白皮、赤芍以缓目赤、止目痛。

2. 外治 可选用 0.5% 熊胆滴眼液滴眼，每日 3～6 次；同时选用 0.5%醋酸可的松滴眼液或 0.025%地塞米松滴眼液。亦可用抗生素类药物。

【预防与调护】

1. 宜少食辛辣炙煿之品，以防助热伤阴。适当补充多种维生素。

2. 加强锻炼，增强体质。

第七节 白涩症

白涩症是指白睛不赤不肿，而以自觉眼内干涩不适，甚则视物昏朦为主症的眼病。又名干涩昏花。干涩昏花之名首见于《证治准绳》。白涩症之名首见于《审视瑶函·白痛》，该书对其症状进行了描述，谓："不肿不赤，爽快不得，沙涩昏朦，名曰白涩。"该书还根据病情发展的不同阶段，分别以"白涩""干涩昏花""神水将枯"命名。多为双眼发病。

本病主要与西医学之干眼相类似。其他疾病如慢性结膜炎、浅层点状角膜炎等，若主症与本病相符，亦可参照辨证论治。

【病因病机】

《审视瑶函》谓："……乃气分隐伏之火，脾肺络湿热。"《证治准绳》言："乃火郁蒸于膏泽，故睛不清，而珠不莹润，汁将内竭。"结合临床归纳如下：

1. 风沙尘埃侵袭日久或久留于干燥环境等，化燥伤津，加之素有肺阴不足，内外合邪，燥热犯目所致。

2. 平素情志不舒，郁火内生，津伤血壅，目失濡养。

3. 久病或年老体衰，或过用目力，劳瞻竭视，导致气虚津亏，精血不足，目失滋养。

4. 风热赤眼或天行赤眼治疗不彻底，余热未清，隐伏肺脾之络所致。

【临床表现】

1. 自觉症状 患眼干涩不爽，瞬目频频，或微畏光，灼热微痒，不耐久视，眵少色白或无眵；或同时有口鼻干燥，口中乏津。

2. 眼部检查 白睛赤脉隐隐；或白睛不红不肿，胞睑内面红赤；或睑弦红赤、增厚，睑弦有黄白色分泌物堆积；或目珠干燥而失却莹润光泽（彩图 10–7），白睛微红，有皱褶，眵黏稠呈丝状。

3. 实验室及特殊检查

（1）泪液分泌量测定：泪液分泌试验（Schirmer test），STI 和 STII 小于 10mm/5min 为异常。

（2）泪膜破裂时间（BUT）小于 10 秒；泪河线宽度小于 0.3mm。

（3）泪液渗透压测定：利用冰点 – 渗透压测量仪进行检测，一般大于 312mOms/L 可诊断为干眼症。

（4）虎红染色试验阳性，荧光素染色试验阳性。

（5）印迹细胞学检查表现为杯状细胞密度降低，细胞核浆比降低，出现蛇形染色质，鳞状上皮化增加。

（6）必要时做自身抗体（类风湿因子、抗核抗体）及免疫球蛋白 IgG、IgM、IgA 测定和血沉检查。

【诊断依据】

1. 患眼干涩不爽，频频瞬目，或微畏光，甚则视物昏朦。

2. 白睛赤脉隐隐，胞睑内面红赤；或睑弦红赤、增厚；或睑弦有黄白色分泌物堆积。

【治疗】

1. 辨证论治

（1）肺阴不足证

证候：眼干涩不爽，不耐久视，白睛如常或稍有赤脉，黑睛可有细点星翳，反复难愈；可伴口干鼻燥，咽干，便秘；苔薄少津，脉细无力。

辨证分析：肺阴不足日久，燥热犯目，目失润养，故见目珠干涩，不耐久视，黑睛星翳；虚火壅滞，故见白睛隐红；其他全身症状及舌脉均为肺阴不足之候。

治法：滋阴润肺。

方药：养阴清肺汤[88]加减。可于方中加太子参、五味子以益气养阴；黑睛有细点星翳者，可加蝉蜕、密蒙花、菊花以明目退翳。

（2）肝经郁热证

证候：目珠干涩，灼热刺痛，或白睛微红，或黑睛星翳，或不耐久视；口苦咽干，烦躁易怒，或失眠多梦，大便干或小便黄；舌红，苔薄黄或黄厚，脉弦滑数。

辨证分析：肝郁化火，津伤血壅，故目珠干涩，灼热刺痛；气郁化火，扰动心神，故烦躁易怒；其他全身症状及舌脉均为肝经郁热之候。

治法：清肝解郁，养血明目。

方药：丹栀逍遥散[18]加减。方中可加百合、生地黄以增养阴生津之力；黑睛星翳者，加密蒙花、菊花、珍珠母以明目退翳；或可选鬼针草以清热解毒，助清肝之力。

（3）气阴两虚证

证候：目内干涩不爽，目燥乏泽，双目频眨，羞明畏光，白睛隐隐淡红，不耐久视，久视后则诸症加重，甚者视物昏朦，黑睛可有细点星翳，甚者呈丝状，迁延难愈；口干少津，神疲乏力，头晕耳鸣，腰膝酸软；舌淡红，苔薄，脉细或沉细。

辨证分析：气阴两虚，目失所养，故见目内干涩不爽，目燥乏泽，甚者视物昏朦；"久视伤血"，故不耐久视，久视后则诸症加重；全身症状及舌脉均为气阴俱虚之候。

治法：益气养阴，滋补肝肾。

方药：生脉散[37]合杞菊地黄丸[59]加减。可加白芍、当归养血和营，使目得血荣；黑睛生翳者可加密蒙花、蝉蜕以退翳明目；白睛隐隐淡红者可加地骨皮、白薇以清热退赤。

（4）邪热留恋证

证候：患风热赤眼或天行赤眼之后期，微感畏光流泪，有少许眼眵，干涩不爽，白睛少许赤丝细脉而迟迟不退，睑内亦轻度红赤；舌质红，苔薄黄，脉数。

辨证分析：因热邪伤阴，余邪未尽，隐伏于肺脾两经，更致其壅滞不畅而津少失润，故以风热赤眼或天行赤眼之后期出现上述眼症为特点；舌脉为邪热留恋之候。

治法：清热利肺。

方药：桑白皮汤[105]加减。方中可加金银花、赤芍，以增清热解毒、凉血散瘀之力；若阴伤而无湿者，可去方中之茯苓、泽泻。

2. 外治　可滴用人工泪液，如 0.1% 玻璃酸钠滴眼液等。

3. 其他治法　针刺治疗选睛明、上睛明、攒竹、四白、承泣、太阳、丝竹空、阳白等眼周穴，每次选 3～4 穴，平补平泻手法，每日 1 次，每次留针 30 分钟，10 日为 1 个疗程。

【预防与调护】

1. 彻底治疗风热赤眼或天行赤眼。
2. 避免熬夜、过用目力、风沙烟尘刺激及勿滥用滴眼液。
3. 宜少食辛辣炙煿之品，以免化热伤阴。

第八节　胬肉攀睛

胬肉攀睛是指眼眦部长赤膜如肉，其状如昆虫之翼，横贯白睛，攀侵黑睛，甚至遮盖瞳神的眼病。又名胬肉侵睛外障、蚂蟥积证、肺瘀证、目中胬肉等。本病名首见于《银海精微·卷之上》，而《张氏医通·七窍门》中对其症状及治法的记载简单明了，谓："胬肉攀睛证，多起于大眦，如膜如肉，渐侵风轮，甚则掩过瞳神，初起可点而退，久则坚韧难消，必用钩割。"胬肉多起于大眦，也有起于小眦或两眦同时发生者。常见于中老年人及户外工作者，男性多于女性。若遮盖瞳神则影响视力。按病变进展情况可分为进行期和静止期。

NOTE

本病相当于西医学之翼状胬肉，属结膜变性疾病。

【病因病机】

《银海精微·卷之上》对胬肉攀睛发病之因记载甚详，云："此症者，脾胃热毒，脾受肝邪，多是七情郁结之人，或夜思寻，家筵无歇，或饮酒乐欲，使三焦壅热；或肥壮之人，血滞于大眦。胬肉发端之时多痒，因乎擦摩，胬肉渐渐生侵黑睛。"结合临床归纳如下：

1. 心肺蕴热，风热外袭，内外合邪，热郁血滞，脉络瘀滞，渐生胬肉。

2. 劳欲过度，心阴暗耗，肾精亏虚，水不制火，虚火上炎，脉络瘀滞，致生胬肉。

【临床表现】

1. 自觉症状 初起无明显的不适之症，或眼感痒涩；进展期痒涩加重，流泪生眵；静止期痒涩不显。可有视力下降，若胬肉过大可致眼珠转动受限。

2. 眼部检查 上、下胞睑之间的白睛上起膜，渐渐变厚，赤丝相伴，红赤高起，胬起如肉，一般自眦角开始，呈三角形。其横贯白睛的宽大部分称为体部；攀向黑睛的尖端称为头部；横跨黑睛边缘的部分称为颈部。若头尖高起而体厚，赤瘀如肉，发展迅速，每可侵及黑睛中央，障漫瞳神，则属进展期（彩图 10–8）；若胬肉头钝圆而薄，体亦菲薄如蝇翅，色白或淡红，多发展缓慢，或始终停止在黑睛边缘部，则属静止期。

【诊断依据】

1. 眦部白睛上生赤膜如肉，略呈三角形，其尖端渐向黑睛攀侵。

2. 胬肉上有丝脉相伴，或粗或细。

【治疗】

若胬肉淡红菲薄，头平体小者，以点眼药为主；胬肉头尖高起，体厚而宽大，红赤明显者，应内外同治；如药物治疗无效，发展较速者，宜手术治疗。

1. 辨证论治

（1）心肺风热证

证候：患眼眵泪较多，眦痒羞明，胬肉初生，渐渐长出，攀向黑睛，赤脉密布；舌苔薄黄，脉浮数。

辨证分析：外感风热，邪客心肺，经络瘀滞，故见眦痒、羞明多泪、胬肉长出、赤脉密布等眼症；舌苔薄黄、脉浮数为心肺风热之候。

治法：祛风清热。

方药：栀子胜奇散[84]加减。若赤脉密布，可加赤芍、牡丹皮、郁金以散瘀退赤；便秘者去方中羌活、荆芥穗，酌加大黄以通腑泄热。

（2）阴虚火旺证

证候：患眼涩痒间作，胬肉淡红菲薄，时轻时重；心中烦热，口舌干燥；舌红少苔，脉细。

辨证分析：虚火上炎，灼烁眼目，故见胬肉淡红菲薄、微有涩痒之眼症；全身症及舌脉均为阴虚火旺之候。

治法：滋阴降火。

方药：知柏地黄丸[71]加减。若心烦失眠显著者，可加麦冬、五味子、酸枣仁以养心安神。

2. 外治

（1）滴滴眼液　可用清热解毒之滴眼液或抗生素滴眼液，并同时选用非甾体类或糖皮质激素类滴眼液，每日各3～4次。

（2）手术　胬肉发展迅速，侵入黑睛，有掩及瞳神趋势者，须行手术治疗。手术方式包括胬肉切除术、胬肉切除合并结膜瓣转移修补术、胬肉切除合并自体游离结膜瓣移植术等术式。手术原则为角膜创面干净光滑，胬肉结膜下组织切除要彻底。

【预防与调护】

1. 注意眼部卫生，避免风沙与强光刺激；忌烟酒及刺激性食物；勿过劳和入夜久视。

2. 对胬肉手术后复发的病人，不宜立即再行手术，应在其静止6个月后再考虑手术。

第九节　白睛溢血

白睛溢血是指白睛表层下出现片状出血斑，甚至遍及整个白睛的眼病。《证治准绳·杂病·七窍门》又称之为色似胭脂症，在描述其症状时说："不论上下左右，但见一片或一点红血，俨似胭脂抹者是也。"本病多见于50岁以上的中老年人，大抵数日即能自行消退，一般预后良好。

本病相当于西医学之结膜下出血。

【病因病机】

1. 热客肺经，肺气不降，迫血妄行而外溢白睛。

2. 素体阴虚，或年老精亏，虚火上炎，灼伤脉络致血溢络外。

此外，剧烈呛咳、呕吐致使气逆上冲，酗酒过度而湿热上熏，以及妇女逆经和眼部外伤等，均可导致血不循经，目络破损而外溢白睛。

【临床表现】

1. 自觉症状　无明显不适感，多为他人发现。

2. 眼部检查　白睛浅层下出现点、片状出血斑，边界清楚，甚者遍及白睛。初期色鲜红（彩图10-9），逐渐变成棕黄色，最后吸收消退。

【诊断依据】

白睛浅层下出现点、片状出血斑，边界清楚，甚者遍及白睛。

【治疗】

早在《审视瑶函·目赤》中就提出："须以清肺散血之剂，外点药逐之，宜服退赤散。"这种内服加外治的方法至今仍在临床应用。

1. 辨证论治

（1）热客肺经证

证候：白睛表层血斑鲜红；或见咳嗽气逆，痰稠色黄，咽痛口渴，便秘尿黄；舌质红，苔黄少津，脉数。

辨证分析：热客肺经，肺失清肃，热邪迫血妄行，故见白睛血斑鲜红；全身症及舌脉均为热客肺经之候。

治法：清肺凉血散血。

方药：退赤散[91]加减。可选加丹参、赤芍、红花、郁金以活血化瘀。

（2）阴虚火旺证

证候：白睛溢血，血色鲜红，反复发作；或见头晕耳鸣，颧红口干，心烦少寐；舌红少苔，脉细数。

辨证分析：阴虚不能制火，火旺则更伤真阴，虚火灼络，血溢络外，故见白睛溢血，反复发作；全身症及舌脉均为阴虚火旺之候。

治法：滋阴降火。

方药：知柏地黄丸[71]加减。若夜梦多者，加酸枣仁、五味子以养心安神；若出血量多者，加丹参、赤芍以养血活血化瘀。

此外，由剧烈呛咳、呕吐、外伤、酗酒、逆经等所致者，主要针对病因论治。外伤所致者详见第十四章相关内容。

2. 外治　本病初起宜冷敷以止血；48 小时后无继续出血，则改为热敷，以促进瘀血吸收，缩短疗程。

【预防与调护】

1. 少食辛辣肥甘之品，以防湿热内生；劳逸结合，少熬夜伤阴；避免用力过猛或眼外伤。

2. 如有高血压及心脑血管疾病应及时处理。

第十节　火　疳

火疳是指邪毒上攻白睛，导致白睛里层呈紫红色局限性隆起且疼痛的眼病。又名火疡。本病名最早见于《证治准绳·杂病·七窍门》。好发于成年女性，多为单眼发病，也可双眼先后发病，病程较长，且易反复。火疳之轻症可无后患，视力无损，其病位在白睛里层之表浅处；火疳之重症则危害较大，愈后常遗留白睛青蓝、白膜侵睛，也可波及黑睛和黄仁，变生他症，甚至可造成失明。其病位在白睛里层之深部。

本病类似于西医学之表层巩膜炎及前巩膜炎。

【病因病机】

《证治准绳·杂病·七窍门》认为本病是“火之实邪在于金部，火克金，鬼贼之邪，故害最急”。后世医家多宗其说，结合今之临床可归纳为：

1. 心肺热毒内蕴，火郁不得宣泄，以致气滞血瘀，滞结为疳，病从白睛而发。

2. 素有痹证，风湿久郁经络，郁久化热，风湿热邪循经上犯于白睛而发病。

3. 肺经郁热，日久伤阴，虚火上炎，上攻白睛。

此外，痨瘵、梅毒等全身性疾病常可诱发本病。

【临床表现】

1. 自觉症状　轻者患眼涩痛或局部疼痛，羞明流泪；重者目痛剧烈，痛连目眶四周，或眼珠转动时疼痛加剧，羞明流泪，视物不清等。

2. 眼部检查　轻者白睛里层向外隆起，呈紫红色结节，推之不移，疼痛拒按，隆起之结节可由小渐渐增大，周围布有紫赤血脉；重者白睛里层向外突起，呈紫红色结节，甚者范围广泛，环抱黑睛呈堤状隆起，推之不移，疼痛拒按，白睛混赤浮肿（彩图 10–10）。

3. 实验室及特殊检查　血沉、血清尿酸、类风湿因子、免疫复合物等检查有助于查找病因。

【诊断依据】

1. 患眼疼痛，畏光流泪。

2. 白睛里层向外隆起紫红色结节，推之不移，疼痛拒按。

【鉴别诊断】

本病应与金疳相鉴别，其内容详见表 10–2。

表 10–2　火疳与金疳的鉴别

鉴别点	火疳	金疳
病位	结节位于白睛里层	小泡位于白睛表层
症状	结节较大，呈圆形或椭圆形隆起，界限不清，很少溃破；推之不移，按之痛甚	小泡呈灰白色，界限明显，可以溃破；推之可移，按之不痛
赤脉	结节四周的赤脉多紫红	小泡四周的赤脉多鲜红
病程	较长	较短
预后	较差，常波及瞳神，愈后多留痕迹	较好，一般不波及瞳神，愈后多不留痕迹

【治疗】

1. 辨证论治

（1）火毒蕴结证

证候：发病较急，患眼疼痛难睁，羞明流泪，目痛拒按，视物不清；白睛结节大而隆起，或联缀成环，周围血脉紫赤怒张；伴见口苦咽干，气粗烦躁，便秘溲赤；舌红，苔黄，脉数有力。

辨证分析：火热毒邪结聚，目络壅阻，气血瘀滞，故见患眼疼痛甚、白睛结节大且高隆、脉络紫赤怒张等眼症；全身症及舌脉均为火毒蕴结之候。

治法：泻火解毒，凉血散结。

方药：还阴救苦汤[60]加减。方中温燥之药应酌情减少，并加生石膏以增强清热泻火之功。

（2）风湿热攻证

证候：发病较急，目珠胀闷而疼，且有压痛感，羞明流泪，视物不清；白睛有紫红色结节样隆起，周围有赤丝牵绊；常伴有骨节酸痛，肢节肿胀，身重酸楚，胸闷纳减，病势缠绵难愈；舌苔白腻，脉滑或濡。

辨证分析：风湿之邪客于肌肉筋骨脉络，阻碍气机，郁久化热，上攻白睛，故见目珠胀闷而疼等眼症；全身症及舌脉均为风湿热邪攻目之候。

治法：祛风化湿，清热散结。

方药：散风除湿活血汤[119]加减。火疳红赤甚者，可去方中部分辛温祛风之品，选加牡丹皮、丹参以凉血活血消瘀，加桑白皮、地骨皮以清泄肺热；若骨节酸痛、肢节肿胀者，可加豨

NOTE

茶草、秦艽、络石藤、海桐皮等以祛风湿、通经络。

（3）肺阴不足证

证候：病情反复发作，病至后期眼感酸痛，干涩流泪，视物欠清，白睛结节不甚高隆，色紫暗，压痛不明显；口咽干燥，或潮热颧红，便秘不爽；舌红少津，脉细数。

辨证分析：病久邪热伤阴，阴伤火旺，然非实火，故以病变反复、眼干涩稍痛、白睛结节不甚高隆、压痛不明显为主症；其他眼症及全身症状和舌脉均为肺阴不足之候。

治法：养阴清肺，兼以散结。

方药：养阴清肺汤〔88〕加减。若阴虚火旺甚者，加知母、地骨皮以增滋阴降火之力；若白睛结节日久，难以消退者，以赤芍易方中白芍，酌加丹参、郁金、夏枯草、瓦楞子以清热消瘀散结。

2. 外治

（1）滴滴眼液　可选用清热解毒滴眼液，或糖皮质激素类滴眼液如 0.025% 地塞米松滴眼液或 1%醋酸泼尼松滴眼液。若并发瞳神紧小者，须及时滴 1%硫酸阿托品滴眼液或眼膏散瞳。

（2）局部热敷　可用内服药渣再煎水湿热敷，对减轻眼部症状、促进气血流畅、缩短病程有辅助作用。

3. 其他治法

（1）针刺治疗　取攒竹、睛明、丝竹空、承泣、四白、太阳、合谷、曲池、百会等，每次选 3～5 穴，交替轮取，泻法为主，每日 1 次，每次留针 30 分钟，10 日为 1 个疗程；实热证明显者，可于合谷、太阳点刺放血。

（2）病因治疗　可根据实验室检查以寻找病因，并针对病因进行治疗。

（3）口服西药　对病情较严重者应加服吲哚美辛、保泰松等非皮质类固醇消炎药；病情严重者应加服糖皮质激素制剂。

【预防与调护】

宜少食辛辣炙煿之品；保持七情和畅；注意寒暖适中，避免潮湿。

【复习思考题】

1. 白睛疾病的主要临床表现、治疗及防护原则是什么？
2. 试述风热赤眼、天行赤眼及天行赤眼暴翳的鉴别诊断。
3. 试述脓漏眼的病因病机、临床表现和治疗。
4. 试述金疳与火疳的鉴别诊断及治疗原则。
5. 胬肉攀睛的临床表现、手术治疗的适应证及其注意事项是什么？
6. 试述白涩症的病因病机、临床表现和治疗。
7. 试述白睛溢血的病因病机、临床表现和治疗。

第十一章 黑睛疾病

黑睛，又名黑眼、黑仁、黑珠、乌珠、乌睛等，俗称黑眼珠。黑睛位于眼珠前部正中央，周边与白睛相连，近似圆形，质地清澈晶莹而娇嫩，是保证神光发越的重要组织之一，具有卫护瞳神及眼内组织的作用。黑睛即西医学的角膜。

黑睛属五轮学说中之风轮，内应于肝，因肝与胆相表里，故黑睛疾病常责之于肝胆。其病多由六淫外感、肝经风热所致，或脏腑内损、肝胆失调引起，后者多为肝胆实火、肝胆湿热、肝阴不足等。加之黑睛直接与外界接触，故其不仅易受邪毒侵袭，而且也易遭受外伤等。此外，黑睛与白睛相连，白睛属肺，黑睛属肝，金可克木，故黑睛疾病还可因白睛等邻近组织病变迁延失治而引发。黑睛疾病是眼科临床的常见病、多发病。

黑睛疾病的主要临床表现是黑睛翳障。新翳者常伴有抱轮红赤或白睛混赤，以及明显的碜涩、疼痛、畏光、流泪、视物模糊等症状，常见的病变如聚星障、凝脂翳、湿翳、花翳白陷、混睛障、疳积上目等。因黑睛无血脉，营养供应较差，抵抗力偏低，一旦发生病变则病程长，恢复慢，严重者可波及黄仁而出现黄液上冲、瞳神紧小、瞳神干缺等变证。若治不及时或治不得当，则可致黑睛溃破，黄仁脱出，形成蟹睛等恶候。疾病痊愈后多遗留宿翳，视力可受到不同程度的影响。

黑睛疾病所见的抱轮红赤或白睛混赤，临证需与白睛红赤相鉴别。白睛红赤起自白睛周边，颜色鲜红，其血络位于浅层，呈树枝状，推之可以移动；抱轮红赤为黑睛周围发红，颜色紫暗，其血络位于深层，呈放射状，推之不移动。若前两者兼而有之，则称为白睛混赤。

黑睛疾病的治疗原则是祛邪退翳，控制发展，防止传变，促进早愈。该病内治之法早期多以祛风清热为主；中期常用清肝泻火、通腑泄热、清热利湿等法；后期常用退翳明目法以缩小或减薄瘢痕翳障。同时，应配合滴滴眼液、涂眼药膏、眼部熏洗及手术等外治法以提高疗效。累及黄仁者，还须重视散瞳治疗。

第一节 聚星障

聚星障是指黑睛浅层骤生多个细小星翳，其形或联缀，或团聚，伴有沙涩疼痛、羞明流泪的眼病。病名首见于《证治准绳·杂病·七窍门》，书中对翳之形、色及变化过程记载甚详，说“聚星障证，乌珠上有细颗，或白色或微黄，微黄者急而变重，或联缀，或团聚，或散漫，或一同生起，或先后逐渐一而二,二而三,三而四,四而六七八十数余”；同时认为“若兼赤脉爬绊者退迟”。本病常在感冒发热基本好转或痊愈后出现，或在劳累后发病。常单眼为患，亦可双眼同时或先后发生，常易复发。

本病类似于西医学之病毒性角膜炎。临床多见单纯疱疹病毒感染所致，依据其病变形态的不同，分别被命名为树枝状角膜炎、地图状角膜炎、盘状角膜炎。

【病因病机】

《证治准绳·杂病·七窍门》谓："翳膜者，风热重则有之。"结合临床归纳如下：

1. 外感风热，上犯于目，邪客黑睛，致生翳障。

2. 外邪入里，邪遏化热，或素体阳盛，肝经伏火，内外合邪，肝胆火炽，灼伤黑睛。

3. 恣食肥甘，脾胃受损，酿蕴湿热，土反侮木，熏蒸黑睛。

4. 素体阴虚，正气不足，或热病之后，津液耗伤，则阴津亏乏，复感风邪致病。

【临床表现】

1. 自觉症状 轻者眼内沙涩，微痛不适，畏光流泪；重者碜涩疼痛，灼热羞明，热泪频流，多无眵。视力可有不同程度下降。

2. 眼部检查 可见胞睑难睁，抱轮红赤或白睛混赤，黑睛知觉减退。初期黑睛生翳，状如针尖或秤星，色灰白，少则数颗，多则数十颗，或同时而起，或先后逐渐而生；继则相互融合成树枝状（图 11–1–1、彩图 11–2–1）；若病情继续发展，病灶扩大加深，则呈现边缘不齐且表面凸凹的地图状（图 11–1–2、彩图 11–2–2）；2% 荧光素钠溶液染色阳性。也有病变位于黑睛深层，肿胀混浊，其形如圆盘状（图 11–1–3、彩图 11–2–3），黑睛后壁可有皱褶，但其表面光滑，2% 荧光素钠溶液染色阴性。病变区知觉减退。

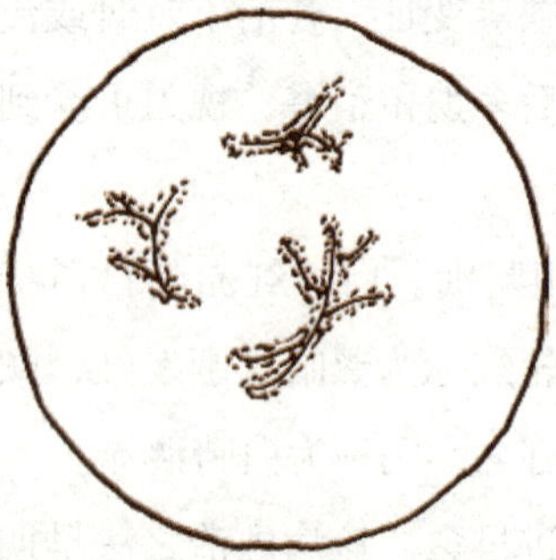

图 11–1–1 聚星障（树枝状）

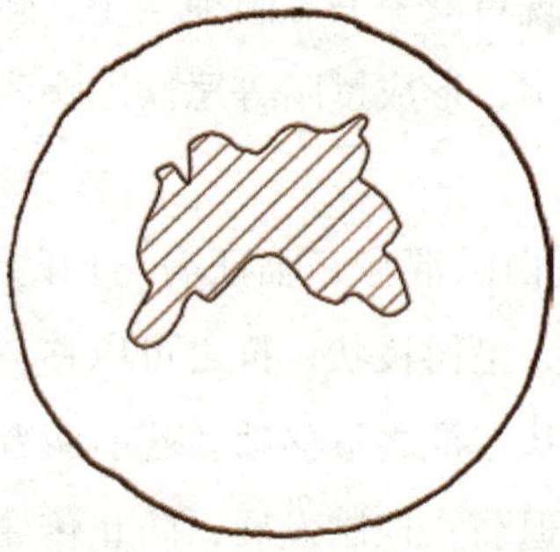

图 11–1–2 聚星障（地图状）

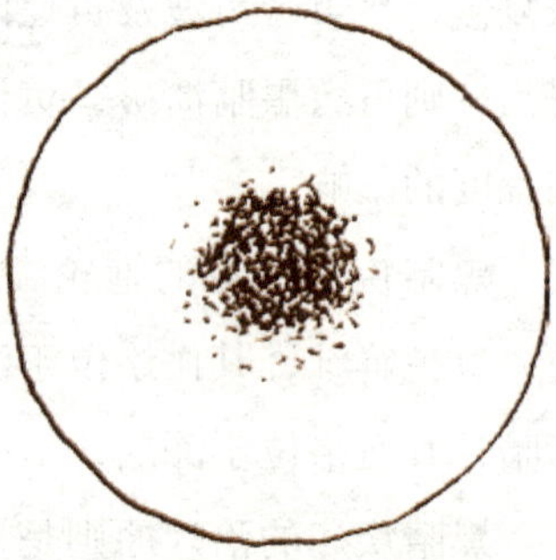

图 11–1–3 聚星障（圆盘状）

本病严重者多波及黄仁，引起黄仁肿胀，瞳神紧小，神水混浊，甚则黄仁与晶珠粘连，还可发生绿风内障。其病位较深者，愈后黑睛遗留瘢痕翳障，可影响视力，甚或失明。

3. 实验室及特殊检查

（1）病毒分离 角膜组织刮片可做病毒分离。

（2）荧光抗体染色 可进行角膜上皮刮片荧光抗体染色及房水细胞荧光抗体染色检查，在被感染的细胞浆或核内可找到特殊的荧光染色区，证明有病毒存在。

【诊断依据】

1. 常有感冒史，或在劳累后发病。常有反复发作史。

2. 不同程度的视力下降，眼部沙涩疼痛，畏光流泪，胞睑难睁。

3. 抱轮红赤，黑睛可见星点状或树枝状或地图状混浊，2% 荧光素钠溶液染色阳性；或黑睛深层混浊状如圆盘。病变区知觉减退。

【治疗】

本病治疗应分辨患病之新久。新起者以祛邪为主；病情日久，迁延不愈，反复发作者，应扶正祛邪。外治以祛风清热、退翳明目为主。若病灶扩大加深者，应配合散瞳药物滴眼治疗。

1. 辨证论治

（1）风热客目证

证候：患眼涩痛，羞明流泪，视物模糊，抱轮微红，黑睛浅层点状星翳，或多或少，或疏散或密聚；伴恶风发热，头痛鼻塞，口干咽痛；舌质红，苔薄黄，脉浮数。

辨证分析：风热之邪初犯于目，病情轻浅，故见黑睛浅层骤生细小星翳、抱轮微红、涩痛羞明流泪、视物模糊；发热头痛、鼻塞咽痛及舌脉表现均为风热外袭之候。

治法：疏风清热，退翳明目。

方药：银翘散[110]加减。常于方中加柴胡、黄芩以增祛肝经风热之功；抱轮红赤，热邪较重者，可加赤芍、牡丹皮、板蓝根、大青叶、菊花、紫草，以助清热散邪、凉血退赤之力；胞睑难睁、羞明多泪者，加蔓荆子、防风、桑叶以清肝明目。

（2）肝胆火炽证

证候：患眼胞睑难睁，砂涩疼痛，灼热畏光，热泪频流，视物模糊，白睛混赤，黑睛生翳，扩大加深，形如树枝，或状若地图；或兼头疼胁痛，口苦咽干，烦躁溺赤；舌质红，苔黄，脉弦数。

辨证分析：肝胆火热炽盛，邪深毒重，黑睛受灼，故见黑睛生翳、扩大加深、呈树枝状或地图状等眼症；胁痛、口苦、烦躁及舌脉表现均为肝胆火炽之候。

治法：清肝泻火，退翳明目。

方药：龙胆泻肝汤[30]加减。方中常加蝉蜕、木贼以退翳明目；小便黄赤者可加瞿麦、萹蓄以清利小便。

（3）湿热犯目证

证候：患眼泪热胶黏，视物模糊，抱轮红赤，黑睛生翳，状若地图，或黑睛深层翳如圆盘，肿胀色白；或病情缠绵，反复发作；伴头重胸闷，口黏纳呆，腹满便溏；舌质红，苔黄腻，脉濡数。

辨证分析：湿热蕴结，熏蒸黑睛，故见黑睛生翳、状若地图，或黑睛深层翳如圆盘、肿胀色白等眼症；湿热胶着难解，故可见病情反复缠绵；头重胸闷、口黏纳呆、腹满便溏及舌脉表现均为湿热内蕴之候。

治法：清热除湿，退翳明目。

方药：三仁汤[8]加减。抱轮红赤显著者，可加黄连、赤芍以清热退赤；黑睛肿胀甚者，可加金银花、秦皮、海螵蛸以解毒退翳。

（4）阴虚夹风证

证候：眼内干涩不适，羞明较轻，视物模糊，抱轮微红，黑睛生翳日久，迁延不愈，或时愈时发；常伴口干咽燥；舌红少津，脉细或细数。

辨证分析：素体阴虚，或久病伤阴，阴虚无力抗邪，或时感风邪，故见黑睛生翳日久、病情不重、迁延不愈或时愈时发等眼症；口干咽燥及舌脉表现均为阴虚之候。

治法：滋阴祛风，退翳明目。

方药：加减地黄丸[46]加减。可加菊花、蝉蜕以增退翳明目之功；兼气短乏力、眼内干涩者，可加党参、麦冬以益气生津；抱轮红赤较明显者，可加知母、黄柏以滋阴降火。

2. 外治

（1）点眼　①抗病毒类滴眼液或眼用凝胶：如0.1%阿昔洛韦滴眼液，或0.05%环胞苷滴眼液，或更昔洛韦眼用凝胶。并可配合滴用重组人干扰素 α 2b 滴眼液。②散瞳类滴眼液或眼用凝胶：如1%硫酸阿托品滴眼液或眼用凝胶，或托吡卡胺滴眼液。③仅黑睛深层呈圆盘状病变者，在抗病毒药物治疗的同时，可短期慎重而合理地局部使用糖皮质激素，如滴用0.02%氟米龙滴眼液等。

（2）熏洗或湿热敷　可用金银花、连翘、蒲公英、大青叶、薄荷、紫草、柴胡、秦皮、黄芩等水煎熏眼；或过滤药汁，待微温时冲洗眼部；或以毛巾浸泡后湿热敷眼部，每日2～3次。

（3）手术　如愈后黑睛遗留瘢痕翳障，严重影响视力者，可进行角膜移植术。

3. 其他治法

（1）中成药治疗　风热所致者可用抗病毒冲剂，肝火所致者可用牛黄解毒丸。

（2）针刺治疗　可选用睛明、四白、丝竹空、攒竹、合谷、足三里、光明、肝俞等穴，每次局部取2穴，远端取2穴，交替使用，根据病情虚实酌情使用补泻手法。

【预防与调护】

1. 积极防治感冒，避免过度劳累，以预防本病的发生与复发。

2. 如黑睛呈现点状、树枝状、地图状等浅层病变者，则禁用糖皮质激素。

3. 饮食宜清淡而富有营养，忌辛辣炙煿等刺激性食物。

第二节　凝脂翳

凝脂翳是指黑睛生翳，状如凝脂，多伴有黄液上冲的急重眼病。该病名首载于《证治准绳·杂病·七窍门》，而《审视瑶函·凝脂翳症》中对其症状特点和预后均有较详细的阐述，认为“此症为疾最急，昏瞽者十有七八，其病非一端，起在风轮上，有点，初生如星，色白，中有䵟，如针刺伤；后渐渐长大，变为黄色，䵟亦渐大为窟者。”多为单眼发病，夏秋收割季节多见，素有漏睛者易患。一般起病急，病情危重，若不及时治疗或处理不当，每易迅速毁坏黑睛，甚至黑睛溃破，黄仁绽出，变生蟹睛恶候，视力发生严重障碍，甚或失明，愈后视力多受影响。

本病相当于西医学的细菌性角膜炎，主要指匐行性角膜溃疡和绿脓杆菌性角膜溃疡。前者多因角膜外伤后葡萄球菌、肺炎链球菌、链球菌、肠道杆菌等感染所致，后者专指角膜外伤后绿脓杆菌感染引起。

【病因病机】

《诸病源候论·目病诸候·目内有丁候》认为，本病因“脏腑热盛，热乘于腑，气冲于目，热气结聚”；而《证治准绳·杂病·七窍门》则指出，若黑睛“四围见有瘀滞者，因血阻道路，清汁不得升运之故。若四围不见瘀赤之甚者，其内络深处，必有阻滞之故”。结合临床归纳如下：

1. 黑睛外伤，风热邪毒乘伤袭入，黑睛被染；或素有漏睛，邪毒已伏，更易乘伤客目而发病。

2. 外邪入里，蕴遏化热，或嗜食辛煿，脏腑热盛，肝胆热毒上灼黑睛，壅滞蓄腐。

3. 久病之后气虚阴伤，正气不足，外邪滞留，致黑睛溃陷，缠绵不愈。

【临床表现】

1. 自觉症状 发病急，常在黑睛外伤后 24 ~ 48 小时发病。初起时眼内涩痛，或灼热刺痛，畏光流泪，眵黄黏稠，视物模糊。病情进展，严重者症见头目剧痛，羞明难睁，热泪如汤，视力剧降。

2. 眼部检查 初病时胞睑稍微肿胀，抱轮红赤或白睛混赤，黑睛生翳，大如米粒或绿豆，色灰白，表面混浊，边缘不清，中部凹陷，上覆薄脂；病重者胞睑红肿，白睛混赤浮肿，黑睛如覆一片凝脂，色黄白，肥浮脆嫩，凹陷扩大加深，甚至可延及整个黑睛；常兼黑睛后壁沉着物、神水混浊或黄液上冲（图 11–3、彩图 11–4、彩图 11–5），黄液量多时可遮掩整个瞳神。若病情继续发展，可引起黑睛变薄，甚或穿孔，致黄仁绽出而成蟹睛症。若初起眵泪及凝脂即为黄绿色者，则其病势更为凶险，可于数日内导致黑睛全部毁坏而溃破，或脓攻全珠，眼珠塌陷而失明。

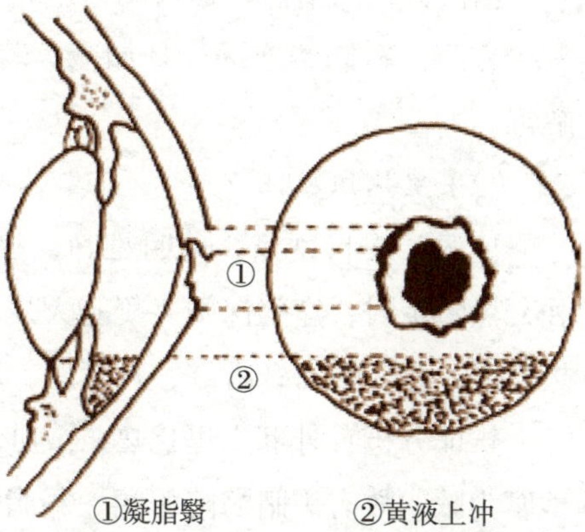

图 11–3 凝脂翳及黄液上冲示意图

3. 实验室及特殊检查 角膜病变组织刮片涂片检查和病原体培养可发现致病菌，如金黄色葡萄球菌、肺炎链球菌、链球菌、肠道杆菌或绿脓杆菌。

【诊断依据】

1. 常有黑睛外伤史，或同时伴有漏睛病史。

2. 黑睛生翳如米粒样，表面浮嫩，边缘不清，继则扩大溃陷，上覆凝脂；2% 荧光素钠溶液染色阳性；常伴黄液上冲。若眵泪、凝脂及黄液上冲呈黄绿色者，疑为绿脓杆菌所致。

3. 角膜刮片涂片及细菌培养有助于诊断。

【鉴别诊断】

本病早期须与聚星障相鉴别，详见表 11–1。

表 11–1 凝脂翳早期与聚星障的鉴别

鉴别点	凝脂翳早期	聚星障
诱因	黑睛损伤后	感冒或劳累后
知觉	变化不明显	病变区知觉减退
眵泪	眵泪呈脓性	泪多眵少或无眵
翳形	初起为单个米粒样混浊，色灰白，边缘不清，表面污浊，如覆薄脂	初起为多个针尖样细小星点混浊，继则融合成树枝状或地图状
复发	无复发	可反复发作
化脓	常化脓，易穿孔，伴黄液上冲	一般不化脓，不穿孔，多无黄液上冲

【治疗】

本病起病急，来势猛，发展快，症状重，变化多，宜综合救治。

1. 辨证论治

（1）风热壅盛证

证候：病变初起，头目疼痛，羞明流泪，视力减退，抱轮红赤，黑睛生翳如星，色呈灰白，边缘不清，上覆薄脂；舌质红，苔薄黄，脉浮数。

辨证分析：黑睛表层外伤，风热邪毒因伤袭入，风热壅盛，邪毒结聚黑睛，故黑睛生翳，如覆薄脂，抱轮红赤；头目疼痛、羞明流泪及舌脉表现均为风热外袭之候。

治法：祛风清热，退翳明目。

方药：新制柴连汤〔127〕加减。若见白睛混赤者，可加金银花、蒲公英、千里光等以清热解毒。

（2）里热炽盛证

证候：头目剧痛，羞明难睁，热泪如汤，眵多黏稠，视力障碍，胞睑红肿，白睛混赤浮肿，黑睛生翳，窟陷深阔，凝脂大片，神水混浊，黄液上冲，眵泪、凝脂色黄或黄绿；常伴发热口渴，溲赤便秘；舌红，苔黄厚，脉弦数或脉数有力。

辨证分析：外邪入里化热，或脏腑素有积热，里热炽盛，肝胆火炽，热毒上攻黑睛，壅结蓄腐为脓，故有黑睛翳陷深阔、凝脂大片、黄液上冲、白睛混赤浮肿、头目剧痛、眵泪凝脂色黄或黄绿等眼症；发热口渴、溲赤便秘及舌脉表现均为热盛腑实之候。

治法：泻火解毒，退翳明目。

方药：四顺清凉饮子〔36〕加减。常加金银花、野菊花、紫花地丁、败酱草、蒲公英以清热解毒；眼赤热肿痛较重者，可加牡丹皮、玄参、乳香、没药以凉血化瘀；口渴便秘明显者，可加天花粉、生石膏、芒硝，以增清热生津、泻火通腑之功。黄液上冲者，可用眼珠灌脓方〔109〕加减。

（3）气阴两虚证

证候：眼痛羞明较轻，眼内干涩，抱轮微红，黑睛溃陷，凝脂减薄，但日久不敛；常伴口燥咽干，或体倦便溏；舌红脉细数，或舌淡脉弱。

辨证分析：病情日久，久病必虚，正虚无力抗邪，余邪未尽，故见黑睛溃陷、凝脂减薄、抱轮微红且日久不敛等眼症；口燥咽干或体倦便溏及舌脉表现均为气阴两虚之候。

治法：偏阴虚者，滋阴退翳；偏气虚者，益气退翳。

方药：偏于阴虚者，用滋阴退翳汤〔123〕或海藏地黄散〔101〕加减；偏于气虚者，用托里消毒散〔49〕去陈皮，加蝉蜕、木贼以祛风退翳。

2. 外治

（1）点眼　①清热解毒类中药滴眼液：如鱼腥草滴眼液。②抗生素类滴眼液：开始可用0.5%左氧氟沙星滴眼液或0.3%妥布霉素滴眼液等，待细菌培养结果明确后选用敏感的抗生素滴眼液滴眼。③散瞳类滴眼液或眼用凝胶：如1%硫酸阿托品滴眼液或眼用凝胶，以防瞳神干缺。④抗生素类眼膏：如氧氟沙星眼膏，或0.5%红霉素眼膏，睡前涂眼。

（2）熏洗及湿热敷　可用金银花、板蓝根、野菊花、大青叶、千里光、荆芥、防风等水煎熏眼；或过滤药汁，待微温时冲洗眼部；或以毛巾浸泡后湿热敷眼部，每日1～3次。

（3）球结膜下注射　可选用敏感抗生素作结膜下注射。

（4）手术　如病灶清创联合结膜瓣遮盖术；黑睛将要溃破者，可采取板层角膜移植术或穿透性角膜移植术；黑睛已经溃穿者，眼珠内容物脱出，则须行眼内容物剜出术。

3. 其他治法

（1）中成药治疗　有风热表现者可用银翘解毒片，热毒较重者用牛黄解毒丸。

（2）针刺治疗　取睛明、承泣、丝竹空、攒竹、阳白、太阳、翳明、合谷、肝俞等，每次选3～5穴，交替轮取，泻法为主，每日1次。

（3）西药治疗　可予全身足量抗生素药物治疗。

【预防与调护】

1. 防止黑睛外伤　注意劳动保护，防止黑睛外伤。佩戴隐形眼镜者须注意佩戴卫生。一旦黑睛损伤，应及时就诊。

2. 及时处理漏睛　素患漏睛者应及时处理，根除病灶。若在发病期间，可每日冲洗泪道或做泪点封闭。

3. 注意黑睛异物处理　黑睛异物处理时要注意无菌操作，做到器械药品消毒严格、无污染，术前洗眼，术后预防感染，次日复诊。

4. 重视床边隔离　对凝脂翳属绿脓杆菌所致的住院患者应实行床边隔离。

5. 其他　饮食宜清淡，少食辛辣炙煿之物，并保持二便通畅，以使内火下泻，病情减轻。特别是黑睛行将穿孔者，应避免剧烈咳嗽及便秘，以防穿孔。

第三节　湿　翳

湿翳是指黑睛生翳，翳形微隆，外观似豆腐渣样，干而粗糙的眼病。病名首载于《一草亭目科全书》，但书中无详细论述。其多发于炎热潮湿的气候环境，又以夏秋收割季节更常见。多单眼发病，且病程较长，可反复发作，严重者会引起黑睛毁坏而失明。

本病类似于西医学的真菌性角膜炎，由镰刀菌、念珠菌、曲霉菌等真菌感染所致。

【病因病机】

多因稻谷、麦芒、植物枝叶擦伤黑睛，或角膜接触镜戴取不慎损伤黑睛，或黑睛手术造成轻度黑睛外伤等，均可使湿毒之邪乘伤侵入，湿遏化热，熏灼黑睛而致病。

【临床表现】

1. 自觉症状　眼内渐觉砂涩，继而疼痛不适，畏光流泪，眵泪黏稠，视物模糊。病程较长，可达2～3个月。

2. 眼部检查　抱轮红赤或白睛混赤，黑睛生翳，呈圆形或椭圆形或不规则形，与正常组织分界较清，翳色灰白，表面微隆而欠光泽，状如豆腐渣样堆积，外观干燥而粗糙，且易刮除。病变常向四周及纵深逐渐发展，溃腐周围可见星状及丝状混浊，黑睛后壁出现斑块状沉着物，并伴有黄液上冲，其质大多黏稠而量多，可遮盖大部分瞳神（彩图11-6）；甚至可黑睛溃破，黄仁绽出，形成蟹睛（彩图11-7）。

NOTE

3. 实验室及特殊检查 角膜病变组织刮片涂片可查到真菌菌丝，病原体培养可发现真菌生长；角膜共焦显微镜检查可显示角膜感染组织的超微结构，辅助真菌性角膜炎的诊断。

【诊断依据】

1. 多有稻谷、麦芒、树枝、树叶等植物性黑睛外伤史。
2. 黑睛生翳，表面微隆，外观似豆腐渣样，干而粗糙，眵泪黏稠。
3. 眼部检查所见严重而自觉症状较轻。
4. 病变部位刮片涂片或培养更有助于诊断。

【治疗】

1. 辨证论治

（1）湿重于热证

证候：患眼畏光流泪，疼痛较轻，抱轮微红，黑睛之翳初起，表面微隆，形圆而色灰白；多伴脘胀纳呆，口淡便溏；舌淡，苔白腻而厚，脉缓。

辨证分析：黑睛外伤，湿毒初侵，湿遏化热，但湿重于热，故黑睛生翳，形圆微隆而色灰白，抱轮微红，疼痛亦轻；脘胀纳呆、口淡便溏及舌脉表现均为湿重于热之候。

治法：化湿清热。

方药：三仁汤[8]加减。泪液黏稠者，可加黄芩、茵陈以清热利湿；口淡纳呆较重者，常加茯苓、苍术以健脾燥湿。

（2）热重于湿证

证候：患眼碜涩不适，疼痛畏光，眵泪黏稠，白睛混赤，黑睛生翳，表面隆起，状如豆腐渣，干而粗糙，或见黄液上冲；常伴便秘溺赤；舌红，苔黄腻，脉濡数。

辨证分析：湿热邪毒内蕴，郁久化热，热重于湿，熏灼黑睛，故黑睛生翳隆起，状如豆腐渣，干而粗糙，眵泪黏稠，碜涩疼痛；便秘溺赤及舌脉表现均为热重于湿之候。

治法：清热祛湿。

方药：甘露消毒丹[23]加减。黄液上冲较甚者，可加薏苡仁、桔梗、玄参以清热解毒排脓；大便秘结者可加芒硝、生石膏以通腑泄热。

2. 外治

（1）点眼 ①抗真菌类滴眼液：首选5%那他霉素滴眼液，或0.1%～0.2%二性霉素B溶液，频频滴眼，可联合0.5%氟康唑滴眼液，好转后适当减少用药频率。②散瞳类滴眼液或眼用凝胶：如1%硫酸阿托品滴眼液或眼用凝胶。

（2）熏眼 可用苦参、白鲜皮、车前草、金银花、龙胆、秦皮等水煎，待温度适宜时熏眼，每日2～3次。

（3）手术治疗 对黑睛溃破或即将溃破者，可及时行结膜瓣遮盖术或角膜移植术。

3. 其他治法

（1）中成药治疗可选用甘露消毒丸口服。

（2）严重真菌感染者可联合口服或静脉滴注抗真菌药物。

【预防与调护】

NOTE

1. 尽量避免黑睛外伤。一旦意外伤及黑睛后，不可滥用抗生素、激素及免疫抑制剂。

2. 及时治疗本病，积极控制病情发展，预防并发症的发生。

3. 忌用糖皮质激素，以防加重病情。若原在使用激素，应迅速减药至停用。

第四节　花翳白陷

花翳白陷是指黑睛生白翳，四周高起，中间低陷，状如花瓣的眼病。该病名首载于《秘传眼科龙木论·花翳白陷外障》，书中在记载其症状特征时说："此眼初患之时，发歇忽然，疼痛泪出，立时遽生翳白，如珠枣花陷砌鱼鳞相似。"常为单眼发病，也可双眼先后发病，相隔时间可达数年之久。发病后眼痛剧烈，顽固难愈，最终花翳多侵及整个黑睛，广泛结瘢而严重影响视力。

本病类似于西医学的蚕蚀性角膜溃疡及边缘性角膜溃疡等多种角膜病的症状。发病原因不明，可能与自身免疫有关。本节主要讨论蚕蚀性角膜溃疡。

【病因病机】

《太平圣惠方·治眼生花翳诸方》中谓："此为肝肺积热，脏腑壅实，而生此疾。"《目经大成·花翳白陷》则提出："土盛郁木，木郁则生火，火盛生痰，痰火交烁，膏液随伤，乃变无了局。"结合临床归纳如下：

1. 风热外袭，肺先受之，金盛克木，肺疾犯肝，邪热循经而上攻黑睛。

2. 脏腑积热，复感外邪，入里化热，邪热炽盛，内外相搏而上冲于目，导致黑睛溃陷。

3. 素体羸弱，脏腑阳虚，或过用凉药，阳气不足，寒邪凝结足厥阴肝经，导致黑睛生翳。

【临床表现】

1. 自觉症状　患眼疼痛，砂涩不适，畏光流泪，视物模糊；严重者常伴头目剧痛。

2. 眼部检查　抱轮红赤或白睛混赤，初起黑睛四周边际生翳，色灰白或微黄，略微隆起，后逐渐向黑睛中央侵蚀，翳处日益宽阔溃陷，而黑睛中部尚清，可见瞳神，整个黑睛四周高、中间低，状似花瓣；或溃陷从黑睛一边开始，如蚕蚀之状，形如新月，渐侵中央。溃陷向中央部蔓延的同时，周边部溃陷区逐渐修复，并有赤脉伸入，终成广泛瘢痕翳障，遮掩瞳神（彩图11-8）。复感毒邪者，溃陷也可向深层进展，引起黄液上冲、瞳神紧小，甚或黑睛穿孔、黄仁脱出，变生蟹睛等恶候。

3. 实验室及特殊检查

（1）角膜病变组织刮片　病原体培养可找到致病菌。

（2）免疫学检查　可见病变邻近区域的结膜抑制性 T 细胞减少，IgA 水平升高，浆细胞、淋巴细胞增多，结膜上皮中免疫球蛋白及补体增加，大量的宿主细胞表达 HLA- Ⅱ类抗原等。

【诊断依据】

1. 患眼疼痛剧烈，羞明流泪，视物模糊。

2. 抱轮红赤或白睛混赤，黑睛生翳，四周高起，中间低陷，2% 荧光素钠溶液染色呈阳性。

3. 病变部位刮片做病原体培养有助于诊断。

【鉴别诊断】

本病须与湿翳及凝脂翳相鉴别，详见表 11-2。

NOTE

表 11-2　花翳白陷与湿翳、凝脂翳的鉴别

鉴别点	湿翳	凝脂翳	花翳白陷
病因	植物性黑睛外伤后，湿热毒邪侵袭	为黑睛外伤或异物剔除术后，风热邪毒袭入，常有漏睛史	多无外伤史，多系风热外袭
病势	起病缓，发展慢	起病急，发展快	发展缓，病程长
自觉症状	轻	重	随病情发展而加重
眼眵	黏液性	脓性	眵少
翳障形态	状如豆腐渣，干而粗糙，易刮下	状如凝脂，表面湿润，不易刮下	状如花瓣，形似新月，不易刮下
病原检查	涂片有菌丝，培养有真菌	刮片或培养常可找到致病菌	可找到细菌，或为自身免疫性疾病

【治疗】

1. 辨证论治

（1）肺肝风热证

证候：患眼视物模糊，碜涩疼痛，畏光流泪，抱轮红赤，黑睛边际骤生白翳，渐渐扩大，四周高起，中间低陷；舌边尖红，苔薄黄，脉浮数。

辨证分析：风热邪毒侵袭，肺热及肝，邪热上攻黑睛，其邪不甚，故黑睛生翳初起，翳障多在边缘，抱轮红赤，碜涩疼痛，畏光流泪，视物模糊；苔薄黄、脉浮数亦为肺肝风热之候。

治法：疏风清热。

方药：加味修肝散[45]加减。白睛混赤者，可加桑白皮以助清肺热；黑睛生翳渐大者，加龙胆以助清肝热。

（2）热炽腑实证

证候：患眼视力下降，头目剧痛，碜涩畏光，热泪频流，胞睑红肿，白睛混赤，黑睛生翳色黄溃陷，从四周蔓生，迅速侵蚀整个黑睛，遮掩瞳神，或见黄液上冲、瞳神紧小；多伴发热口渴，溲黄便结；舌红，苔黄，脉数有力。

辨证分析：风热邪毒外侵，入里化热，加之肺肝素有积热，脏腑火炽，热盛腑实，灼蚀黑睛，故见黑睛生翳色黄溃陷，进展迅速，遍蔓黑睛，累及黄仁，以致黄液上冲、瞳神紧小等眼症发生；发热口渴、溲黄便结及舌脉表现，均为热炽腑实之候。

治法：通腑泄热。

方药：银花复明汤[111]加减。白睛混赤严重者，可加牡丹皮、赤芍、夏枯草以清热凉血退赤；伴黄液上冲者，可加用且重用栀子、生石膏、天花粉以清热泻火。

（3）阳虚寒凝证

证候：患眼视力下降，头眼疼痛，白睛暗赤，黑睛生翳溃陷，状如蚕蚀，迁延不愈；常兼四肢不温；舌淡无苔或白滑苔，脉沉细。

辨证分析：阳气不足，易受寒邪，寒袭厥阴，循经上犯于目，故黑睛翳陷，迁延不愈，白睛暗赤，头眼疼痛；全身症状和舌脉表现均为阳虚寒凝之候。

治法：温阳散寒。

方药：当归四逆汤[51]加减。常于方中加丹参、红花以活血通脉，加木贼、蝉蜕、防风以退翳明目。

2. 外治

（1）点眼　①激素类或胶原酶抑制剂或免疫抑制剂滴眼液：黑睛边缘溃陷且伴有较多赤丝长入时使用，如0.02%～1%氟米龙滴眼液、2%半胱氨酸滴眼液，或1%～2%环孢霉素A油制剂等。②抗生素类滴眼液：如0.5%左氧氟沙星滴眼液、0.3%妥布霉素滴眼液等，每日3～4次，以防止合并细菌感染。③散瞳类滴眼液或眼用凝胶：如1%硫酸阿托品滴眼液或眼用凝胶，以防瞳神干缺。

（2）熏眼及湿热敷　可用金银花、蒲公英、黄连、当归尾、防风、杏仁、龙胆等水煎，过滤药汁，待温度适宜时熏眼，或作湿热敷，每日3～4次。

（3）手术　病变进展迅速者可采用改良割烙术，黑睛溃破或即将溃破者可及时行角膜移植术。

3. 其他治法

（1）中成药治疗　有风热表现者可用银翘解毒片口服，热毒重者口服牛黄解毒丸。

（2）西药治疗　可全身应用糖皮质激素，如醋酸泼尼松片，待病情控制后逐渐减量。重症者还可用免疫抑制剂，如环磷酰胺片、甲氨蝶呤片等，但应注意药物不良反应。

【预防与调护】

1. 积极治疗，及时了解有无眼珠胀硬和黑睛逐渐变薄，以防黑睛溃破等。

2. 仔细检查，及时排除多重感染，并坚持用药至黑睛溃陷处愈合。

3. 节制饮食，忌食辛辣炙煿刺激之品。

第五节　混睛障

混睛障是指黑睛深层生翳，状若圆盘，其色灰白，混浊不清，漫掩黑睛，障碍视力的眼病。该病名首载于《审视瑶函·混睛障症》，书中对其病位及症状均有记载，说："此症谓漫珠，皆一色之障，世之患者最多，有赤白二症，赤者嫌其多赤脉，白者畏其光滑。"病程缓慢，往往需经数月治疗方能逐渐痊愈，但常遗留瘢痕而影响视力。

本病相当于西医学的角膜基质炎。大多属于抗原－抗体在角膜基质内的免疫反应，常与先天性梅毒、结核、疱疹病毒感染、麻风等有关。

【病因病机】

《医宗金鉴·眼科心法要诀》中认为，本病由"肝脏毒风与瘀血上凝所致"。结合临床归纳如下：

1. 风热外袭，肝经受邪，邪热扰目，黑睛乃病。

2. 脏腑积热，肝胆热毒循经上攻，黑睛被灼，气血壅滞。

3. 素体虚弱，脾运乏力，湿热内生，熏蒸于目，损伤黑睛。

4. 邪毒久伏，阴液耗伤，阴虚火旺，虚火炎目，导致黑睛病发。

【临床表现】

1. 自觉症状　目珠疼痛，羞明流泪，视物模糊，严重者视力明显下降。

NOTE

2. 眼部检查　胞睑难睁，抱轮红赤，或白睛混赤，黑睛深层生翳，状若圆盘，其色灰白，混浊不清，逐渐漫掩黑睛，似磨砂玻璃样，表面粗糙，但不溃陷（图 11–9、彩图 11–10）。久则赤脉从黑睛边际侵入深层中央，呈毛刷状排列，可延及整个黑睛，终成赤白混杂的翳障而严重影响视力。其间常伴黑睛后壁沉着物，神水混浊，瞳神缩小，甚或出现瞳神干缺或瞳仁闭锁。

因先天性梅毒引起者，多双眼同时或先后发病，并有马鞍鼻、赫金森（Hutchinson）齿、口角皲裂等表现；结核性者常单眼罹患，黑睛生翳多呈扇形、周边性，不蔓延整个黑睛；病毒感染者常为黑睛深层圆盘状混浊，易反复发作（参见聚星障一节）。

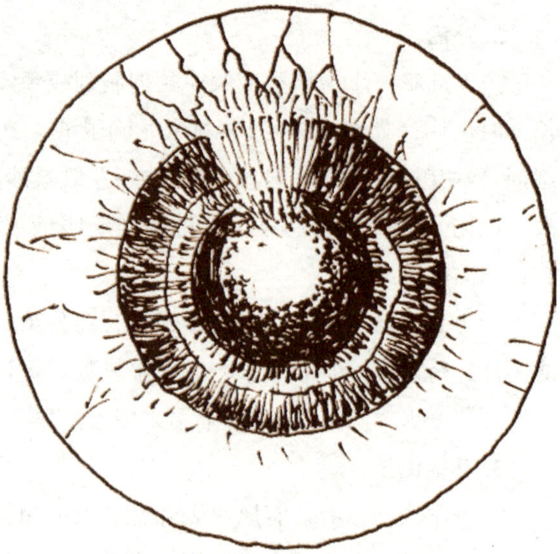

图 11–9　混睛障示意图

3. 实验室及特殊检查

（1）血清学检查　康－华氏反应、荧光素螺旋体抗体吸附试验（FTA–ABS）或微量血清梅毒螺旋体试验（TPHA）多呈阳性。

（2）结核菌素（OT）试验　可呈阳性。

（3）胸部 X 线拍片　可发现肺部结核病灶。

【诊断依据】

1. 自觉眼痛，羞明流泪，视力下降。

2. 黑睛深层呈圆盘状灰白色混浊、肿胀，2% 荧光素钠溶液染色阴性。

3. 梅毒血清学检查、OT 试验、胸部 X 线拍片等检查有助于诊断。

【治疗】

若检查为梅毒、结核等原发病因确切者，须综合治疗。

1. 辨证论治

（1）肝经风热证

证候：患眼疼痛，羞明流泪，抱轮红赤，黑睛深层生翳，状若圆盘，其色灰白，混浊不清；兼见头痛鼻塞；舌红，苔薄黄，脉浮数。

辨证分析：肝为风木之脏，黑睛属肝，风热之邪上袭黑睛，故见黑睛深层翳若圆盘、色灰白而混浊不清等眼症；头痛鼻塞及舌脉表现均为风热在表之候。

治法：祛风清热。

方药：羌活胜风汤[62]加减。白睛混赤明显者，可加金银花、菊花、蒲公英、栀子以清热解毒；若系梅毒引起者，可加土茯苓以驱梅解毒。

（2）肝胆热毒证

证候：患眼刺痛，羞明流泪，抱轮暗红，或白睛混赤，黑睛深层生翳，状若圆盘，混浊肿胀，其色灰白，或赤脉贯布，或赤白混杂；可伴口苦咽干，便秘溲黄；舌红，苔黄，脉弦数。

辨证分析：黑睛风轮内应于肝，肝胆热毒炽盛，因热致瘀，或火郁脉络，故见黑睛深层翳若圆盘、混浊肿胀、赤脉贯布、白睛混赤等眼症；口苦咽干、便秘溲黄及舌脉表现均为肝胆热毒之候。

治法：清肝解毒，凉血化瘀。

方药：银花解毒汤[112]加减。黑睛灰白混浊肿胀增厚者，可加车前子、茺蔚子以利水消肿；黑睛赤脉瘀滞甚者，可选加当归尾、赤芍、桃仁、红花以活血化瘀；口渴欲饮者，可加生石膏、知母以助清热；便秘者可加玄明粉以助大黄通腑泻下；若系梅毒引起者，可加土茯苓以驱梅解毒。

（3）湿热内蕴证

证候：患眼胀痛，羞明流泪，抱轮红赤，或白睛混赤，黑睛深层翳若圆盘，混浊肿胀；常伴头重胸闷，纳呆便溏；舌红，苔黄腻，脉濡数。

辨证分析：脾失健运，湿邪内停，湿遏化热，闭阻于内，土盛木郁，肝经受扰，故见黑睛深层翳若圆盘、混浊肿胀等眼症；头重胸闷、纳呆便溏及舌脉表现均为湿热内蕴之候。

治法：清热化湿。

方药：甘露消毒丹[23]加减。黑睛肿胀明显者，可加车前子、薏苡仁以利水渗湿；食少纳呆者，可加陈皮、枳壳以理气调中。

（4）阴虚火炎证

证候：患眼病变迁延不愈，或反复发作，干涩隐痛，抱轮微红，黑睛深层混浊；可兼口干咽燥；舌红少津，脉细数。

辨证分析：邪毒不解，久伏体内，耗伤阴液，阴津不足，虚火上炎，故黑睛病变迁延不愈或反复发作、干涩隐痛、抱轮微红；口干咽燥及舌脉表现均为阴虚火炎之候。

治法：滋阴降火。

方药：滋阴降火汤[124]加减。常加木贼、蝉蜕以退翳明目；腰膝酸软者可加牛膝、枸杞子、菟丝子以增滋补肝肾之功。

2. 外治

（1）点眼　①激素类滴眼液：如 0.02%～1%氟米龙滴眼液或 0.5%醋酸可的松滴眼液。②散瞳类滴眼液或眼用凝胶：如 1%硫酸阿托品滴眼液或眼用凝胶，以防瞳神干缺。③清热解毒类中药滴眼液或抗生素类或抗病毒类滴眼液。

（2）湿热敷　可用内服中药之药渣再次煎水过滤后作湿热敷，每日 3～4 次。

（3）球结膜下注射　病变较重者可用糖皮质激素作球结膜下注射，隔日 1 次或视病情而定。

3. 其他治法

（1）中成药治疗　热毒较重者可用牛黄解毒丸口服，湿热明显者可用甘露消毒丸口服，阴虚者可用知柏地黄丸口服。

（2）西药治疗　针对原发病因进行治疗，如全身予以抗梅毒、抗结核或抗病毒治疗等。

NOTE

【预防与调护】

1. 本病病程较长，应淡定心态，耐心坚持治疗，定期随诊。

2. 饮食宜清淡，少食辛辣煎炸之物，以免助火生热。

第六节 宿 翳

宿翳是指黑睛疾患痊愈后遗留下的瘢痕翳障，其临床特征为翳障表面光滑，边缘清晰，无红赤疼痛。该病名首见于《目经大成·卷之二下·冰壶秋月》。历代眼科文献根据翳障的位置、形状、范围、厚薄及颜色等情况命名繁多，但主要有冰瑕翳、云翳、厚翳和斑脂翳四种。对视力可有不同程度的影响。宿翳治疗困难，一般翳薄而早治，可望减轻或消退；若年久翳老，则用药多难奏效。

本病相当于西医学的角膜瘢痕。其中的冰瑕翳、云翳、厚翳和斑脂翳分别相当于西医学的角膜云翳、角膜斑翳、角膜白斑和粘连性角膜白斑。

【病因病机】

宿翳系由黑睛疾病或黑睛外伤痊愈后遗留瘢痕翳障所致。黑睛生翳多由外感风热或脏腑热炽所致，火热易伤阴液，且火邪易郁脉络，故瘢痕翳障的形成往往与阴津不足、气血瘀滞有关。

【临床表现】

1. 自觉症状 眼无红赤疼痛、羞明流泪，但可有视力下降。

2. 眼部检查 黑睛上有翳障，部位不定，形状不一，厚薄不等，或为冰瑕翳、云翳（彩图11-11）、厚翳（彩图11-12）、斑脂翳（彩图11-13）等不同，表面光滑，边缘清楚，2% 荧光素钠溶液染色阴性。位于黑睛周边者多不影响视力或影响较小；位于黑睛中部且翳厚而遮掩瞳神者，则可严重影响视力。

【诊断依据】

1. 有黑睛疾患史。

2. 眼无红赤疼痛。

3. 黑睛遗留瘢痕翳障，表面光滑，边缘清楚，2% 荧光素钠溶液染色阴性。

【治疗】

本病之辨证首应分清翳之新久。新患而浅薄者如坚持用药，可望减轻；日久而陈旧者则病情顽固，药物难以奏效，宜选择手术治疗。

1. 辨证论治

阴虚津伤证

证候：黑睛疾患将愈或初愈，红消痛止，眼内干涩，视物昏朦，黑睛遗留瘢痕翳障，形状不一，厚薄不等；舌红，脉细。

辨证分析：黑睛疾患后期邪退正复，病变修复，故眼红消痛止；黑睛翳障阻碍神光发越，故视物昏朦，甚或视力严重下降；久病伤阴，津液不足，故眼内干涩；舌红、脉细为阴虚

NOTE

之候。

治法：滋阴退翳。

方药：滋阴退翳汤[123]加减。可加石决明、海螵蛸、蝉蜕、谷精草以增退翳明目之功；眼仍有轻微红赤者，可加黄芩、夏枯草以清余邪退翳；翳中赤脉牵绊者，可加秦皮、红花以活血退翳；伴有舌淡脉弱者，可加太子参以益气退翳。

2. 外治

（1）点眼　可用障翳散滴眼液，每日 2～3 次；或用障翳散粉剂，每次以消毒玻璃棒蘸粉适量点眼，每日 3 次。

（2）手术　若黑睛翳厚且遮挡瞳神，可行光学虹膜切除术或角膜移植术。

3. 其他治法　针刺治疗可取睛明、承泣、瞳子髎、健明等为主穴，翳明、攒竹、太阳、合谷等为配穴，每次主、配穴各选 2～3 个，交替轮取，平补平泻，每日 1 次，每次留针 30 分钟，30 日为 1 个疗程。

【预防与调护】

慎饮食，避风寒，防止聚星障等黑睛疾病复发。

附：疳积上目

疳积上目是指继发于小儿疳积，初起时夜盲、眼干涩，日久黑睛生翳糜烂，甚则溃破穿孔的眼病。又名小儿疳眼外障、小儿疳伤、疳毒眼、疳眼等。《秘传眼科龙木论·小儿疳眼外障》对该病记载较早，说："初患之时，时时痒涩，挦眉咬甲揉鼻，致令翳生，赤肿疼痛，泪出难开。"多见于小儿，常双眼发病。

本病相当于西医学的角膜软化症，是由维生素 A 缺乏而引起的角膜融解和坏死。

《审视瑶函·疳伤》认为，本病皆因"饮食失节，饥饱失调"，其病机为"疳眼伤脾湿热熏，木盛土衰风毒生"。

本病的临床表现，早期多有夜盲，干涩羞明，或频频眨眼，或闭目不睁；继而眼痛，畏光流泪，视力下降。眼部检查可见白睛干燥，污暗萎黄，眼珠转动时近黑睛缘之白睛可见较多与黑睛缘平行的向心性皱褶，随之逐渐变为基底向着黑睛缘略带银白色的三角形干燥斑；病情进展则见黑睛干燥，枯晦失泽，或呈灰白色混浊（彩图 11-14），知觉减退，甚至糜烂，并发黄液上冲与凝脂翳。重者可致整个黑睛坏死、穿破，变生蟹睛、旋螺尖起、眼珠枯萎等恶候。

本病初起常伴见患儿身形消瘦，面色萎黄，毛发枯焦，皮肤粗糙，精神萎靡，掩面而卧，或烦躁不宁。若见咳嗽声嘶，纳呆泄泻，腹大如鼓，青筋暴露等候，则病情危重。临证时应将眼局部表现与全身症状相结合，针对致疳的不同原因辨证施治。病情严重者须采取综合疗法，以迅速控制病势，挽救视力。

若证见夜盲，白睛干涩，频频眨目，白睛、黑睛失泽；兼体瘦面黄，脘胀纳少；舌淡红，苔薄白，脉细。为肝脾亏虚证，治以健脾消积、养肝明目为主，选参苓白术散[81]加减。若证见夜盲羞明，眼涩疼痛，白睛干燥，抱轮微红，黑睛灰白色混浊或溃烂；伴面白无华，四肢不温，大便频泄，完谷不化；舌淡，苔薄，脉细弱。为中焦虚寒证，治以温中散寒、补益脾胃为

NOTE

主，选附子理中汤[65]加减。

本病外治多以维生素A油剂或清热解毒类中药滴眼液滴眼，必要时可行穿透性角膜移植术。

【复习思考题】

1. 试述黑睛疾病的生理病理特点和治疗原则。
2. 试述聚星障的病因病机、临床特点、辨证论治及局部治疗。
3. 试述凝脂翳的病因病机、临床特点、辨证论治及局部治疗。
4. 试述凝脂翳对视力危害的严重性及预防的重要性。
5. 试述湿翳的病因病机、临床表现、辨证论治及局部治疗。
6. 试述花翳白陷的临床表现和辨证论治。
7. 试述混睛障的病因病机、临床表现、辨证论治及局部治疗。
8. 试述宿翳的病因、临床表现和治疗要点。

第十二章 瞳神疾病

瞳神又名瞳子、瞳仁、眸子、金井等，简称瞳。瞳神有狭义和广义之分。狭义的瞳神指黄仁中央能展缩之圆孔，相当于西医学之瞳孔；广义的瞳神是瞳孔及瞳孔后眼内各部组织的总称。如《证治准绳·杂病·七窍门》说："五轮之中，四轮不鉴，唯瞳神乃照物者。"又如《目经大成·五轮》说："风轮下一圈收放者为金井，井内黑水曰神膏，有如卵白涂以墨汁，膏中有珠，澄澈而软，状类水晶棋子，曰'黄精'，总名瞳神。"可见，广义的瞳神不仅指瞳神本身，而且还包括了围成瞳神的黄仁，以及其后的神水、晶珠、神膏、视衣及目系等组织。

瞳神属五轮学说中之水轮，内应于肾和膀胱，其发病多责之于肾、膀胱。实则瞳神涉及脏腑经络颇多，病变时除与肾和膀胱有关外，与其他脏腑亦密切相关。瞳神疾病在内常由脏腑功能失调所致，外则多因感受邪气而起，其证有虚证、实证及虚实夹杂证。虚证多因脏腑内损，气血不足，真元耗伤，精气不能上荣于目等所致；实证常由风热攻目，气火上逆，痰湿内聚，气滞血瘀，目窍不利等引起；虚实夹杂证则由阴虚火炎，肝阳化风，气虚血滞，脾肾阳虚而水湿内停等引起。此外，瞳神疾病还可因某些外障眼病传变而来，也可因头眼部外伤等导致。

本章所言为广义瞳神的疾病，属内障眼病范畴，为常见、多发眼病。瞳神结构复杂而精细，为眼内产生视觉的重要部分。其病变复杂多样，对视力的影响也较其他外障眼疾为重。主要证候特点表现为两类：一为瞳神形色的异常，如瞳神缩小、散大及变形、变色等；二为视觉的改变，如视物模糊、变形、变色，眼前有物飞动，夜盲，视野缺损，视力骤降，甚至失明。因涉及眼组织广泛，对视力影响明显，病变极其复杂，故不能仅凭主观症状进行辨证论治，必须采用相关的现代仪器检查，确定病变的部位及性质，从而进行综合分析、治疗。

瞳神疾病包括西医学的葡萄膜疾病、青光眼、晶状体疾病、玻璃体疾病、视网膜疾病、视神经及视路疾病等。

在瞳神疾病的治疗中，内治虚证多以滋养肝肾、补气血、益精明目等法为主；实证常用清热泻火、疏肝理气、淡渗利湿、化痰散结、凉血止血、活血化瘀、芳香开窍等治疗方法；虚实兼夹证宜以滋阴降火、柔肝息风、益气活血、健脾渗湿、温阳利水等法治疗。在外治方面，局部用药及必要的手术治疗亦十分重要。有些瞳神疾病发病急骤危重，须进行中西医结合治疗以提高疗效。此外，配合针灸、激光等其他有效的方法进行综合治疗也是临床常用的治疗措施。

第一节 瞳神紧小、瞳神干缺

瞳神紧小是黄仁受邪，以瞳神持续缩小、展缩不灵，伴有目赤疼痛、畏光流泪、黑睛内壁沉着物、神水混浊、视力下降为主要临床症状的眼病。又名瞳神焦小、瞳神缩小、瞳神细小及

NOTE

肝决等。本病名首见于《证治准绳·杂病·七窍门》。但早在《外台秘要》就有“瞳子渐渐细小如簧脚，甚则小如针”的描述，后在《目经大成·瞳神缩小》中又有相关记载：“此症谓金井倏尔收小，渐渐小如针孔也。”历代皆认为瞳神缩小为本病的主要症状。该病常见于青壮年人，病情迁延易反复，缠绵难愈。

本病失治、误治，或因病情迁延，可致黄仁与其后晶珠黏着，瞳神边缘参差不齐，失去正圆，黄仁干枯不荣，则称为瞳神干缺，又名瞳神缺陷。瞳神干缺病名首载于《秘传眼科龙木论·瞳人干缺外障》。《原机启微》对其进行了更加详细的描述：“若瞳神失去正圆，边缘参差不齐，如虫蚀样，则称瞳神干缺。”本病还易发生并发症，较为常见的有晶珠混浊，视力下降，甚至失明。如《银海精微·瞳人干缺》记载：“此症失于医治，久久瞳多锁紧，如小针眼大，内结有云翳，或黄或青或白，阴看不大，阳看不小，遂成瞽疾耳。”

瞳神紧小相当于西医学的急性前葡萄膜炎，瞳神干缺相当于慢性前葡萄膜炎。西医学认为其发病机制主要为自身免疫反应。

瞳神紧小及瞳神干缺两病见症虽然有别，实则均为黄仁病变，且在病因病机和临床表现等方面大致相似，故一并阐述。

【病因病机】

《原机启微·强阳抟实阴之病》曰：“足少阴肾为水，肾之精上为神水，手厥阴心包络为相火，火强抟水，水实而自收，其病神水紧小。”临证中其病因病机较为复杂，结合临床归纳如下：

1. 外感风热，内侵于肝，或肝郁化火致肝胆火旺，循经上犯黄仁，黄仁受灼，展而不缩，发为本病。

2. 外感风湿，内蕴热邪，或风湿郁而化热，熏蒸黄仁所致。

3. 肝肾阴亏或久病伤阴，虚火上炎，黄仁失养；更因虚火煎灼黄仁，或展而不缩为瞳神紧小，或展缩失灵、与晶珠黏着而成瞳神干缺。

此外，某些眼病邪毒内侵波及黄仁或外伤损及黄仁，亦可引起本病。

【临床表现】

该病有急性和慢性之分，一般慢性者各证候较急性者轻，多有并发症出现。

1. 自觉症状　起病可感眼珠疼痛拒按，痛连眉骨颞部，入夜尤甚，伴畏光、流泪、视物模糊，或伴关节酸楚疼痛等。

2. 眼部检查　视力不同程度下降，胞睑红肿或重或轻，抱轮红赤或白睛混赤，黑睛后壁可见粉尘状或小点状、羊脂状沉着物，多呈三角形排列（图12-1、彩图12-2），神水混浊（丁道尔现象阳性）。严重者可见黄液上冲或血灌瞳神，黄仁肿胀，纹理不清，瞳神缩小，展缩不灵；黄仁一处或多处与晶珠黏着，瞳神失却正圆，呈梅花状、锯齿状或梨状等（图12-3、彩图12-4）；晶珠上可有黄仁色素附着，或有灰白膜样物覆盖瞳神，出现晶珠

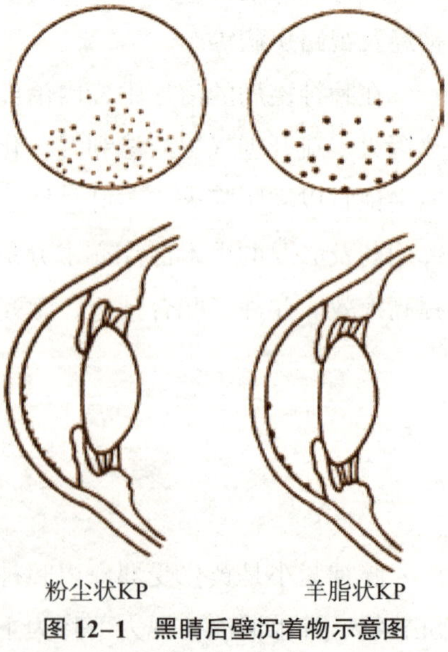

图12-1　黑睛后壁沉着物示意图

混浊或神膏混浊等。

3. 实验室及特殊检查

（1）血沉检查　部分患者血沉速度加快。

（2）类风湿因子检查　部分患者呈阳性。

（3）HLA-B27 抗原检查　有助于发现关节强直性脊柱炎。

（4）胸部 X 线检查及纤维结肠镜检查　有助于发现肺及肠道结核病。

（5）梅毒血清学测定　部分患者呈阳性。

（6）免疫球蛋白检查　部分患者 IgA、IgG、IgM 等均可能增高。

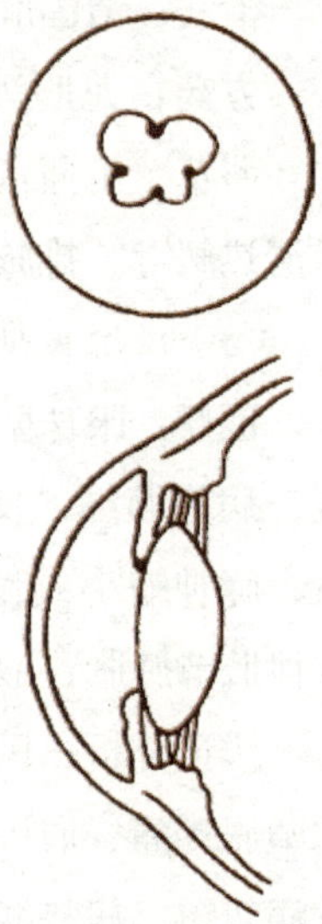

12-3　瞳神干缺示意图

【诊断依据】

1. 眼珠疼痛，畏光流泪，视力下降。

2. 抱轮红赤或白睛混赤。

3. 黑睛后壁可见粉尘状或小点状、羊脂状物沉着。

4. 神水混浊。

5. 黄仁肿胀、纹理不清，展缩失灵。

6. 瞳神紧小或瞳神干缺、瞳神闭锁或瞳神膜闭。

【治疗】

本病的治疗务必尽早在局部应用散瞳药物，防止黄仁与晶珠黏着，减少或减轻并发症的发生发展。

1. 辨证论治

（1）肝经风热证

证候：发病急骤，眼珠疼痛，畏光，流泪，视物稍模糊；轻度抱轮红赤，黑睛后壁可见少许粉尘状物附着，神水轻度混浊，瞳神稍有缩小，展缩欠灵；舌苔薄黄，脉浮数。

辨证分析：风热交攻上扰黄仁，故发病较急；风热邪气循肝经上壅于目，故眼痛视昏，抱轮红赤，畏光流泪；属病邪初犯，邪热煎熬，故神水轻度混浊；肝经风热上攻，血热壅滞，故黄仁肿胀，展缩失灵；舌苔薄黄、脉浮数均为风热之候。

治法：祛风清热。

方药：新制柴连汤[127]加减。若目珠红赤较甚，加生地黄、牡丹皮、丹参、茺蔚子等凉血活血以退赤止痛；神水混浊较明显者，可加泽泻、猪苓、海藻等以利水泄热、软坚散结。

（2）肝胆火炽证

证候：眼珠疼痛，痛连眉骨颞颥，畏光流泪，视力下降；胞睑红肿，白睛混赤，黑睛后壁可见点状或羊脂状沉着物，神水混浊，甚或黄液上冲、血灌瞳神；黄仁肿胀，纹理不清，展缩失灵，瞳神紧小或瞳神干缺，或见神膏内细尘状混浊；或伴口舌生疮，阴部溃疡，口苦咽干，大便秘结；舌红苔黄，脉弦数。

辨证分析：肝开窍于目，眉骨颞颥分属肝胆经，肝胆火炽上攻黄仁，脉络阻滞，故眼珠疼痛，痛连眉骨颞颥；火郁目窍，故畏光流泪，白睛混赤；热灼肝胆则神水混浊、黄液上冲或神膏混浊；火炽伤络，血溢络外则血灌瞳神；神水混浊，黄液上冲或神膏混浊，神光发越受阻，则视力下降；肝热循经下注，则导致阴部溃疡；口苦咽干、大便秘结及舌脉均表现为肝胆火炽之候。

NOTE

治法：清泻肝胆实火。

方药：龙胆泻肝汤[30]加减。眼珠疼痛甚、白睛混赤或伴血灌瞳神者，可加赤芍、牡丹皮、茜草、生蒲黄以凉血止血、退赤止痛；若见黄液上冲者，可加蒲公英、紫花地丁、败酱草以清热解毒、排脓止痛；口苦咽干、大便秘结者，加天花粉、大黄以清热生津、泻下攻积。

（3）风湿夹热证

证候：眼珠坠胀疼痛，眉棱骨胀痛，畏光流泪，视力缓降，抱轮红赤或白睛混赤，病情较缓，病势缠绵，反复发作；黑睛后壁有点状或羊脂状物沉着，神水混浊，黄仁肿胀，纹理不清；瞳神缩小或瞳神干缺，或瞳神区有灰白色膜样物覆盖，或见神膏内有细尘状、絮状混浊；常伴肢节肿胀，酸楚疼痛；舌红苔黄腻，脉濡数或弦数。

辨证分析：风湿与热邪相搏，风湿热邪黏滞重着，阻滞于中，清阳不升，浊阴上泛，故眼珠坠胀疼痛、眉棱骨胀痛；湿热熏蒸肝胆，故抱轮红赤或白睛混赤，神水混浊；湿性黏滞，故发病较缓，病势缠绵，且易反复；肢节肿胀、酸楚疼痛等为湿热黏滞关节所致。

治法：祛风清热除湿。

方药：抑阳酒连散[61]加减。风热偏重，赤痛较甚者，去羌活、独活、白芷，加荆芥、茺蔚子等清热除湿；风湿偏重者，去知母、栀子、生地黄，加广藿香、厚朴、半夏等以祛风湿；若神水混浊甚者，可加车前子、薏苡仁、泽泻以健脾渗湿；脘痞、苔腻者，系湿邪为盛，去知母、寒水石，酌加豆蔻、薏苡仁等加强祛湿之功。

（4）虚火上炎证

证候：病势较轻或病至后期，目痛时轻时重，眼干不适，视物昏花，或见抱轮红赤，黑睛后壁沉着物小而量少，神水混浊不显，黄仁干枯不荣，瞳神干缺，晶珠混浊；可兼烦热不眠，口干咽燥；舌红少苔，脉细数。

辨证分析：久病伤阴，阴虚火炎，故眼干不适，视物昏花，目痛时轻时重；阴虚灼烁黄仁，晶珠失养，故黄仁失荣，瞳神干缺，晶珠混浊；虚火上扰则烦热不眠、口干咽燥；舌红少苔、脉细数为阴虚火旺之候。

治法：滋阴降火。

方药：知柏地黄丸[71]加减。眠差者加酸枣仁以养血安神；腰膝酸软者加女贞子、墨旱莲以补肝益肾。

2. 外治

（1）滴滴眼液　①散瞳：散瞳是治疗本病重要而必不可少的措施。发病之初即应快速、充分散瞳。重症者可滴用 1% ~ 2% 硫酸阿托品滴眼液，每日 2 ~ 3 次，以防止和拉开瞳孔与晶状体粘连。若不能拉开粘连，即采用散瞳合剂（1%硫酸阿托品注射液 0.3mL、1%可卡因注射液 0.3mL、0.1%肾上腺素注射液 0.3mL 的混合液）0.1 ~ 0.3mL 作结膜下注射。但对有严重心血管疾患者忌用。症状轻或对硫酸阿托品过敏者可用 2% 后马托品滴眼液。恢复期可用 0.5% ~ 1% 托品卡胺滴眼液散瞳，每日 1 ~ 2 次。②糖皮质激素滴眼液：如 0.5% 醋酸可的松滴眼液或 0.1% 地塞米松滴眼液，每日 4 ~ 6 次；病情重者每 30 分钟 1 次，好转后每小时 1 次。③抗生素滴眼液：如妥布霉素滴眼液等。

（2）涂眼药膏　睡前涂四环素可的松眼药膏。

（3）药物熨敷　将内服方之药渣用布包，在温度适宜时即可进行眼部药物熨敷，以利退赤止痛。

（4）结膜下注射　地塞米松注射液作结膜下注射，每日 1 次或视病情而定。

3. 其他治法

（1）中成药治疗　根据证型可选用龙胆泻肝丸（水丸）、知柏地黄丸、杞菊地黄丸、雷公藤多苷片等口服，或用清开灵注射液静脉滴注。

（2）针刺治疗　①肝经风热者，针用泻法，选睛明、申脉、太冲、曲泉、合谷；②肝胆火炽者，针用泻法，选太冲、风池、睛明、太阳、印堂；③风湿夹热者，针用泻法，选合谷、曲池、承泣、攒竹、风池；④虚火上炎者，针用补法，选睛明、四白、三阴交、行间、肝俞、太溪等。均每日 1 次，留针 30 分钟，10 日为 1 个疗程。

（3）其他　必要时可全身应用糖皮质激素及非甾体类消炎药治疗。如有结核可行抗结核治疗，有梅毒行驱梅治疗等。

【预防与调护】

1. 本病早期应及时散瞳，防止瞳神后粘连，减少或减轻并发症的发生。

2. 注意应用糖皮质激素药物的不良反应，避免并发症的发生。

3. 节制房事，安心调养。调节情志，保持乐观心态。

4. 积极治疗原发病，定期复查。

5. 避免辛辣炙煿之品，戒烟酒，饮食宜清淡，以防助湿生热。

6. 外出可戴有色眼镜，避免光线刺激。

附：葡萄膜炎的病因及分类

葡萄膜又称色素膜、血管膜，由虹膜、睫状体及脉络膜三部分组成，三者相互连接，发病时常互相影响。葡萄膜炎的病因和发病机制极其复杂，且易发生严重并发症，为常见的致盲眼病之一。

【病因】

1. 感染因素　可因病毒、细菌、真菌、寄生虫、立克次体等病原体直接侵犯葡萄膜及眼内组织引起炎症，因此诱发的抗原 – 抗体及补体复合物引起葡萄膜炎；病原体与人体或眼组织的交叉反应引起的免疫反应亦可诱发。

2. 非感染性因素

（1）外源性因素　多因手术、外伤、酸、碱等物理或化学性损伤所致。

（2）内源性因素　包括：①自身免疫反应：如正常眼组织中含有致葡萄膜炎的抗原，在机体免疫功能紊乱时，就可出现对自身抗原的免疫反应而致病；②氧化损伤因素：如变性组织或坏死肿瘤组织所致氧自由基代谢产物增加，可直接引起组织损伤和诱发本病。

3. 免疫遗传因素　现已发现多种葡萄膜炎与 HLA 抗原有关。HLA 抗原为组织相关抗原，凡与它有关联的病变多有一定程度的遗传倾向，如强直性脊柱炎合并葡萄膜炎与 HLA–B27 有关等。

【分类】

本病分类方法较多，大致有以下几种：

1. 按病因，分为感染性和非感染性。

2. 按病程，分为急性、亚急性、慢性和陈旧性。

NOTE

3. 按炎症性质，分为化脓性和非化脓性。

4. 按病理改变，分为肉芽肿性和非肉芽肿性。

5. 按解剖部位划分是目前临床最常用的分类方法，分为：

（1）前葡萄膜炎　虹膜和睫状冠以前的睫状体组织发炎，又称虹膜炎、前部睫状体炎及虹膜睫状体炎。

（2）中间葡萄膜炎　睫状体扁平部、玻璃体基底部、周边视网膜及脉络膜炎性和增生性疾病。

（3）后葡萄膜炎　脉络膜、视网膜、视网膜血管及玻璃体等组织的炎症，称脉络膜炎、脉络膜视网膜炎。

（4）全葡萄膜炎　包括前、中、后葡萄膜炎的混合型，炎症累及整个葡萄膜。

6. 特殊性葡萄膜炎包括交感性眼炎、白塞氏病、小柳－原田病等。

第二节　五风内障

五风内障为绿风内障（彩图 12–5）、青风内障（彩图 12–6）、黄风内障（彩图 12–7）、黑风内障（彩图 12–8）、乌风内障（彩图 12–9）之合称。古人以风命名，说明病势急剧，疼痛剧烈，变化迅速，危害严重。《目经大成·五风变》谓："此症乃风、火、痰疾烈交攻，头目痛急，金井先散，然后神水随某脏而变某色，本经谓之五风。"《医宗金鉴·眼科心法要诀》载："瞳变黄色者，名曰黄风；变绿白色者，名曰绿风；变黑色者，名曰黑风；变乌红色者，名曰乌风；变青色者，名曰青风。"因其瞳神皆有大小、气色的变化，后期多伴晶珠混浊，故称五风内障。多因情志抑郁，气机郁结，肝胆火炽，神水积滞所致。是以头目胀痛、抱轮红赤、视物昏朦为主要表现的内障类眼病。类似于西医学之青光眼，其中绿风内障类似于急性闭角型青光眼急性发作期，青风内障类似于原发性开角型青光眼和急性闭角型青光眼临床前期，黄风内障类似于绝对期青光眼，黑风内障类似于慢性闭角型青光眼，乌风内障类似于继发性青光眼。本节主要介绍绿风内障和青风内障。

一、绿风内障

绿风内障是以眼珠变硬，瞳神散大，瞳色淡绿，视力锐减，伴有恶心呕吐、头目剧痛为主要临床特征的眼病。又名绿风、绿盲、绿水灌瞳等。唐代《外台秘要》所载"绿翳青盲"颇类本病。至《太平圣惠方》始记载有"绿风内障"病名。《龙树菩萨眼论》对本病论述较为详尽，谓"若眼初觉患者，头微旋，额角偏痛，连眼眶骨及鼻额时时痛，眼涩，兼有花，睛时痛"；又曰："初患皆从一眼前恶，恶后必相牵俱损。其状妇人患多于男子……初觉即急疗之……若瞳人开张，兼有青色，绝见三光者，拱手无方可救。"《秘传眼科龙木论·绿风内障》中还记载了本病发作时可出现"呕吐恶心"之症等。该病瞳神变化的描述又以《证治准绳·杂病·七窍门》最为详细，曰："瞳神气色浊而不清，其色如黄云之笼翠岫。"本病是常见的致盲眼病之一，发病急，病情危重，应及时治疗。多见于 40 岁以上的中老年人，可双眼先后或同时发病，女性居多，多因情志波动或劳累过度诱发。

绿风内障类似于西医学之急性闭角型青光眼急性发作期，睫状环阻塞性青光眼可参考本病辨证论治。

【病因病机】

《外台秘要·眼疾品类不同候》认为"内肝管缺，眼孔不通"则引发本病。《证治准绳·杂病·七窍门》认为本病乃"痰湿所致，火郁、忧思、忿怒之过"。结合临床归纳如下：

1. 邪热内犯，肝胆火热亢盛，热极生风，风火上攻头目，目中玄府闭塞，神水排出受阻，积于眼内所致。

2. 情志过激，气郁化火，气火上逆，目中玄府闭塞，神水排出不畅，蓄积于目中所致。

3. 脾湿生痰，痰郁化热，痰火郁结，上攻于目，阻塞玄府，神水滞留目内而致。

【临床表现】

1. 自觉症状　起病急骤，眼胀欲脱，患眼同侧头痛如劈，视灯光如彩虹，视物不清或视力骤降。常伴有恶心、呕吐等全身症状，易被误诊为胃肠疾病。

2. 眼部检查　胞睑肿胀，抱轮红赤或白睛混赤，黑睛雾状水肿，黑睛后壁可有黄仁色素附着；黄仁晦暗，纹理模糊，展缩失灵，瞳神中度散大，瞳色淡绿；视力急降，常为指数或手动，严重时仅存光感；目珠胀硬，坚硬如石。

3. 实验室及特殊检查

（1）*眼压检查*　眼压升高，多在50mmHg以上，甚者可达80mmHg左右。前驱期可通过暗室试验、暗室俯卧试验、饮水试验、散瞳试验等诱发眼压升高，试验前后眼压升高超过8mmHg者为阳性。

（2）*房角镜检查*　房角粘连甚或关闭；观察高眼压和低眼压时前房角是否有狭窄（判断房角属窄Ⅰ、窄Ⅱ、窄Ⅲ、窄Ⅳ）、粘连及粘连的程度，对诊断和治疗均有重要意义。

（3）*视野检查*　早期视野可正常，反复发作后可致视野缺损。

【诊断依据】

1. 发病急骤，视力急降。

2. 头眼胀痛，恶心呕吐，目珠胀硬，眼压明显升高。

3. 抱轮红赤或白睛混赤、肿胀，黑睛雾状水肿。

4. 瞳神中度散大，展缩不灵。

5. 前房极浅，房角部分或全部关闭。

【鉴别诊断】

本病应与天行赤眼、瞳神紧小进行鉴别，其内容详见表12-1。

表12-1　天行赤眼、瞳神紧小、绿风内障的鉴别表

鉴别点	天行赤眼	瞳神紧小	绿风内障
疼痛	眼灼热痛痒	眼及眉骨疼痛或胀痛	头眼剧烈胀痛
视觉	视力正常	视力下降	视力锐降、虹视
胞睑	重者胞睑红肿	重者胞睑红肿	胞睑肿胀
白睛	白睛红赤，或有点状、片状白睛溢血	抱轮红赤或白睛混赤	抱轮红赤或白睛混赤

NOTE

续表

鉴别点	天行赤眼	瞳神紧小	绿风内障
黑睛	或有星翳	黑睛后壁有灰白色沉着物	黑睛雾状水肿
前房	深浅正常	深浅正常	浅或极浅
神水	清晰	混浊或黄液上冲	混浊
黄仁	纹理清	纹理不清	晦暗、纹理不清
瞳神	正圆	缩小或干缺	散大
晶珠	透明	透明或黄仁色素附着	灰白色混浊斑或黄仁色素附着
眼压	正常	正常或偏低	增高
全身症状	多无不适	或有头痛	患眼同侧头痛，多伴恶心、呕吐

【治疗】

本病主要与风、火、痰、郁导致目窍不利，瞳神散大，玄府闭塞，眼孔不通，进而神水瘀滞有关，治疗应消除病因，开通玄府，宣壅滞，缩瞳神。本病对视力损害极大，甚至可致失明，故治疗以挽救视力为先，尤以缩瞳为要，如《证治准绳》所说："病既急者，以收瞳神为先，瞳神但得收复，目即有生意。"临证多采用中西医结合方法进行救治，待眼压控制后，应采取手术治疗；术后可采用益气活血利水法，以提高其视功能。

1. 辨证论治

（1）风火攻目证

证候：发病急骤，视力锐减，头痛如劈，目珠胀硬，胞睑红肿，白睛混赤肿胀，黑睛雾状水肿，前房极浅，黄仁晦暗，瞳神中度散大，展缩不灵，房角关闭甚或粘连；多伴有恶心、呕吐等全身症状；舌红苔黄，脉弦数。

辨证分析：肝开窍于目，头颞部属胆经，肝胆风火相煽交炽，上攻头目，导致目中玄府闭塞，神水瘀积，故头痛如劈，目珠胀硬，黑睛水肿，视力锐减，胞睑红肿，白睛混赤肿胀；风性开泄，火性升散，故瞳神中度散大，展缩不灵；气火上逆，胃气失和，故恶心呕吐；舌红苔黄、脉弦数为肝胆火旺之候。

治法：清热泻火，平肝息风。

方药：绿风羚羊饮[117]加减。头痛甚者宜加钩藤、菊花、白芍，以增息风止痛之功；伴有恶心、呕吐者，可加陈皮、半夏以降逆止呕；目珠胀硬，神水积滞者，常加猪苓、通草、泽泻以利水泄热。

（2）气火上逆证

证候：眼症同上；伴有胸闷嗳气，恶心、呕吐，口苦；舌红苔黄，脉弦数。

辨证分析：肝郁气滞，故胸闷嗳气；肝郁化火，气火上逆攻目，玄府郁闭，神水瘀积，故致眼胀头痛，眼珠变硬，视物不清；肝郁化火，故口苦，舌红苔黄，脉弦而数。

治法：疏肝解郁，泻火降逆。

方药：丹栀逍遥散[18]合左金丸[26]加减。胸闷胁肋胀者，加枳壳、香附以行气止痛；目珠胀甚者，加石决明平肝清热。

（3）痰火郁结证

证候：眼症同前；常伴身热面赤，动辄眩晕、呕吐痰涎；舌红苔黄，脉弦滑。

辨证分析：脾湿生痰，郁久则化火生风，风痰夹火上攻头目，致清窍受阻，玄府闭塞，神水潴留，故头目胀痛，目珠坚硬，瞳神散大，视力骤降；痰火内盛，气机失常，故见身热面赤，动辄眩晕、呕吐痰涎；舌红苔黄、脉弦滑为痰火之候。

治法：降火逐痰。

方药：将军定痛丸[89]加减。若动辄眩晕、呕吐甚者，加天竺黄、竹茹、藿香等以清火化痰、降逆止呕。

2. 急救治疗

（1）滴滴眼液　①缩瞳剂：用1%～2%毛果芸香碱滴眼液，急性发作时每3～5分钟滴1次，共3次；然后每30分钟滴1次，共4次；以后改为每小时滴1次，待眼压下降至正常后改为每日3～4次。②β－肾上腺素能受体阻滞剂：可以抑制房水生成，但患有心传导阻滞、窦房结病变、支气管哮喘者忌用。如0.25%～0.5%马来酸噻吗洛尔或盐酸倍他洛尔，每日2次。③碳酸酐酶抑制剂：如1%布林佐胺滴眼液，每日2～3次，全身副作用较少。④糖皮质激素类滴眼液：可用1%醋酸泼尼松龙滴眼液滴眼，每日3次，急性发作时每小时1次。

（2）全身用药　①高渗脱水剂：可选用甘露醇、山梨醇及甘油等，如用20%甘露醇溶液静脉快速滴注。②碳酸酐酶抑制剂：能抑制房水分泌，可选用乙酰唑胺（醋氮酰胺）或醋甲唑胺等口服，注意磺胺类过敏、肾功能及肾上腺皮质功能严重减退者禁用。

如用药后眼压下降不明显，可行前房穿刺术以降低眼压。

（3）手术治疗　经上述治疗后，根据眼压恢复情况及房角粘连的范围来选择手术方式。若眼压恢复在正常范围，房角开放或粘连不超过1/3者，可行周边虹膜切除术或YAG激光虹膜切开术；若眼压不能恢复到正常范围，房角广泛粘连者，可行小梁切除术或其他滤过性手术。

3. 其他治法

（1）中成药治疗　本病经手术治疗眼压已控制的患者，可服用益脉康（灯盏细辛）、川芎嗪等活血化瘀中成药。

（2）针刺治疗　可缓解头眼疼痛及恶心、呕吐等全身症状，对视功能有一定保护作用。主穴：睛明、上睛明、风池、太阳、四白、合谷、神门、百会。配穴：风火攻目证选曲池、外关；气火上逆证选行间、太冲；痰火郁结证选丰隆、足三里等。恶心呕吐明显者加内关、胃俞。以上均用捻转提插之泻法，行手法至有明显针感后出针，或留针10分钟。疼痛严重者可于大敦、合谷、角孙、太阳等穴点刺放血。

【预防与调护】

1. 早期发现早期治疗。对疑似患者应追踪观察，并避免在暗处久留或工作。

2. 避免情志过激及情志抑郁，减少诱发因素。

3. 若一眼已发生绿风内障，另一眼虽无症状，亦应进行预防性治疗，以免耽误病情。

4. 忌辛辣刺激之品，适量饮水，戒烟酒。

5. 切记不可误点散瞳药或使用颠茄类药物，以免引起严重后果。

二、青风内障

青风内障是指起病隐伏，自觉症状不明显，或时有轻度眼胀及视物昏朦，视野渐窄，终致失明的慢性内障眼病。又名青风、青风障症等。本病在《太平圣惠方·治眼内障诸方》中即有记载，曰："青风内障，瞳人虽在，昏暗渐不见物，状如青盲。"《证治准绳·杂病·七窍门》则进一步对本病的症状做了较详细的描述："青风内障证，视瞳神内有气色昏蒙，如晴山笼淡烟也。然自视尚见，但比平时光华则昏朦日进。"同时强调"急宜治之……不知其危而不急救者，盲在旦夕耳"。可见本病初起时病情轻，病势缓，视力下降不明显，极易被患者忽略，当发展至行走碰物撞人，视野缩窄，已损害目系，邪坚病固，治疗就极为困难。一般多为双眼受累，亦可双眼同时或先后发病。

青风内障类似于西医学之原发性开角型青光眼（急性闭角型青光眼临床前期不在此讨论），正常眼压性青光眼可参考本病治疗。

【病因病机】

《秘传眼科龙木论·青风内障》中认为本病多因虚所致，书中谓："因五脏虚劳所作。"《审视瑶函·内障》则认为病因虚、实皆有，说："阴虚血少之人，及竭劳心思，忧郁忿恚，用意太过者，每有此患。然无头风痰气火攻者，则无此患。"结合临床归纳如下：

1. 先天禀赋不足，命门火衰，不能温运脾阳，水谷不化精微，生湿生痰，痰湿流窜目中脉络，阻滞目中玄府，玄府受损，神水运行不畅而滞留于目。

2. 肝郁气滞，气郁化火，致目中脉络不利，玄府郁闭，神水瘀滞。

3. 久病肝肾亏虚，目窍失养，神水滞涩。

【临床表现】

1. 自觉症状 患病早期眼无不适，或偶有视物昏朦、目珠发胀，视灯光如彩虹。至晚期常视物不清，易撞人碰物，甚者失明。

2. 眼部检查

（1）视力 视力早期多无明显改变，后期逐渐下降，甚或失明。

（2）眼前节 白睛无红赤，或轻度抱轮红赤。黑睛透明，前房深浅多正常，前房角开放，瞳神大小正常或稍偏大。

（3）视盘变化 典型患者视盘生理凹陷加深扩大，杯盘比加大（C/D > 0.6）；或双眼视盘比值不等，双眼 C/D 差值> 0.2；最后视盘色苍白，视盘血管向鼻侧移位，在视盘缘呈屈膝状（彩图 12-10）。病变早期可见视盘缘变窄，特别是颞上、颞下象限处明显，若疑为本病，应追踪随访。

（4）眼压 病变早期眼压不稳定，时有升高，随病变发展眼压渐高，但多为中度升高（25 ~ 40mmHg）。检测 24 小时眼压波动大于 8mmHg。一般以清晨、上午较高，午后渐降。

（5）视野 ①中心视野改变：早期可见典型孤立的旁中心暗点（图 12-11-①）和鼻侧阶梯（图 12-11-②）；中期可见旁中心暗点渐渐扩大，多个暗点融合成弓形暗点（图 12-11-③），逐渐发展形成较大的鼻侧阶梯，若上方和下方弓形暗点相接即成环形暗点。②周边视野改变：视野通常在出现旁中心暗点后就有改变，视野缩小常开始于鼻上方，渐次为鼻下方、颞侧，进行性向心性缩小，最后视野仅存中央部 5° ~ 10°的管状视野（图 12-11-④）。

3. 实验室及特殊检查

（1）视野检查　定期检查、对比，有助于诊断本病。

（2）对比敏感度检查　多有空间/时间对比敏感度下降。

（3）房角检查　房角无粘连，为宽角。

（4）视觉电生理检查　图形 VEP 的 P_{100} 潜时延长，振幅下降；图形 ERG 振幅下降。

（5）共焦激光扫描检眼镜检查　可分析计算视盘生理凹陷扩大加深的量。

（6）激光扫描偏振仪（神经纤维分析仪）检查　较视野检查更客观、敏感。

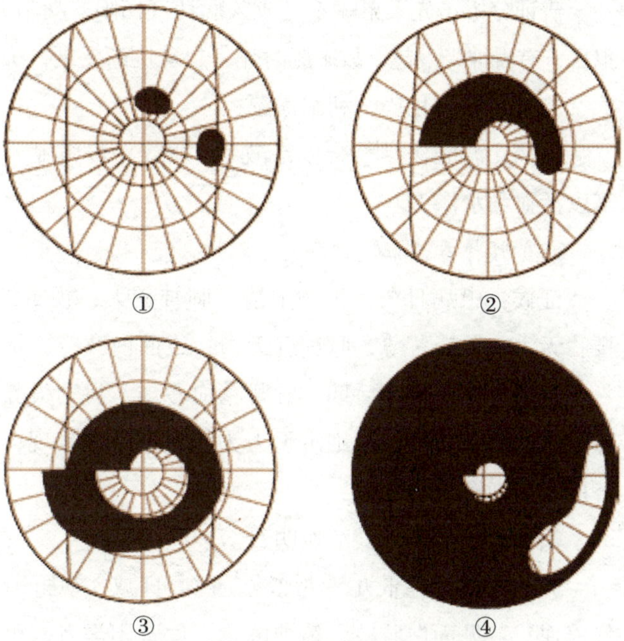

图 12-11　青风内障视野变化示意图

【诊断依据】

1. 眼压＞ 21mmHg。

2. 高眼压时前房角开放。

3. 青光眼性视盘改变和（或）有视网膜神经纤维层缺损。

4. 青光眼性视野缺损。

【治疗】

本病初发症状轻，病势缓，极易被忽视。在防治过程中应加强各项检查，随访追踪，尽早确诊，以便进行中西医结合治疗。本病初中期为实证，治疗以行气疏肝、化痰利湿为主；后期为虚实夹杂证，治宜补益肝肾，兼以活血明目为法。注意在本病的整个过程中，多兼有血瘀水停的病机，治疗时应加用活血利水药。眼压高者，配合降眼压药物。

1. 辨证论治

（1）肝郁气滞证

证候：时有视物昏朦，目珠微胀，轻度抱轮红赤，或瞳神稍大，眼底视盘杯盘比大于 0.6，或两眼视盘杯盘比差值大于 0.2；可见视野缺损，眼压偏高；或兼情志不舒，心烦口苦；舌红苔黄，脉弦细。

辨证分析：肝郁气滞，日久化火，气火上逆，目中脉络不畅，故头目胀痛，心烦口苦；舌红苔黄、脉弦细为气郁化火之候。

治法：疏肝解郁，活血利水。

方药：逍遥散[104]加减。可加香附行气以助解气郁；加川芎、丹参活血祛瘀以理血郁；加车前子利水明目。若头眼时有胀痛，视力渐降，可加菊花、白芷以清肝明目止痛。

（2）痰湿泛目证

证候：早期偶有视物昏朦，或瞳神稍大，眼底视盘杯盘比增大，或两眼视盘杯盘比差值大于 0.2；严重时视盘苍白，可见视野缺损，甚或呈管状，眼压偏高；可伴头昏眩晕，恶心欲呕；

舌淡苔白腻，脉滑。

辨证分析：先天禀赋不足或久病耗气伤阳，脾阳失于温养，气机凝滞，水湿运化无力，痰湿犯目，有碍神光发越，故眼胀时作，目珠逐渐变硬；头昏眩晕、恶心欲呕及舌脉表现为痰湿之候。

治法：温阳化痰，利水渗湿。

方药：温胆汤[122]合五苓散[13]加减。若痰湿上泛，头眼胀痛者，可加川芎、车前草、通草以活血利水渗湿。

（3）肝肾亏虚证

证候：患病日久，视物不清，瞳神稍大，视野缺损或呈管状，视盘苍白；可伴头晕失眠，腰膝无力，舌淡苔薄，脉细沉无力；或面白肢冷，精神倦怠，舌淡苔白，脉细沉。

辨证分析：病至后期，肝肾精血亏虚，目窍失养，故神光衰微，视盘苍白；头晕失眠，腰膝无力，舌淡苔薄，脉细沉无力为精血不足之表现；阴损及阳，则面白肢冷，精神倦怠，舌淡苔白，脉细沉。

治法：补益肝肾，活血明目。

方药：加减驻景丸[47]加减。视力日减，视野渐窄者，加党参、白芍、川芎、当归等以益气养血；若见面白肢冷，精神倦怠，偏肾阳虚者，可用肾气丸加减。

2. 外治 参考“绿风内障”。另外，还可选用前列腺素制剂，如拉坦前列素或曲伏前列素滴眼液滴眼，增加房水排出以降低眼压。

3. 其他治法

（1）中成药治疗 根据证型选用五苓散、逍遥散、六味地黄丸、益脉康、川芎嗪等。

（2）针刺治疗 主穴同“绿风内障”的治疗，配穴：痰湿泛目证选脾俞、肺俞、三阴交、丰隆；肝郁气滞证选三阴交、丰隆、内关、太冲；肝肾亏虚证选肝俞、肾俞、太溪、三阴交。根据虚实选用补泻手法，每日1次，留针30分钟，10日为1个疗程。

（3）视神经保护剂治疗 如钙离子阻滞剂、谷氨酸拮抗剂、神经营养因子、抗氧化剂、活血化瘀中药灯盏细辛等，可从不同的环节起到一定的视神经保护作用。

（4）手术治疗 若药物及针刺不能控制眼压者，或无法长期忍受药物或针刺治疗者，可考虑手术治疗，根据病情选择小梁切除术、复合式小梁切除术、非穿透小梁手术或氩激光小梁成形术、选择性小梁成形术等。

【预防与调护】

1. 积极参加青光眼普查，一旦发现眼压偏高、视野有改变及眼底C/D值较正常为大时，尽量做相关检查，以明确诊断或排除此病。

2. 若已确诊为本病应积极治疗，定期观察和检查视力、眼压、眼底、视野等情况。

3. 注意休息，避免情绪激动。不宜熬夜。

4. 饮食宜清淡易消化，多吃蔬菜、水果，忌烟酒、浓茶、咖啡、辛辣等刺激性食品。保持大便通畅。控制饮水，每次饮水不宜超过250mL，间隔1～2小时再次饮用。

附：青光眼的分类及治疗

【分类】

一般将青光眼分为原发性青光眼、继发性青光眼及先天性或发育性青光眼三大类。

1. 原发性青光眼　包括闭角型青光眼和开角型青光眼。

（1）原发性闭角型青光眼　分为：①急性闭角型青光眼（分为前驱期、临床前期、急性发作期、缓解期、慢性期和绝对期）；②慢性闭角型青光眼。

（2）原发性开角型青光眼　分为：①慢性单纯性青光眼；②正常眼压性青光眼。

2. 继发性青光眼　是指因其他眼病或全身疾病破坏或者干扰了房水生成及正常循环，引起眼压升高的青光眼。常见的继发性青光眼有：

（1）常见眼病继发性青光眼　包括：①新生血管性青光眼；②青光眼睫状体炎综合征；③与虹膜、睫状体疾病相关的青光眼；④继发于前葡萄膜炎的青光眼；⑤晶体源性青光眼；⑥眼外伤性青光眼。

（2）糖皮质激素性青光眼

（3）眼部手术后青光眼　包括：①睫状环阻塞性青光眼；②视网膜玻璃体手术相关的继发性青光眼。

3. 先天性或发育性青光眼　包括婴幼儿型青光眼、青少年型青光眼，以及合并其他眼部或全身发育异常的先天性青光眼。

【治疗】

1. 原发性闭角型青光眼

（1）缩瞳　治疗同绿风内障。

（2）降眼压　治疗同绿风内障。

（3）滴滴眼液　配合滴糖皮质激素滴眼液，可减轻充血和虹膜反应。

（4）手术治疗　经药物治疗后，根据眼压恢复情况及房角粘连的范围来决定和选择手术方法。若眼压恢复在正常范围，房角开放或粘连不超过1/3者，可行周边虹膜切除术或激光虹膜切开术；眼压不能恢复至正常范围，房角广泛粘连者，可行小梁滤过性手术。

2. 原发性开角型青光眼

（1）局部用药　局部用缩瞳、降眼压药同绿风内障。

（2）口服药　如眼压偏高，可口服小剂量醋氮酰胺，每次0.125g，每日2～3次，并同时服用碳酸氢钠。

（3）手术治疗　若药物及针刺不能控制眼压者，或无法长期忍受药物或针刺治疗者，可考虑手术治疗。根据病情可选择氩激光小梁成形术、小梁切除术或非穿透小梁手术。

3. 继发性青光眼　以治疗原发病为主，配合降压药治疗。

（1）新生血管性青光眼　查找原因，针对病因进行治疗。

（2）青光眼睫状体炎综合征　局部使用降眼压药及皮质激素药，以控制眼压和炎症反应，必要时可配合口服降压药。

（3）与虹膜、睫状体疾病相关的青光眼　根据眼压情况给予降压药或手术治疗。

（4）继发于虹膜、睫状体炎症的青光眼　多因瞳孔闭锁或膜闭引起，可做小梁切除术；如合并晶珠混浊，可行青光眼白内障联合手术。

（5）晶状体源性青光眼　药物治疗同原发性闭角型青光眼，手术可行小梁滤过术或青白联合术。

（6）眼外伤性青光眼　降眼压治疗同原发性闭角型青光眼，房角退缩者忌用缩瞳剂，前房

NOTE

积血者可冲洗前房。

（7）糖皮质激素性青光眼　立即停用激素类药物，一般眼压可逐渐恢复，必要时配合降眼压药使用。

（8）眼部手术后青光眼　睫状环阻塞性青光眼的药物治疗同原发性闭角型青光眼，必要时可摘除晶体或行前部玻璃体切除术。视网膜玻璃体手术相关的继发性青光眼，如为环扎带太紧或巩膜垫压块压迫涡静脉引起，应及时调整；若为玻璃体注入气体或硅油引起，可行激光虹膜切开术。

4. 先天性青光眼　受诸多因素影响，一般治疗效果不佳。

（1）婴幼儿型青光眼　早期行房角或小梁切开术，晚期行小梁切除术。

（2）青少年型青光眼　行小梁切开或切除术。

（3）合并其他眼部或全身发育异常的先天性青光眼　可行小梁切除术。

第三节　圆翳内障

圆翳内障是指随年龄增长而晶珠逐渐混浊，视力缓慢下降，终致失明的眼病。本病的最早记载见于《外台秘要·出眼疾候》，书中描述了本病的发生和漫长的发展过程及后果，说："眼无所因起，忽然膜膜，不痛不痒，渐渐不明，久历年岁，遂致失明。令观容状，眼形不异，唯正当眼中央小珠子里，乃有其障，作青白色，虽不辨物，犹知明暗三光，知昼知夜。"在《证治准绳·杂病·七窍门》中，对晶珠完全混浊的圆翳内障记载尤为准确，说："瞳神中白色如银也……重则瞳神皆雪白而圆亮。"古人还根据晶珠混浊的部位、形态、程度及颜色等不同，分别命名为浮翳、沉翳、冰翳、横翳、散翳、枣花翳、偃月翳、白翳黄心、黑水凝翳等。本病多见于 50 岁以上的老年人，随着年龄增长患病率增高且晶珠混浊加重。可一眼或两眼先后或同时发病，病程一般较长。

圆翳内障多相当于西医学的年龄相关性白内障，其发生与环境、营养、代谢和遗传等多种因素有关。

【病因病机】

古代医籍中认为，本病的发生与"肝肾俱虚""肝风上冲""肝气冲上"等因素有关。结合临床归纳如下：

1. 年老体弱，肝肾不足，精血亏损，不能滋养晶珠而混浊；或可阴血不足，虚热内生，上灼晶珠，致晶珠混浊。

2. 年老脾虚气弱，运化失健，精微输布乏力，不能濡养晶珠而混浊；或水湿内生，上泛晶珠而混浊。

3. 肝热上扰目窍，致晶珠逐渐混浊。

【临床表现】

1. 自觉症状　视物模糊，或视近尚明而视远模糊，或眼前可见固定不动的黑影，或视一为二，或可有虹视等。

2. 眼部检查　视力下降，与病程长短及晶珠混浊部位密切相关。病程越长视力下降越明显，混浊在瞳神部位视力多有下降，最终视力可仅为手动或光感。晶珠可见不同形态、部位、颜色和不同程度的混浊。在病变早期，用药物散大瞳神，可见晶珠周边呈点状或冰凌状混浊，后渐向中心发展而全混浊（彩图12-12）；或如“四边皆白，中心一点微黄色”，即古称白翳黄心内障，今所称之晶状体核混浊，所谓核性白内障（彩图12-13）。瞳神展缩正常，正如古称瞳神“阴看则大，阳看则小”。

【诊断依据】

1. 年龄在50岁以上，视力渐进性下降。

2. 晶珠有不同部位、不同形态及不同程度的混浊。

3. 排除引起晶珠混浊的其他眼病和全身性疾病。

【鉴别诊断】

本病须与其他原因所致的晶珠混浊引起的内障眼病相鉴别。若晶珠混浊为与生俱来，称为胎患内障（彩图12-14）；外伤致晶珠混浊，称为惊震内障（彩图12-15）；还有因其他眼病引起的晶珠混浊，如金花内障（彩图12-16）等。

【治疗】

初患圆翳内障者可用药物治疗，控制或减缓晶珠混浊的发展。晶珠混浊程度较甚或完全混浊者，或患者感觉到晶珠混浊已影响生活或工作时，应行手术治疗。

1. 辨证论治

（1）肝肾不足证

证候：视物昏花，视力缓降，晶珠混浊；或头昏耳鸣，少寐健忘，腰酸腿软，口干；舌红苔少，脉细。或见耳鸣耳聋，潮热盗汗，虚烦不寐，口咽干痛，小便短黄，大便秘；舌红少津，苔薄黄，脉细弦数。

辨证分析：肝肾亏虚，精血不足，晶珠失于充养而渐渐混浊；或阴亏虚火内生，上炎晶珠，故见晶珠渐渐混浊、视力缓降；全身症状及舌脉为肝肾不足之候。

治法：补益肝肾，清热明目。

方药：杞菊地黄丸[59]加减。用于肝血不滋，阴精不荣于上，少寐口干者，宜加女贞子、墨旱莲；若阴亏虚火上炎，潮热虚烦，口咽干燥者，可用知柏地黄丸[71]加地骨皮、石斛。

（2）脾气虚弱证

证候：视物模糊，视力缓降，或视近尚明而视远模糊，晶珠混浊；伴面色萎黄，少气懒言，肢体倦怠；舌淡苔白，脉缓弱。

辨证分析：脾虚运化失健，水谷精微输布乏力，不能上营晶珠，晶珠失养；或脾虚水湿不运，上犯晶珠，故见晶珠混浊、视力缓降；全身症状及舌脉为脾气虚弱之候。

治法：益气健脾，利水渗湿。

方药：四君子汤[34]加减。若大便稀溏者，宜加薏苡仁、白扁豆、车前子以利水渗湿；纳差食少者，加山药、神曲、鸡内金、薏苡仁等以补脾和胃渗湿。

（3）肝热上扰证

证候：视物不清，视力缓降，晶珠混浊，或有眵泪，目涩胀；时有头昏痛，口苦咽干，便结；舌红苔薄黄，脉弦或弦数。

辨证分析：肝热上扰头目，热灼晶珠，故见晶珠混浊、视力缓降；全身症状及舌脉均为肝

NOTE

热上扰之候。

治法：清热平肝，明目退障。

方药：石决明散[29]加减。因邪热为患而口苦便结者，去方中性味辛温的羌活；肝热不甚，无口苦便结者，可去方中栀子、大黄；肝热夹风而头昏痛者，可酌加黄芩、桑叶、菊花、蔓荆子、钩藤、刺蒺藜，以助清热平肝、明目退障之功；若口苦咽干甚者，加生地黄、玄参以清热生津。

2. 外治

（1）滴滴眼液　用于滴眼的药物如麝珠明目滴眼液、法可林、卡他林、卡林 –U 滴眼液等，选用其中之一即可。

（2）手术治疗　①中医眼科传统的手术方法是在翳定障老，瞳神不欹不侧，阴看则大、阳看则小、唯见三光时行白内障针拨术。该手术方法在古代“金针拨内障”的基础上有一定的改进，手术优点是切口小，手术时间短，患者手术时体位可坐可仰卧，尤其对于年老多病不能平卧，无法施行白内障囊内、外手术的患者较为适合。手术时用特制的拨障针等简单手术器械，将完全混浊的晶状体的悬韧带划断，然后转移到靠近视网膜周边部的玻璃体腔内。其缺点是混浊晶状体存留在玻璃体腔内，易继发青光眼等并发症。随着白内障手术的发展，现已很少选用此种手术方法。②白内障囊内摘除术。③白内障囊外摘除联合人工晶状体植入术、白内障超声乳化吸出联合人工晶状体植入术等为目前临床常用的主要手术方法。

（3）后发性白内障手术治疗　圆翳内障术后晶状体后囊混浊在影响视力时，可用 YAG 激光将瞳孔区的晶状体后囊膜切开，若后囊膜太厚可行手术切开治疗。

3. 其他治法

（1）中成药治疗　根据不同证型可选用杞菊地黄丸、知柏地黄丸及石斛夜光丸等。

（2）针灸治疗　本病初、中期可行针刺治疗。主穴：太阳、攒竹、百会、四白、完骨、风池、足三里。配穴：肝热上扰证选蠡沟、太冲；肝肾不足证选肝俞；脾气虚弱证选脾俞、三阴交。根据虚实施以补泻。每日 1 次，留针 30 分钟，30 日为 1 个疗程。虚象明显者可在肢体躯干穴加施灸法。

【预防与调护】

1. 发现本病应积极治疗，以控制或减缓晶珠混浊的发展。

2. 若患有糖尿病、高血压等全身疾病者，应积极治疗全身病，对控制或减缓晶珠混浊有一定意义，同时也有利于以后手术治疗。

3. 注意饮食调养，忌食辛燥煎炸食品。

附：白内障的分类、术前检查及主要手术方法

【分类】

白内障是常见的主要致盲眼病，分类方法较多，大致有以下几种：

1. 根据发病年龄进行分类　分为先天性、婴儿性、青年性、成年性、老年性白内障等。

2. 根据病因进行分类　分为老年性、外伤性、并发性、代谢性、药物性及中毒性、发育性、后发性白内障等。

3. 根据混浊部位进行分类　分为皮质性白内障、核性白内障、囊膜下白内障等。

4. 根据混浊形态进行分类　分为点状白内障、冠状白内障、板层状白内障、绕核白内障等。

5. 根据混浊程度进行分类　分为初发期白内障、肿胀期白内障、成熟期白内障、过熟期白内障。

【术前常规检查】

白内障的术前常规检查包括：

1. 眼部检查

（1）视力：0.5 以下。若仅有手动 / 眼前或光感者，应检查光定位是否准确，色觉是否正常。若光定位不准确及色觉不正常者，术后视力难以评估。

（2）眼前段检查：无泪囊炎、结膜无充血、角膜透明、房水闪光阴性、虹膜无炎症者方可行手术治疗。若有泪囊炎者必先行泪囊手术。

（3）晶状体核硬度的分级：一般核为白色或浅黄色为 1 度硬化，称 1 级核；核为黄色为 2 度硬化，称 2 级核；核为琥珀色为 3 度硬化，称 3 级核；核为棕黄或棕黑色为 4 度硬化，称 4 级核。

（4）眼压：在正常范围。

（5）角膜曲率及 A 型超声波检查眼轴长度，计算人工晶状体度数。

（6）视觉电生理检查：初步评估术后视力的恢复情况。

2. 全身检查

（1）血压：在正常范围内。若长期患高血压者不宜降得太低，但亦应在 180/90mmHg 以下。

（2）血常规、尿常规及出、凝血时间检查。

（3）血糖：血糖应在正常范围（6.1mmol/L 以下）。糖尿病患者应在其所适应的范围内尽可能地控制血糖，最好在 8.3mmol/L（150mg%）以下。

（4）心电图、胸部 X 光透视、肝肾功能等检查以确定是否适应手术，必要时请相关科室会诊或术中监护。

【白内障的主要手术方法】

1. 白内障囊内摘除术　该手术方法多用于晶状体完全混浊者，是将整个混浊晶状体完全摘除，术后无后囊膜残留，不会出现后发性白内障，瞳孔区始终透明。该手术不用在显微镜下进行。其缺点是患者常会发生玻璃体疝、继发青光眼及角膜的损伤，有的还会发生视网膜脱离，加之术后需佩戴高度的凸透镜，镜片厚重，且视野范围受限，因此目前已少采用。

2. 白内障囊外摘除联合人工晶状体植入术　该手术是在手术显微镜下将晶状体前囊膜作环行撕开，呈直径 4 ~ 5mm 的圆孔，取出混浊核并吸净混浊皮质，然后将人工晶状体植入囊袋内。该手术方法因保留了后囊膜，克服了白内障囊内摘除术后的一些并发症，而且能迅速恢复视力，临床应用极为广泛。缺点是易出现后发性白内障。

3. 超声乳化白内障吸出联合人工晶状体植入术　该手术是在手术显微镜下，于角膜缘后做 6 ~ 7mm 长的与角膜缘平行或与角膜缘呈反弧形的巩膜板层切口，撕开晶状体前囊膜 4 ~ 5mm 的圆孔，水分离核，用超声乳化仪将晶状体核粉碎并吸出，吸净皮质，然后将人工晶状体植入囊袋内。该手术方法切口小，手术时间短，创伤小，保留了后囊膜，可迅速恢复视力，是目前

NOTE

临床推崇的手术方法之一。

第四节 云雾移睛

云雾移睛是指患眼外观端好，自觉眼前有蚊蝇蛛丝或云雾样飘浮物的眼病。又名蝇翅黑花、眼风黑花、飞蚊症等。本病名见于《证治准绳·杂病·七窍门》，书中对其症状做了形象的描述："自见目外有如蝇、蛇、旗（旌）旆、蛱蝶、绦环等状之物，色或青黑、粉白、微黄者，在眼外空中飞扬缭乱，仰视则上，俯视则下也。"可单眼或双眼发病。

云雾移睛相当于西医学的玻璃体混浊，由玻璃体液化、变性、后脱离或眼内炎症、出血等引起。

【病因病机】

《证治准绳·杂病·七窍门》认为，云雾移睛"乃玄府有伤，络间精液耗涩，郁滞清纯之气而为内障之证。其原皆属胆肾。黑者，胆肾自病；白者，因痰火伤肺，金之清纯不足；黄者，脾胃清纯之气有伤其络"。结合临床归纳为：

1. 肝肾亏损，气血亏虚，目窍失养。

2. 痰湿内蕴，郁久化热，湿热浊气上泛，目中清纯之气被扰。

3. 气滞血瘀，血溢络外，滞于神膏。

【临床表现】

1. 自觉症状 自觉眼前有云雾或蚊蝇样物飘动，或为黑色，或为红色，在明亮白色背景下更明显，可伴"闪光"感。视力可正常或有不同程度障碍。

2. 眼部检查 眼外观如常。玻璃体内可见细尘状、絮状、团块状混浊，或为灰白色、黑色、红色等。

3. 实验室及特殊检查 必要时做B型超声检查，以了解玻璃体混浊性质；对无法看清眼底者进行视觉电生理检查可了解其视功能状况。

【诊断依据】

自感眼前有云雾或蚊蝇样物飘浮，且随目珠转动而呈无规律飘动。

【鉴别诊断】

本病应与圆翳内障相鉴别。二者均可出现眼前有黑影遮挡。主要区别在于病位不同：云雾移睛病位在玻璃体，黑影在眼前飘动，其移动方向与眼球转动方向不一致；圆翳内障病位在晶状体，黑影移动与眼球转动方向一致或不随眼球转动。

【治疗】

1. 辨证论治

（1）肝肾亏损证

证候：眼前黑影飘动，如蚊翅，或如环状、半环状，或伴闪光感，可伴近视、视物昏朦、眼干涩易疲劳；可伴见头晕耳鸣，腰酸遗泄；舌红，苔薄，脉细。

辨证分析：肝肾两亏，精血虚衰，神膏失养，故见眼前黑影飘动；神光衰微，故伴近视，视物昏朦；全身症状及舌脉均为肝肾亏损之候。

治法：补益肝肾。

方药：明目地黄汤[70]加减。若玻璃体混浊较重，酌加牛膝、丹参以助补肝肾、养血活血；虚火伤络者加知母、黄柏、墨旱莲以养阴清热凉血。

（2）气血亏虚证

证候：自觉视物昏花，眼前黑影飘动，时隐时现，不耐久视，睛珠涩痛；伴见面白无华，头晕心悸，少气懒言；唇淡舌嫩，脉细弱。

辨证分析：久病气血亏损，气虚不能生血，血虚不能化气，神膏失于濡养，故眼前黑影飘动，不耐久视，睛珠涩痛；全身症状及舌脉均为气血亏虚之候。

治法：益气补血。

方药：八珍汤[6]或当归补血汤[52]加减。八珍汤气血双补，适用于眼前黑影飘动，视物昏花，不耐久视之气血两亏者；当归补血汤重在养血滋阴且清虚热，适用于眼前黑影飘动，时隐时现，睛珠涩痛之血虚生内热者。气虚甚者加黄芪以助补气。

（3）湿热蕴蒸证

证候：自觉眼前黑影浮动，多呈尘状、絮状混浊，视物昏朦；胸闷纳呆，或头重、神疲；苔黄腻，脉滑。

辨证分析：形体肥胖，或素嗜肥甘，脾胃湿热内蕴，浊邪上泛，故眼前黑影为尘絮状，视物昏朦；头重、神疲、苔黄腻、脉滑为湿热蕴蒸之候。

治法：宣化畅中，清热除湿。

方药：三仁汤[8]加减。食少纳呆者加白术、山药、白扁豆以健脾益气；混浊呈絮状者加浙贝母、苍术；有心烦口苦、苔黄腻者酌加黄芩、栀子、厚朴以助清热除湿。

（4）气滞血瘀证

证候：自觉眼前黑花，呈絮状、块状红色混浊，视力不同程度下降；或有情志不舒，胸胁胀痛；舌有瘀斑，脉弦涩。

辨证分析：情志不舒，肝郁气滞，致脉络瘀阻，血溢络外，滞于神膏，故眼前团块状或红色、灰白色飘浮物混浊；情志不舒、胸胁胀痛及舌脉为气滞血瘀之候。

治法：行气活血。

方药：血府逐瘀汤[54]加减。混浊物鲜红者，宜去桃仁、红花而酌加生蒲黄、生三七，以止血化瘀；混浊物呈灰白色者，可加三棱、莪术、鳖甲、牡蛎以助化瘀散结；久瘀伤正者应选加黄芪、党参等扶正祛瘀。

2. 外治

（1）滴滴眼液　氨碘肽滴眼液滴眼，每次1滴，每天3～4次。

（2）手术　对玻璃体混浊久不吸收（一般半年以上），明显影响视力，特别是形成机化膜牵拉者，易引起视网膜脱离，应采用玻璃体切割术治疗。

3. 其他治法

（1）中成药治疗　根据证型可选用香砂六君丸、石斛夜光丸、明目地黄丸、茵陈五苓丸、复方血栓通胶囊等口服。

（2）碘剂、钙剂的应用　可用普罗碘铵注射液肌肉注射；钙剂一般采用口服法补充。

（3）理疗　选用三七、丹参、普罗碘铵等做眼部直流电离子导入，每日1次，10次为1

个疗程。但对新近出血所致本病者应避免使用。

【预防与调护】

1. 调畅情志，避免急躁、沮丧。并向患者说明病情。

2. 高度近视者应避免过用目力和头部震动。

3. 出血引起者饮食宜清淡，忌食辛辣炙煿之品。

4. 眼前黑影短期内增加或“闪光”频发时，应详查眼底，防止视网膜脱离。

附：血溢神膏

血溢神膏是指目中之血，不循经而行，流溢进入瞳神之内神膏中，障碍目力的内障眼病。本病相当于西医学之玻璃体积血。玻璃体本身无血管，不发生出血。玻璃体积血多因内眼血管性疾患和损伤引起，也可由全身性疾患引起。《证治准绳·杂病·七窍门》称之为血灌瞳神，书中对其临床特点做了描述：“谓视瞳神不见其黑莹，但见其一点红，甚则紫浊色也。”《张氏医通·七窍门》曰：“视瞳神深处，有气一通，隐隐袅袅而动，状若明镜远照一缕青烟也……”对玻璃体积血做了生动的描述。本病又名血灌瞳神、血灌瞳仁、血灌瞳人、血贯瞳神。

【病因病机】

本病的病因病机主要为肝胆火炽，火灼目络，迫血妄行，血溢神膏；或肝肾阴虚，虚火上炎，虚火灼络，迫血妄行，血溢神膏；或心脾亏虚，气虚不能摄血，血不循经，血溢神膏；或眼部外伤，损及目络，气滞血瘀，血溢络外，滞于神膏。其后期多表现为血水互结。

【临床表现】

本病自觉症状为眼前骤见红色或黑花，或如烟云渐升，视力急剧下降，甚者仅见光感。眼部检查其眼外观如常；出血量少者，玻璃体内可见细尘状、条絮状或团块状混浊，眼底尚可透入，可发现视网膜出血及原发病的各种表现；若出血量多，大量血液渗积于玻璃体内，检眼镜下瞳孔区红光减弱或消失，眼底窥视不入。眼部B型超声检查，可见玻璃体有均匀点状回声或斑块状回声；陈旧性积血回声不均匀。

【治疗】

1. 辨证论治

（1）热伤血络证

证候：眼前黑影遮挡，视力骤降，血溢神膏；全身伴急躁易怒，口苦咽干，胸胁胀痛；舌红，苔薄黄，脉弦数。

治法：清肝泻火，凉血止血。

方药：宁血汤[43]加减。若出血量多，酌加白茅根、蒲黄、茜草、侧柏叶、赤芍、牡丹皮以凉血止血；出血停止者酌加三七、丹参以散瘀通络。

（2）虚火灼络证

证候：眼前骤见红光满目或黑影飘动，血溢神膏；全身伴头晕耳鸣，腰膝酸软，五心烦热，口苦咽燥；舌红少苔，脉细数。

治法：滋阴降火，止血散瘀。

方药：知柏地黄汤[71]加减。阴虚燥热者，酌加旱莲草、女贞子、石斛滋阴止血；阴虚阳亢者，酌加龟甲、鳖甲滋阴潜阳；瘀血内停者，酌加丹参、茺蔚子、益母草活血明目。

（3）心脾亏虚证

证候：眼前黑影遮挡，视物昏朦，血溢神膏；全身症状伴见神疲乏力，心悸健忘；舌淡苔白，脉细无力。

治法：健脾养心，益气摄血。

方药：归脾汤[41]加减。出血反复发作者加阿胶、三七以止血散瘀；瘀血内停日久者酌加桃仁、红花、丹参活血祛瘀。

（4）气滞血瘀证

证候：眼有外伤病史，自觉视物不见，血溢神膏；或瘀血内停，久不消散；舌质紫暗，或有瘀斑，脉弦涩。

治法：行气活血，祛瘀通络。

方药：血府逐瘀汤[54]加减。混浊物鲜红者，宜去桃仁、红花而酌加生蒲黄、藕节炭、生三七以止血化瘀；瘀血积久难消者酌加昆布、海藻、牡蛎以助化瘀散结；久瘀伤正者应选加黄芪、党参等扶正祛瘀。

（5）血水互结证

证候：玻璃体积血日久不吸收，眼内干涩，口干，舌暗或见瘀点，脉细涩。

治法：养阴增液，活血利水

方药：猪苓散(113)合生蒲黄汤(38)加减。

2. 其他治法　本病还可选用三七、丹参、安妥碘等做眼部直流电离子导入，每日1次，10次为1个疗程；但对新近出血所致本病者应避免使用。若怀疑本病存在视网膜裂孔时，令患者卧床休息，待血下沉后及时给予激光封孔或视网膜冷冻封孔。大量出血者吸收困难，未合并视网膜脱离和纤维血管膜时，可以先药物治疗；如玻璃体血仍不吸收，可进行玻璃体切割术；合并视网膜脱离或牵拉性视网膜脱离时，应及时进行玻璃体切割术。

第五节　暴　盲

暴盲是指眼外观正常，一眼或双眼视力骤然急剧下降，甚至盲而不见的内障眼病。属眼科的急症之一，若不及时治疗则可导致视力永久损害。暴盲之病名首见于《证治准绳·杂病·七窍门》，曰："暴盲，平日素无他病，外不伤轮廓，内不损瞳神，倏然盲而不见也。"根据发病部位及病机，分为络阻暴盲、络瘀暴盲、络损暴盲、目系暴盲等。

一、络阻暴盲

络阻暴盲是指患眼外观正常，猝然一眼或双眼视力急剧下降，以视衣可见典型的缺血性改变为特征的致盲眼病。又名落气眼。该病名首见于《临床必读》。对本病特点记载较为准确的是《抄本眼科》，书中说："不害疾，忽然眼目黑暗，不能视见，白日如夜。"本病发病急骤，多为单眼发病，以中老年人多见，无性别差异，多数患者伴有高血压等心脑血管疾病。

本病相当于西医学的视网膜动脉阻塞。因视网膜中央动脉的主干或分支阻塞后，引起其所供应区域的视网膜发生急性缺血，导致视功能急剧损害或丧失。

NOTE

【病因病机】

《证治准绳·杂病·七窍门》中谓："乃痞塞关格之病。病于阳伤者，缘忿怒暴悖，恣酒嗜辣，好燥腻，及久患热病痰火，人得之则烦躁秘渴。病于阴伤者，多色欲悲伤，思竭哭泣太频之故。"《抄本眼科》指出其病机为"元气下陷，阴气上升"所致。结合临床可归纳为：

1. 忿怒暴悖，气机逆乱，气血上壅，血络瘀阻。

2. 偏食肥甘燥腻，或恣酒嗜辣，痰热内生，血脉闭塞。

3. 年老阴亏，肝肾不足，肝阳上亢，气血并逆，瘀滞脉络。

4. 心气亏虚，推动乏力，血行滞缓，血脉瘀塞。

【临床表现】

1. 自觉症状 突然视力急剧下降，甚至失明，或部分视野缺损。部分患者起病前可有一时性视物模糊、头痛头昏等。

2. 眼部检查 外眼如常，眼底检查可见视网膜动脉显著变细，甚则呈线状（彩图12-17-1，彩图12-17-2）；静脉亦变细，血柱呈节段状或串珠状；视网膜后极部灰白色混浊水肿，黄斑区呈圆形或椭圆形红色，临床称之为"樱桃红斑"（彩图12-17-3）。如有视网膜睫状动脉存在，则其供血区域呈红色舌状区；分支动脉阻塞时，病变限于该分支营养区域。日久视网膜混浊水肿可消退，但可见视盘色淡白。

3. 实验室及特殊检查 应进行荧光素眼底血管造影检查，但在病变发生时很难及时进行造影检查，多在病变发生后数小时、数日甚至数周后才进行此项检查，因此结果差异较大。其常见的变化有：①中央动脉主干无灌注或动脉小分支无灌注；②动脉及静脉充盈迟缓，视网膜循环时间延长（彩图12-17-4，彩图12-17-5）；③检眼镜下所见的血流"中断"部位仍有荧光素通过；④毛细血管无灌注区形成；⑤部分血管壁的荧光素渗漏；⑥晚期患者可能见不到阻塞的荧光征象。

【诊断依据】

1. 突然视力下降或丧失。

2. 视网膜中央动脉阻塞时，视网膜后极部出现灰白色水肿混浊，黄斑呈樱桃红斑。

3. 早期患者荧光素眼底血管造影显示臂-视网膜循环时间或静脉充盈时间迟缓。

【治疗】

本病为眼科急重症，抢救应尽早、尽快，以通为要，兼顾脏腑之虚实，辅以益气、行气。

1. 辨证论治

（1）气血瘀阻证

证候：眼外观端好，骤然盲无所见，眼底表现符合本病的特征；伴见急躁易怒，胸胁胀满，头痛眼胀；舌有瘀点，脉弦或涩。

辨证分析：肝性失制，忿怒暴悖，气逆血壅，气血滞塞而瘀阻目中脉络，致目中脉络闭阻，故骤然盲无所见；全身症状及舌脉均为气血瘀阻之候。

治法：行气活血，通窍明目。

方药：通窍活血汤[106]加减。失眠者加首乌藤、酸枣仁以宁心安神；胸胁胀满甚者，加郁金、青皮以行气解郁；视网膜水肿甚者，加琥珀、泽兰、益母草之类，以活血化瘀、利水消肿；头昏痛者加天麻、牛膝以平肝、引血下行。

NOTE

（2）痰热上壅证

证候：眼部症状及检查符合本病的特征；形体多较胖，头眩而重，胸闷烦躁，食少恶心，口苦痰稠；舌苔黄腻，脉弦滑。

辨证分析：过嗜肥甘，聚湿生痰，郁而化热，痰热互结，上壅目中脉络，故骤然盲目；全身症状及舌脉均为痰热上壅之候。

治法：涤痰通络，活血开窍。

方药：涤痰汤〔99〕加减。方中酌加地龙、川芎、郁金、牛膝、泽兰、麝香，以助活血通络开窍之力；若热邪较甚，方中去人参、生姜、大枣，酌加黄连、黄芩以清热涤痰。

（3）肝阳上亢证

证候：眼部症状及眼底检查符合本病的特征，目干涩；头痛眼胀或眩晕时作，急躁易怒，面赤烘热，心悸健忘，失眠多梦，口苦咽干；脉弦细或数。

辨证分析：久病肝肾阴亏，水不涵木，肝阳失潜，或肝郁气火内生而阴液暗耗，阴不制阳，肝阳亢逆，气血上冲，瘀阻目中脉络，故骤然盲而不见，目干涩；全身症状及舌脉均为肝阳上亢之候。

治法：滋阴潜阳，活血通络。

方药：天麻钩藤饮〔12〕加减。可于方中加石菖蒲、丹参、地龙、川芎以助通络活血；心悸健忘、失眠多梦者，加珍珠母镇静安神；五心烦热者，加知母、黄柏、地骨皮降虚火；视网膜水肿混浊明显者，加车前子、泽兰、郁金以活血利水。

（4）气虚血瘀证

证候：发病日久，视物昏朦，动脉细而色淡红或呈白色线条状，视网膜水肿，视盘色淡白；或伴短气乏力，面色萎黄，倦怠懒言；舌淡有瘀斑，脉涩或结代。

辨证分析：气虚血行乏力，血不充脉，目窍失养，故见视物昏朦、视盘色淡等眼症；全身症状及舌脉均为气虚血瘀之候。

治法：补气养血，化瘀通脉。

方药：补阳还五汤〔64〕加减。心慌心悸、失眠多梦者，加酸枣仁、首乌藤、柏子仁以养心宁神；视衣色淡者，加枸杞子、楮实子、菟丝子、女贞子等益肾明目；久病情志抑郁者，加柴胡、白芍、青皮、郁金以疏肝解郁。

2. 急救治疗

（1）亚硝酸异戊酯 0.2mL 吸入，每隔 1 ~ 2 小时再吸 1 次，连用 2 ~ 3 次。舌下含化三硝酸甘油酯片，每次 0.3 ~ 0.6mg，每日 2 ~ 3 次。

（2）球后注射妥拉苏林 12.5mg 或硫酸阿托品 1mg。

（3）间歇性按摩眼球、前房穿刺、口服乙酰唑胺以降低眼压。

（4）吸入 95% 氧及 5% 二氧化碳混合气体。

3. 其他治法

（1）中成药治疗　根据证型选用复方丹参滴丸、葛根素注射液等活血化瘀药物口服或静脉给药。

（2）针灸治疗　①主穴组 1：睛明、风池、球后；配穴选外关、合谷、光明。②主穴组 2：风池、大椎、攒竹；配穴选合谷、阳白、内关。③主穴组 3：鱼腰、攒竹、球后；配穴选合

NOTE

谷、太冲、翳风。方法：各组穴位可轮流交替使用，每天 1 次，平补平泻，留针 20 ~ 30 分钟，远端配穴左右交替。经紧急处理后可使用针灸治疗，可坚持 1 ~ 3 个月。

【预防与调护】

1. 平素应保持心情愉快，避免恼怒、紧张及烦躁暴怒。

2. 饮食宜清淡，忌肥甘油腻之品及烟酒刺激之物。

3. 一旦发现视力骤降，应及时去医院诊治，以免延误病情。

二、络瘀暴盲

络瘀暴盲是指因眼底脉络瘀阻，血不循经，溢于络外，导致视力突然下降的眼病。该病归属于“暴盲”范畴。《临床必读》称本病为“目衄暴盲”；曾庆华主编的《中医眼科学》将其归属于“络损暴盲”范畴。本病多为单眼发病，是导致中老年人视力障碍的常见瞳神疾病。

络瘀暴盲类似于西医学之视网膜中央或分支静脉阻塞。

【病因病机】

《银海指南·肾经主病》提出暴盲病因为“属相火上浮，水不能制”的见解。本病是多种原因致脉络瘀阻，血溢络外而遮蔽神光。结合临床可归纳为：

1. 情志内伤，肝气郁结，肝失条达，气滞血郁，血行不畅，瘀滞脉内，血溢络外。

2. 肝肾阴亏，水不涵木，肝阳上亢，气血上逆，血不循经而外溢。

3. 过食肥甘厚味，痰湿内生，痰凝气滞，血行不畅，痰瘀互结，血脉瘀阻，血不循经，血溢脉外。

【临床表现】

主要临床表现是视力下降和眼内出血。症状与病程及阻塞部位有关。

1. 自觉症状　视力突然减退，或有眼前黑影飘动，严重者可骤降至眼前手动。

2. 眼部检查　视网膜静脉粗大迂曲，隐没于出血及水肿之中，视网膜火焰状出血及水肿，重者可见视盘充血、水肿；稍久则有黄白色硬性渗出或棉絮状白斑，或黄斑囊样水肿，视网膜动脉可有反光增强等硬化征象（彩图 12-18-1、彩图 12-19-1）。

3. 实验室及特殊检查　荧光素眼底血管造影早期可见视网膜动脉 - 静脉循环时间延长，出血区遮蔽荧光，阻塞区毛细血管扩张或有微动脉瘤（彩图 12-18-2、彩图 12-19-2）；造影后期可见毛细血管荧光素渗漏、静脉管壁着染。病久者或可见毛细血管无灌注区、黄斑区水肿、视网膜新生血管等荧光形态。

【诊断依据】

1. 中老年发病者常有高血压等病史，单眼突然视力障碍或眼前黑影飘动。

2. 受累部位视网膜静脉扩张迂曲，呈腊肠状。沿视网膜血管走行区域浅层出血为火焰状、斑点状，视网膜水肿、渗出及棉絮状斑。如出血量多而进入玻璃体，则无法看清眼底。

3. 荧光素眼底血管造影对诊断及分型有重要参考价值。

【治疗】

因本病的基本病机是脉络瘀阻，血不循经，溢于目内；而阻塞是瘀，离经之血亦是瘀，故血瘀是其最突出的病机。治疗时应注意止血勿使留瘀，消瘀的同时应避免再出血，并积极治疗原发病。

1. 辨证论治

（1）气滞血瘀证

证候：眼外观端好，视力急降，眼底表现符合本病特征；可伴见眼胀头痛，胸胁胀痛，或情志抑郁，食少嗳气；舌红有瘀斑，苔薄白，脉弦或涩等。

辨证分析：情志不舒，肝郁气滞，日久化火，迫血妄行，血溢络外，神光遮蔽，故视力急降、眼底出血；全身症状及舌脉均为气滞血瘀之候。

治法：理气解郁，化瘀止血。

方药：血府逐瘀汤[54]加减。出血初期舌红脉数者，宜去方中川芎、当归，加荆芥炭、血余炭、白茅根、大蓟、小蓟以凉血止血；眼底出血较多，血色紫暗者，加生蒲黄、茜草、三七以化瘀止血；视盘充血水肿，视网膜水肿明显者，为血不利化为水，宜加泽兰、益母草、车前子以活血利水；失眠多梦者加珍珠母、首乌藤以镇静安神。

（2）阴虚阳亢证

证候：眼外观端好，视力急降，眼底表现符合本病特征；兼见头晕耳鸣，面热潮红，头重脚轻，失眠多梦，烦躁易怒，腰膝酸软；舌红少苔，脉弦细。

辨证分析：肝肾阴亏，阴不制阳，肝阳上亢，迫血妄行，血溢络外，神光被遏，故见眼底出血、视物模糊；头晕耳鸣、面热潮红等全身症状及舌脉均为阴虚阳亢之候。

治法：滋阴潜阳。

方药：镇肝息风汤[128]加减。潮热口干明显者，可加生地黄、麦冬、知母、黄柏以滋阴降火；头重脚轻者，宜加何首乌、钩藤、石决明以滋阴潜阳。

（3）痰瘀互结证

证候：眼症同前，或是病程较长，眼底水肿渗出明显，或有黄斑囊样水肿；形体肥胖，兼见头重眩晕，胸闷脘胀；舌苔腻或舌有瘀点，脉弦或滑。

辨证分析：痰湿上壅，导致目中脉络不畅，血瘀脉络，血溢络外，故眼底出血；眼底水肿、渗出明显及头重眩晕、胸闷脘胀、舌脉等为痰湿之候。

治法：化痰除湿，活血通络。

方药：桃红四物汤[95]合温胆汤[122]加减。若视网膜水肿、渗出明显者，可加车前子、益母草、泽兰以活血利水消肿。

2. 其他治法

（1）中成药治疗　根据临床证型选用复方血栓通胶囊、丹红化瘀口服液、血栓通注射液等口服或静脉滴注。

（2）原发病治疗　如有血管炎症，可结合糖皮质激素治疗。

（3）直流电离子导入　选用丹参或川芎嗪注射液作眼局部电离子导入，每日1次，10次为1个疗程。

（4）视网膜激光光凝术及玻璃体切除术　视网膜激光光凝可减少视网膜水肿，促进出血吸收，预防新生血管的发生。如玻璃体积血经积极治疗3～6个月仍不能吸收，或经B型超声检查有机化膜形成，甚或有视网膜脱离者，应考虑行玻璃体切除术。

【预防与调护】

1. 出血期间应适当休息，减少活动，取半坐卧位。

NOTE

2. 饮食宜低盐、低脂肪、低胆固醇，以清淡、容易消化的饮食为主。忌辛辣煎炸之物及肥甘厚味腥发之品，戒烟慎酒。

3. 本病有可能出现反复性出血，应坚持长期治疗和观察。当病情反复时，勿急躁、悲观，忌忿怒，心情宜舒畅，积极配合治疗。

4. 注意有无高血压、高脂血症、糖尿病或心脑血管疾病等，消除可能发生本病的潜在因素。

三、络损暴盲

络损暴盲是指因眼底脉络受损出血致视力突然下降的眼病。本病归属于“暴盲”范畴。该病名首见于《临床必读》。本病多发于青壮年男性，多为双眼发病，是导致青壮年人失明最常见的瞳神疾病。

络损暴盲类似于西医学的视网膜静脉周围炎，又称视网膜血管炎。

【病因病机】

《银海指南·肾经主病》提出暴盲的病因为“属相火上浮，水不能制”的见解。本病是多种原因导致眼底脉道损伤、血溢脉外而遮蔽神光。结合临床可归纳为：

1. 心肝火旺，循经上攻目窍，灼伤脉络，血溢络外。

2. 七情内郁，肝失疏泄，五志化火，火郁脉络，脉络受损，血溢络外。

3. 瘀热伤阴，阴虚火旺，虚火上炎，灼伤脉络，血不循经而外溢。

【临床表现】

主要临床表现是视力下降和反复眼内出血。症状与病程、病位等有关。

1. 自觉症状 视力突然减退，或有眼前黑影飘动，严重者视力可骤降至眼前手动。

2. 眼部检查 病变早期可见视网膜周边部小静脉呈串珠样不规则扩张扭曲，静脉周围白鞘伴生、出血及黄白色渗出；当病情发展至主干静脉，则主干静脉管径不规则，出现静脉旁白鞘，沿病变静脉周围有大量出血及渗出，视网膜水肿；当出血进入玻璃体，则发生玻璃体积血，甚至无法窥见眼底；病变晚期视网膜静脉广泛受累，新生血管形成，玻璃体积血反复发生，可引起牵拉性视网膜脱离（彩图 12–20–1、彩图 12–20–2、彩图 12–21–1、彩图 12–21–2）。

3. 实验室及特殊检查 荧光素眼底血管造影见病变静脉管壁荧光着染，毛细血管扩张渗漏、微血管瘤，以及黄斑区水肿；病变后期视网膜周边部见毛细血管无灌注区、动静脉吻合支及视网膜新生血管形成等改变。

【诊断依据】

1. 多发于青壮年。

2. 双眼或单眼反复出现玻璃体积血。

3. 有上述典型之眼底临床表现。

4. 荧光素眼底血管造影对本病诊断有重要参考价值。

【治疗】

络损暴盲的治疗应注意处理“热”与“瘀”的关系。出血之初多为热重于瘀，宜凉血止血，佐以化瘀；出血中期多为瘀重于热，宜活血化瘀，佐以凉血止血；病至后期多属瘀热伤阴，宜滋阴凉血，佐以化瘀散结。

1. 辨证论治

（1）血热伤络证

证候：眼外观端好，视力急降，眼底表现符合本病特征；伴心烦失眠，口舌生疮，小便短赤；舌红脉数。

辨证分析：心主血脉，诸脉属目，肝开窍于目，心肝火旺，循经上攻目窍，灼伤脉络，血溢络外，神光遮蔽，故视力急降、眼底出血；全身症状及舌脉均为血热伤络之候。

治法：清热凉血，止血活血。

方药：宁血汤〔43〕加减。出血初期舌红脉数者，宜加荆芥炭、白茅根、大蓟、小蓟以凉血止血；眼底出血较多，血色紫暗者，加生蒲黄、茜草、郁金以化瘀止血；视网膜水肿明显者，为血不利化为水，宜加益母草、薏苡仁、车前子以活血利水。

（2）肝经郁热证

证候：眼症同前；伴口苦咽干，烦躁易怒；舌红苔黄，脉弦数。

辨证分析：五志化火，肝经郁热，上扰于目，脉络受损，络损血溢，神光被遏，故见视力急降、眼底出血；全身症状及舌脉均为肝经郁热之候。

治法：疏肝清热，凉血止血。

方药：丹栀逍遥散〔18〕加减。出血初期可酌加赤芍、墨旱莲、茺蔚子、白茅根以增凉血止血之力；失眠多梦者加煅牡蛎、首乌藤以镇静安神。

（3）阴虚火旺证

证候：病情迁延，玻璃体积血反复发作；伴头晕耳鸣，五心烦热，口干唇燥；舌质红，脉细数。

辨证分析：热邪最易伤阴，病久阴亏火旺，虚火灼伤脉络，络损血溢于外，故见病情迁延，眼内出血反复发作；全身症状及舌脉均为阴虚火旺之候。

治法：滋阴降火，凉血化瘀。

方药：滋阴降火汤〔124〕或知柏地黄丸〔71〕合二至丸〔2〕加减。出血初期宜加荆芥炭、白茅根以凉血止血；反复发作日久者可加浙贝母、昆布以软坚散结。

2. 其他治法

（1）中成药治疗　根据临床证型选用云南白药、丹栀逍遥丸、知柏地黄丸、复方血栓通胶囊等口服。

（2）原发病治疗　如患结核病者，应行抗结核治疗；伴其他炎症疾病时应予治疗。

（3）激素治疗　可给予糖皮质激素治疗。

（4）直流电离子导入　选用丹参或血栓通注射液作眼局部电离子导入，每日 1 次，10 次为 1 个疗程。

（5）视网膜激光光凝术及玻璃体切除术　在 FFA 指导下，对病变区光凝治疗，以消除无灌注区，促进新生血管消退，减少出血。对严重玻璃体积血经积极治疗 3 个月无明显吸收，或经眼部 B 型超声检查有机化膜形成，甚或有视网膜脱离者，应行玻璃体切除术或联合视网膜脱离复位术。

【预防与调护】

1. 新鲜玻璃体积血者应保持半卧位，以使积血下沉。

NOTE

2. 本病常出现反复性出血，应坚持长期治疗和观察。

3. 本病多为双眼发病，故对于一眼发生本病者，虽然另一眼视力正常，也应对双眼进行FFA检查。

四、目系暴盲

目系暴盲是指因六淫外感、情志内伤或外伤等损及目系，导致患眼倏然盲而不见的眼病。该病名首见于曾庆华主编的《中医眼科学》。《临床必读》和《中医诊断与鉴别诊断学》称之为“火郁暴盲”。本病可单眼或双眼发病，或双眼先后发病，起病多急重，可造成严重的视功能障碍。

目系暴盲类似于西医学的急性视神经炎、缺血性视神经病变等引起视力突然下降的视神经病变。前者按照病因可分为特发性视神经炎、感染性和感染相关性视神经炎、自身免疫性视神经病和其他无法归类的视神经炎，好发于青壮年人；后者以筛板为界分为前部缺血性视神经病变和后部缺血性视神经病变，是筛板前后的视神经营养血管循环障碍所致，好发于中老年人。

视神经炎和缺血性视神经病变均表现为视力突然下降，然而二者病因病机、临床表现和治疗原则均不同，两者需要鉴别。由外伤所致目系暴盲参阅第十四章。

【病因病机】

《审视瑶函·暴盲症》中谓本病若“病于阳伤者，缘忿怒暴悖，恣酒嗜辣，好燥腻，及久患热病痰火，人得之则烦躁秘渴；病于阴伤者，多色欲悲伤，思竭哭泣太频之故……伤于神者，因思虑太过，用心罔极，忧伤至甚……元虚水少之人，眩晕发而盲瞀不见。能保养者，治之自愈，病后不能养者，成痼疾”。后世多沿用此说。结合临床归纳为：

1. 六淫外感或五志过极，肝火内盛，循肝经上扰，灼伤目系而发病。

2. 悲伤过度，情志内伤，或忿怒暴悖，肝失条达，气机郁滞，上壅目系，神光受遏；或情志过激化火，气火上攻，目系血瘀脉阻。

3. 热病伤阴或素体阴亏，阴精亏耗，水不济火，虚火内生，上炎目系。

4. 久病体虚，或素体虚弱，或产后血亏，气血亏虚，目系失养。

【临床表现】

1. 自觉症状 突然视力下降，甚或失明。视神经炎者视力急剧下降，可在2～5天内降至无光感，多伴眼球转动痛或眼球深部疼痛；缺血性视神经病变者视力突然减退，眼前有阴影遮挡或视野缩小，常发生在晨起或睡眠后，不伴眼球转动痛。

2. 眼部检查 视力下降严重者瞳孔对光反射迟钝；双眼失明者瞳孔散大，瞳孔直接及间接光反射均消失；单眼患病或双眼受损程度严重的一侧可有相对性瞳孔传入障碍。若为视盘炎，可见视盘充血，边界模糊，严重时视盘充血肿胀明显，但一般不超过3个屈光度，视盘及其周围可见出血和渗出、水肿（彩图12-22-1）；急性球后视神经炎早期眼底多正常，晚期视盘苍白；前部缺血性视神经病变者视盘轻度肿胀充血，表面毛细血管扩张，有局限性灰白水肿、盘周出血。

3. 实验室及特殊检查

（1）视野 急性视神经炎者中心暗点、旁中心暗点或周边视野缩小；缺血性视神经病变者常见与生理盲点相连的象限性缺损。

NOTE

（2）视觉电生理　视觉诱发电位（VEP）表现为可见 P_{100} 波潜时延迟，振幅下降。

（3）荧光素眼底血管造影　急性视盘炎者可见视盘表面毛细血管扩张及荧光渗漏（彩图12-22-2）；缺血性视神经病变早期表现为视盘荧光充盈迟缓或不均匀，后期荧光素渗漏。充盈迟缓或缺损区与视野缺损区有对应关系。

（4）头部 CT、MRI　排除颅内占位性病变，并明确有无中枢神经系统脱髓鞘疾病。

【诊断依据】

1. 视神经炎者视力急剧下降，伴眼球深部疼痛或眼球转动痛；缺血性视神经病变者视力突然减退常发生在晨起或睡眠后，不伴眼球转动痛。

2. 单眼患病或双眼受损程度严重眼可有相对性瞳孔传入障碍。

3. 视盘炎及缺血性视神经病变者眼底视盘有相应改变。

4. 视野检查视神经炎多有中心或旁中心暗点，缺血性视神经病变为与生理盲点相连的象限性视野缺损。

5. 视觉诱发电位 P_{100} 波潜时延迟，振幅下降。

【治疗】

本病对视力危害极大，属眼科急重症，宜早期进行中西医结合治疗，以及时抢救视力。

1. 辨证论治

（1）肝经实热证

证候：视力急降，甚至失明，伴眼球胀痛或转动时疼痛，视盘充血肿胀，边界不清，盘周出血、渗出，视网膜静脉扩张迂曲、颜色紫红；伴头胀耳鸣，胁痛口苦；舌红苔黄，脉弦数。

辨证分析：肝之经脉与目系直接相连，肝火内盛，循经直灼目系，故见视力骤降，眼球转动时球后牵拽疼痛，视盘充血肿胀等眼症；全身症状和舌脉为肝经实热之候。

治法：清肝泄热，兼通瘀滞。

方药：龙胆泻肝汤[30]加减。可加夏枯草、决明子以增强清肝泻火之功；若视盘充血肿胀等，可加桃仁、牡丹皮以助活血散瘀、利水消肿；若头目胀痛者，酌加菊花、蔓荆子、青葙子、石决明，以清利头目止痛；烦躁失眠者加黄连、首乌藤清心宁神。

（2）肝郁气滞证

证候：患眼自觉视力骤降，眼球后隐痛或眼球胀痛，眼部表现同前；患者平素情志抑郁，喜叹息，胸胁疼痛，头晕目眩，口苦咽干，妇女月经不调；舌质暗红，苔薄白，脉弦细。

辨证分析：情志抑郁，气机滞塞，目系郁闭，故视力骤降，眼球后隐痛或眼球胀痛；胸闷胁痛和舌脉为肝郁气滞之候。

治法：疏肝解郁。

方药：逍遥散[104]或柴胡疏肝散[97]加减。若视盘充血明显或视网膜静脉迂曲粗大者，宜加牡丹皮、栀子以清热凉血散瘀；头目隐痛者加石决明、菊花以清肝明目。

（3）气滞血瘀证

证候：视力骤降，头晕头痛，视盘充血水肿，盘周出血，动脉变细，静脉迂曲；心烦郁闷，胸胁胀满，或伴头痛，情志不舒，胸胁满闷；舌紫暗苔白，脉弦或涩。

辨证分析：目系血瘀脉阻，血不循经而溢于脉外为出血，则视力骤降，视盘充血水肿，盘周出血；头晕头痛，胸胁胀满，舌紫暗，脉弦或涩为气机不畅、气滞血瘀之候。

NOTE

治法：疏肝解郁，理气活血。

方药：血府逐瘀汤[54]加减。肝郁有热者，加丹皮、栀子；气滞重者，加郁金；脉络不通，血瘀明显者，加丹参、鸡血藤行气活血通络；视网膜出血较多者加三七、茜草化瘀止血；视力下降严重者加细辛、麝香开窍明目；便秘者，加大黄逐瘀通便。

（4）阴虚火旺证

证候：眼症同前；伴头晕目眩，五心烦热，颧赤唇红，口干；舌红苔少，脉细数。

辨证分析：劳瞻竭视或热病伤阴致虚火上炎，灼伤目系，故出现视物不明、眼球胀痛、视盘充血等；头晕目眩和舌脉等为阴虚火旺之候。

治法：滋阴降火，活血祛瘀。

方药：知柏地黄丸[71]加减。可加丹参、毛冬青以助活血化瘀。若耳鸣耳聋较重者，酌加龟板、玄参、墨旱莲，以增强滋阴降火之力；若口渴喜冷饮者，宜加石斛、天花粉、生石膏以生津止渴。

（5）气血两虚证

证候：病久体弱，或失血过多，或产后哺乳期发病。视物模糊；伴面白无华或萎黄，爪甲唇色淡白，少气懒言，倦怠神疲；舌淡嫩，脉细弱。

辨证分析：目得血而能视，气血虚则目系失养，故视力急降，眼球后隐痛或眼球胀痛；面色无华、少气懒言和舌脉等为气血两虚之候。

治法：补益气血，通脉开窍。

方药：人参养荣汤[7]加减。可加丹参、石菖蒲、鸡血藤以活血养血；心悸失眠者可加酸枣仁、柏子仁、首乌藤以养心宁神。

2. 其他治法

（1）中成药治疗　根据临床证型可选用清开灵注射液、醒脑静注射液、川芎嗪注射液等静脉滴注。

（2）针刺治疗　选太阳、攒竹、睛明、风池、球后、足三里、肝俞、肾俞、三阴交等。每次选局部穴、远端穴各2～4个，轮流使用。每日1次，留针30分钟，10日为1个疗程。

（3）激素治疗　激素冲击疗法是目前公认的视神经炎的治疗规范，即甲泼尼松龙1g每日分2～4次静脉滴注，连用3天后，改用口服醋酸泼尼松1mg/（kg·d），早晨顿服，逐渐减量。在全身使用糖皮质激素治疗的同时应给予胃黏膜保护剂及钙剂补充。

（4）抗生素治疗　如考虑由感染引起者，应根据病情选择抗生素全身应用。

（5）支持疗法　补充维生素B类及应用血管扩张剂。

（6）病因治疗　针对病因进行治疗。

【预防与调护】

1. 避免悲观和急躁情绪，以免因病而郁，因郁而影响疗效或加重病情。

2. 病后应静心养息，惜视缄光，以免阴血耗损。

3. 要坚持系统及时的治疗。

附：视神经乳头水肿

NOTE

视神经乳头水肿（彩图12-23-1、彩图12-23-2）是指因颅内压升高导致的视盘水肿。

常见病因为颅内肿瘤、炎症、外伤及先天畸形等。多双眼发病。临床表现可见头痛，体位迅速变化时出现视物模糊、视力下降、复视、恶心呕吐等症状，但也有部分患者无临床症状。视野表现为早期生理盲点扩大，若有视乳头水肿累及黄斑时，可同时存在相对性中心暗点；慢性期发展至视神经萎缩时，可有向心性周边视野缩窄。本病主要针对原发病进行治疗。

典型的视神经乳头水肿分为四期：①早期：视乳头充血水肿，边界模糊，隆起较轻，视乳头附近可有线状出血，视神经纤维层水肿。②进展期：视乳头明显充血水肿，隆起显著，甚至达 8 ~ 10 个屈光度，视乳头附近可有火焰状出血，视网膜静脉迂曲充盈，视神经纤维层有棉絮斑，黄斑有星状渗出或出血。③慢性期：视乳头呈圆形隆起，视乳头凹陷消失，视乳头充血水肿减轻，视网膜静脉充盈减轻，出现硬性渗出。④萎缩期：视乳头色泽灰白，视网膜血管变细，有血管白鞘形成，黄斑可有色素形成。

视乳头水肿、视神经乳头炎和前部缺血性视神经病变均表现视盘水肿，三者需鉴别诊断：①视乳头水肿多因颅内压增高导致，可见于各年龄段，病因多为颅内肿瘤、炎症、外伤等。双眼发病，早期视力无严重受损，视盘水肿隆起较高，一般大于 3D，边界模糊，视网膜静脉迂曲扩张，视野损害多表现为生理盲点扩大。②视神经乳头炎青中年发病，视力急剧减退，伴有眼球转动痛。视盘充血水肿，一般小于 3D，视盘周围有线状出血和渗出，视野损害多为中心暗点及周边向心性缩小。③前部缺血性视神经病变多见于中老年人，常伴高血压、糖尿病、高脂血症等疾病。视盘水肿一般小于 3D，视力损害多为象限性，视野呈与生理盲点相连的扇形或象限性缺损，FFA 早期视盘弱荧光或充盈迟缓不均，后期有荧光素渗漏；充盈迟缓或缺损区与视野缺损区有对应关系。

第六节　视衣脱离

视衣脱离相当于西医学的视网膜脱离，是视网膜神经上皮层与其色素上皮层之间的分离而引起视功能障碍的眼病。因脱离的部位、范围、程度及伴发症状之不同，中医学将本病分别归入神光自现、云雾移睛、视瞻昏渺、暴盲等病中。视衣脱离病名首见于《临床必读》。视网膜脱离有原发性与继发性两大类。

【病因病机】

1. 禀赋不足或劳瞻竭视，精血暗耗，肝肾两虚，神膏变性，目失所养。

2. 脾胃气虚，运化失司，固摄无权，水湿停滞，上泛目窍。

3. 头眼部外伤导致视衣受损。

【临床表现】

1. 自觉症状　发病前常有黑影飘动或闪光感；视物可有变形、弯曲，出现不同程度视力下降，或有幕状黑影逐渐扩大，甚者视力突然下降。

2. 眼部检查　可见玻璃体混浊或液化；脱离的视网膜呈灰白色隆起，血管爬行其上；严重者可见数个半球状隆起，或呈宽窄不等的漏斗形，甚则漏斗闭合而不见视盘；裂孔大小不一，形状各异（彩图 12–24–1）。

NOTE

3. 实验室及特殊检查

（1）超声检查　①A超图像显示在玻璃体平段内出现一个垂直于基线的单高波；②B超图像显示视衣脱离处有一条强光带，凹面向前，一端与视盘相连，另一端止于周边部（彩图12–24–2）。

（2）荧光素眼底血管造影检查　如查不到裂孔可做本项检查，以鉴别脉络膜渗漏、泡状视网膜脱离等病变。

【诊断依据】

1. 突然视力下降或视野缺损。

2. 眼底检查见视网膜灰白色隆起及裂孔。

【治疗】

对原发性孔源性视网膜脱离应尽早手术治疗，可根据病情采取巩膜外垫压术、巩膜环扎术或玻璃体手术。术后辅以祛风活血、益气养阴活血利水中药治疗，可减轻手术反应，提高视功能。

1. 辨证论治

（1）脾虚湿泛证

证候：视物昏朦，玻璃体混浊，视网膜脱离，或为术后视网膜下仍有积液者；伴倦怠乏力，面色少华，或有食少便溏；舌淡胖有齿痕，苔白滑，脉细或濡。

辨证分析：脾虚失运，湿浊停聚，上扰于目，阻碍神光发越，故见视物昏朦、玻璃体混浊、视网膜脱离；倦怠乏力、食少便溏等全身症状及舌脉均为脾虚湿泛之候。

治法：健脾益气，利水化浊。

方药：补中益气汤〔63〕合四苓散〔32〕加减。积液多者加苍术、薏苡仁、车前子以除湿利水。

（2）脉络瘀滞证

证候：头眼部外伤，或术后视网膜水肿或残留视网膜下积液，结膜充血、肿胀；伴眼痛头痛；舌质暗红或有瘀斑，脉弦涩。

辨证分析：头眼部外伤或术后脉络受损，气血失和，故出现上述眼症；全身症状和舌脉均为脉络瘀滞之候。

治法：养血活血，祛风止痛。

方药：桃红四物汤〔95〕加减。可于方中加泽兰、三七，以加强祛瘀活血之功；残留积液者，宜加茯苓、赤小豆、白茅根以祛湿利水；头目胀痛甚者，加蔓荆子、菊花、石决明以祛风镇痛；术后表现为气虚血瘀水停者，可用补阳还五汤〔64〕加益母草、泽兰等益气养阴、活血利水。

（3）肝肾阴虚证

证候：久病失养或手术后视力不升，眼见黑花、闪光；伴头晕耳鸣，失眠健忘，腰膝酸软；舌红少苔，脉细。

辨证分析：肝肾阴虚，目失濡养，故见术后视力不升，眼见黑花、闪光；全身症状及舌脉均为肝肾阴虚之候。

治法：滋补肝肾。

NOTE

方药：驻景丸加减方〔82〕加减。眼前黑花及闪光者宜加麦冬、太子参、当归、川芎、赤芍，以滋阴益气、活血养血。

2. 外治　根据视网膜脱离的具体情况，选择不同的手术方法，使视网膜复位。

（1）选用激光光凝、冷凝或透热电凝，使裂孔周围的视网膜、脉络膜产生炎症，从而令裂孔封闭。

（2）在经上述治疗的同时，可采用巩膜外硅胶垫压、巩膜环扎、玻璃体腔内充填惰性气体或硅油，或行玻璃体切割等。

【预防与调护】

1. 预防性激光治疗适用于周边部视网膜格子样变性、囊样变性或干性裂孔者。

2. 视网膜脱离后，应卧床休息，避免剧烈运动。

3. 术后患者应戒烟慎酒，少吃刺激性食物，保持大便通畅。

4. 如术中玻璃体腔内充填惰性气体或硅油，术后应根据气体或填充物作用位置选择相应的体位。

第七节　消渴内障

消渴内障是指由消渴病引起的内障眼病，曾庆华主编的《中医眼科学》称之为“消渴目病”。消渴病中晚期可引起晶珠混浊、眼底出血、水肿、渗出、新生血管等内眼病变。本病多为双眼先后或同时发病，可对视力造成严重影响。

本节主要针对西医学的糖尿病视网膜病变进行讨论，由糖尿病所致的其他眼病参见附录二“常见全身疾病的眼部表现”有关内容。

【病因病机】

《秘传证治要诀·三消》认为：“三消久之，精血既亏，或目无视，或手足偏废如风疾……”结合临床归纳如下：

1. 气阴两亏，目失所养，或因虚致瘀，血络不畅而成内障。

2. 禀赋不足，脏腑柔弱，或劳伤过度，伤耗肾精，脾肾两虚，目失濡养。

3. 病久伤阴或素体阴亏，阴虚血燥，脉络瘀阻，损伤目络。

4. 饮食不节，脾胃受损，或情志伤肝，肝郁犯脾，致脾虚失运，痰湿内生，上蒙清窍。

【临床表现】

1. 自觉症状　早期眼部常无自觉症状，随着病变加重可有视力减退、眼前有黑影飞动及视物变形等，严重者视力丧失。

2. 眼部检查　根据眼底表现可分为单纯期和增殖期。单纯期可见微血管瘤（彩图12-25-1）、视网膜毛细血管闭塞，有斑点状出血、硬性渗出（彩图12-26-1）、棉绒斑，视网膜、黄斑水肿；增殖期还可见视网膜新生血管及视网膜大片出血，出血量多还可引起玻璃体混浊、积血，玻璃体可有灰白色增殖条索，或与视网膜相牵，或可出现视网膜脱离，视网膜可见纤维增殖膜等。

3. 实验室及特殊检查

（1）荧光素眼底血管造影　在荧光素眼底血管造影下可出现多种异常荧光形态，如微血管瘤呈点状高荧光（彩图 12–25–2），毛细血管扩张、渗漏，出血的遮蔽荧光、毛细血管的无灌注区及视网膜新生血管（彩图 12–26–2）。荧光素血管造影对毛细血管无灌注区的范围可做出定量估计，对黄斑病变（水肿、囊样变性、缺血等）的性质、范围、程度可做出诊断，并可对新生血管的部位、活动程度进行估计。因此可对本病的诊断、治疗、疗效评估提供依据。

（2）视网膜电图　振荡电位（OPs）是视网膜电图的亚成分，它能客观而敏锐地反映视网膜内层血循环状态，特别是糖尿病视网膜病变的早期，在检眼镜未能发现视网膜病变时，OPs 就能出现有意义的改变。

【诊断依据】

1. 有糖尿病病史。

2. 眼底查见视网膜微血管瘤、出血、渗出、水肿、新生血管形成，或发生增生性玻璃体视网膜病变。

3. 荧光素眼底血管造影显示微血管瘤、脉络膜毛细血管无灌注等。

【鉴别诊断】

本病须与络瘀暴盲进行鉴别，详见表 12–2。

表 12–2　消渴内障与络瘀暴盲的鉴别

鉴别点	消渴内障	络瘀暴盲
病因	消渴（糖尿病）	血管硬化、高血压等
眼别	双眼	多为单眼
视力	多缓慢下降，部分突然下降	多突然下降
视网膜	斑点状或大片出血、水肿、渗出、增生膜	火焰状出血、渗出
视网膜血管	微血管瘤、毛细血管闭塞、后期新生血管	静脉扩张迂曲明显，亦可出现新生血管

【治疗】

本病应根据不同眼底表现，采取综合治疗，如内服中药、激光光凝及玻璃体切割术等。

1. 辨证论治

（1）气阴两虚证

证候：视力下降，或眼前有黑影飘动，眼底可见视网膜、黄斑水肿，视网膜渗出、出血等；面色少华，神疲乏力，少气懒言，咽干，自汗，五心烦热；舌淡，脉虚无力。

辨证分析：气虚水湿运化乏力，气虚不能摄血，故见视网膜水肿、渗出及出血；面色萎黄、五心烦热等全身症状及舌脉均为气阴两虚之候。

治法：益气养阴，活血利水。

方药：六味地黄丸[20]合生脉散[37]加减。自汗、盗汗者加黄芪、生地黄、牡蛎、浮小麦以益气固表；视网膜水肿、渗出多者，宜加猪苓、车前子、益母草以利水化瘀；视网膜出血者可加三七、墨旱莲以活血化瘀。

（2）脾肾两虚证

证候：视力下降，或眼前黑影飘动，眼底可见视网膜水肿、棉绒斑、出血；形体消瘦或虚胖，头晕耳鸣，形寒肢冷，面色萎黄或浮肿，阳痿，夜尿频、量多清长或混如脂膏，严重者尿

NOTE

少而面色白；舌淡胖，脉沉弱。

辨证分析：脾肾阳虚，不能温煦形体，阴寒内盛，气机凝滞，不能温化水湿，故见视网膜出现水肿、棉绒斑；形寒肢冷、夜尿频多等全身症状及舌脉均为脾肾两虚之候。

治法：温阳益气，利水消肿。

方药：加味肾气丸[44]加减。视网膜水肿明显者，加猪苓、泽兰以利水渗湿；视网膜棉绒斑多者，宜加法半夏、浙贝母、苍术以化痰散结；夜尿频、量多清长者，酌加巴戟天、淫羊藿、肉苁蓉等以温补肾阳。

（3）阴虚夹瘀证

证候：视力下降，眼前有黑影飘动，眼底可见微血管瘤、出血、渗出等，偶见视网膜新生血管，反复发生大片出血、视网膜增生膜；兼见口渴多饮，心烦失眠，头昏目眩，肢体麻木；舌质暗红有瘀斑，脉细弦或细涩。

辨证分析：久病伤阴，肾阴不足，阴虚血燥致瘀血内阻，则脉络不畅，甚至脉络破损，故见视网膜有微血管瘤、出血或新生血管生成等表现；口渴多饮、肢体麻木等全身症状及舌脉均为阴虚夹瘀之候。

治法：滋阴补肾，化瘀通络。

方药：知柏地黄丸[71]合四物汤[33]加减。视网膜新鲜出血者，可加大蓟、小蓟、生蒲黄、生三七粉以止血通络；陈旧性出血者，加牛膝、葛根、鸡血藤以活血通络；有纤维增生者，宜加生牡蛎、僵蚕、浙贝母、昆布以除痰软坚散结；口渴甚者加麦冬、石斛润燥生津。

（4）痰瘀阻滞证

证候：视力下降，眼前有黑影飘动，眼底视网膜水肿、渗出，视网膜有新生血管、出血，玻璃体可有灰白增生条索或与视网膜相牵，出现视网膜增生膜；形盛体胖，头身沉重，或伴身体某部位固定刺痛，口唇或肢端紫暗；舌紫有瘀斑，苔厚腻，脉弦滑。

辨证分析：痰瘀互结，有形之物阻滞，脉络不利，故见眼底视网膜水肿、渗出，玻璃体灰白增生条索或与视网膜相牵、视网膜增生膜等；全身症状及舌脉均为痰瘀阻滞之候。

治法：健脾燥湿，化痰祛瘀。

方药：温胆汤[122]加减。方中可加丹参、郁金、山楂、僵蚕祛痰解郁、活血祛瘀；出现玻璃体灰白增生条索、视网膜增生性改变者，方中去甘草，酌加浙贝母、昆布、海藻、莪术以化痰祛瘀、软坚散结。

2. 外治

（1）激光光凝治疗　可根据病情选用局部或全视网膜光凝治疗，其作用是破坏缺氧的视网膜，使其耗氧量减少，避免产生新生血管；同时封闭渗漏的病变血管及微动脉瘤，以减轻视网膜病变的发展。

（2）玻璃体切割手术　主要用于玻璃体积血及机化条索牵拉致视网膜脱离者。

3. 其他治法

（1）中成药治疗　根据临床证型可选用川芎嗪片、复方丹参滴丸、复方血栓通胶囊等口服。

（2）内科治疗　内科方法治疗消渴病。

（3）针刺治疗　除有新鲜出血和视网膜脱离者外，可行针刺治疗。局部穴可选太阳、攒

NOTE

竹、四白、承泣、睛明、球后、阳白，全身穴可选百会、风池、完骨、合谷、外关、光明、足三里、肝俞、肾俞、阳陵泉、脾俞、三阴交。每次局部取穴 2 ~ 3 个，全身取穴 2 ~ 3 个，根据辨证虚实施以补泻手法。每日 1 次，留针 30 分钟，10 日为 1 个疗程。

【预防与调护】

1. 严格而合理地控制血糖、血压、血脂是防治糖尿病视网膜病变发生发展的基础。

2. 定期做眼科检查，早期采取针对性治疗。

3. 在日常生活中要慎起居、调情志，戒烟限酒，合理饮食，适当运动。

附：糖尿病视网膜病变（DR）的临床分期标准

我国糖尿病视网膜病变的临床分期详见表 12–3。

表 12–3 我国糖尿病视网膜病变的临床分期（1984）

型	期	视网膜病变
单纯型	Ⅰ	出现微血管瘤和小出血点
	Ⅱ	出现黄白色硬性渗出及出血斑
	Ⅲ	出现白色棉绒状斑和出血斑
增殖型	Ⅳ	眼底出现新生血管或有玻璃体积血
	Ⅴ	眼底出现新生血管和纤维增殖
	Ⅵ	眼底出现新生血管和纤维增殖，并发牵拉性视网膜脱离

我国糖尿病分期分类标准中缺乏糖尿病视网膜病变黄斑水肿（DME）的临床分类，故临床应用时可参考 DME 的国际临床分类（表 12–4）。

表 12–4 糖尿病黄斑水肿（DME）的国际临床分类法（2002）

建议的疾病严重程度	散瞳下检眼镜可观察的发现
无明显的 DME	后极部无明显的视网膜增厚或硬性渗出
有明显的 DME	后极部有明显的视网膜增厚或硬性渗出
轻	有些视网膜增厚或硬性渗出，但远离黄斑中心
中	视网膜有增厚或硬性渗出趋向，但没有累及黄斑中心
重	视网膜增厚或硬性渗出累及黄斑中心

与此同时，在国际眼科会议上也制定了糖尿病视网膜病变（DR）的临床分级标准（表 12–5），可供参考。

表 12–5 糖尿病视网膜病变国际临床分级标准（2002）

建议的疾病严重程度	散瞳眼底检查所见
1 期：无明显视网膜病变	无异常
2 期：轻度非增生性糖尿病视网膜病变	仅有微动脉瘤

续表

建议的疾病严重程度	散瞳眼底检查所见
3 期：中度非增生性糖尿病视网膜病变	除微动脉瘤外，还存在轻于重度非增生性糖尿病视网膜病变的病变
4 期：重度非增生性糖尿病视网膜病变	出现以下任一改变，但无增生性糖尿病视网膜病变的体征：①在 4 个象限中任一象限中出现多于 20 处视网膜内出血；②在 2 个或以上象限出现静脉串珠样改变；③至少有 1 个象限出现明显的视网膜内微血管异常
5 期：增生性糖尿病视网膜病变	出现下列一种或一种以上改变：①新生血管；②玻璃体积血或视网膜前出血

第八节　视瞻有色

视瞻有色是指眼外观无异常，自觉视野中心出现灰色或淡黄色固定阴影，视力下降的眼病。可同时出现“视直如曲”“视大为小”等症状。该病名见于《证治准绳·杂病·七窍门》，书中载：“视瞻有色证，非若萤星、云雾二证之细点长条也，乃目凡视物有大片，甚则通行（有色阴影）……”

视瞻有色类似于西医学的中心性浆液性脉络膜视网膜病变。本病多见于 20 ~ 50 岁的青壮年男性，多为单眼发病，有自限性和复发性。其他可以引起黄斑水肿的眼底病或可参照本病辨证治疗。

【病因病机】

《证治准绳·杂病·七窍门》中对其病因病机记载较详，认为：“当因其色而别其证以治之。若见青绿蓝碧之色，乃肝肾不足之病，由阴虚血少，精液衰耗，胆汁不足，气弱而散……若见黄赤者，乃火土络有伤也……”结合临床归纳如下：

1. 忧思过度，内伤于脾，脾失健运，水湿上泛。

2. 情志不畅，肝气不舒，郁久化热，湿热上犯清窍。

3. 肝肾不足，精血两亏，目失所养。

【临床表现】

1. 自觉症状　自感视野中心部有类圆形灰色或淡黄色的固定暗影，遮挡视线，视物变暗。同时出现视物变形、变小、变远。

2. 眼部检查　①视力轻度下降，尤以近视力下降为明显。②眼底后极部可见一圆形或椭圆形水肿之反光轮，黄斑中心凹光反射减弱或消失；发病一周后，病灶区可见针尖样灰白或灰黄色视网膜下渗出物沉着，在双目间接镜或三面镜下可见黄斑区呈圆顶状视网膜脱离（彩图 12–27–1）。

3. 实验室及特殊检查

（1）荧光素眼底血管造影　在静脉期于病灶区内有 1 个或数个荧光素渗漏点，随时间的推移，渗漏点呈喷射状或墨渍样扩大，晚期表现为神经上皮脱离区，或伴有色素上皮脱离区的荧光积存（彩图 12–27–2、彩图 12–27–3）。

（2）OCT 检查　可发现并测量病灶区视网膜浆液性脱离和色素上皮脱离的范围与高度（彩

NOTE

图 12–27–4）。

【诊断依据】

1. 眼前灰黄色固定暗影，视物变形。

2. 视力轻度下降。

3. 眼底黄斑区视网膜呈局限性盘状浆液性浅脱离。

4. 有荧光素眼底血管造影和 OCT 检查的典型表现。

【治疗】

本病有一定的自限性，一般 3～6 个月或能自行痊愈。但部分患者经久不愈，视力下降明显，应积极治疗。

1. 辨证论治

（1）湿浊上泛证

证候：视物模糊，眼前出现有色阴影，视物变小或变形，眼底可见视网膜反光晕轮明显，黄斑水肿，中心凹光反射减弱或消失；胸闷，纳呆呕恶，大便稀溏；舌苔滑腻，脉濡或滑。

辨证分析：脾失健运，水湿上泛于目，故见视物变形模糊，眼前棕黄色阴影；纳呆便溏等全身症状及舌脉均为脾失健运、湿浊上泛之候。

治法：利水化湿。

方药：三仁汤〔8〕加减。黄斑区水肿明显者，宜加车前子、琥珀末以利水化痰；纳呆便溏者，加白术、山药、芡实以健脾除湿；失眠多梦者可用温胆汤〔122〕加减。

（2）肝经郁热证

证候：视物模糊，眼前棕黄色阴影，视物变小或变形，眼底可见黄斑水肿及黄白色渗出；胁肋胀痛，嗳气叹息，小便短赤；舌红苔黄，脉弦数。

辨证分析：情志不畅，肝气不舒，郁久化热，湿热上犯，故见眼前棕黄色阴影，黄斑水肿、黄白色点状渗出；全身症状及舌脉均为肝经郁热之候。

治法：疏肝解郁，清热化湿。

方药：丹栀逍遥散〔18〕加减。黄斑区黄白色点状渗出较多者，可加丹参、郁金、山楂以理气化瘀；脘腹痞满者宜加鸡内金、莱菔子以消食散结；小便短赤者加车前子、泽泻、黄柏以助清热利湿。

（3）肝肾不足证

证候：视物模糊，眼前可见暗灰色阴影，视物变小或变形，眼底可见黄斑区色素紊乱，少许黄白色渗出，中心凹光反射减弱；或兼见头晕耳鸣，梦多滑遗，腰膝酸软；舌红少苔，脉细。

辨证分析：肝肾亏虚，精血不足，目失濡养，故见眼底黄斑区色素紊乱，中心凹光反射减弱；全身症状及舌脉均为肝肾不足之候。

治法：滋补肝肾，活血明目。

方药：四物五子丸〔35〕加减。黄斑区渗出较多、色素紊乱者，加山楂、昆布、海藻以软坚散结。

2. 其他治法

（1）中成药治疗　根据证型选用杞菊地黄丸、陈夏六君丸等口服。

NOTE

（2）针刺治疗　主穴可选瞳子髎、攒竹、球后、睛明；配穴可选合谷、足三里、肝俞、肾俞、脾俞、三阴交、光明。每次选主穴 2 个，配穴 2 ~ 3 个。根据辨证选择补泻法，每日 1 次，留针 30 分钟，10 日为 1 个疗程。

（3）激光光凝　适用于有明显荧光渗漏，且渗漏点位于视盘 - 黄斑纤维束外，离中心凹 200μm 以外，病程 3 个月以上仍见到荧光渗漏，并有持续存在的浆液性脱离者。

（4）眼部直流电药物离子导入法　选用川芎嗪、丹参、三七注射液作离子导入，每日 1 次，每次 15 分钟，10 次为 1 个疗程，间隔 2 ~ 5 日再进行第 2 个疗程。

【预防与调护】

1. 保持环境安静，室内光线宜暗，注意休息，养成良好的生活习惯，避免过度疲劳、熬夜或情志不调等诱发本病的原因。

2. 饮食以容易消化、低脂肪、低蛋白、营养均衡为原则。多食新鲜水果、蔬菜、豆制品，忌烟戒酒，不喝咖啡、浓茶等兴奋类饮料。

第九节　视瞻昏渺

视瞻昏渺是指中老年人出现的眼外观无异常，但视物昏朦，且日渐加重，终致失明的眼病。该病名始见于《证治准绳·杂病·七窍门》，书中明确指出本病的发病年龄及视力随年龄增加而降低，直至失明的特点，曰："若人年五十以外而昏者，虽治不复光明，盖时犹月之过望，天真日衰，自然目渐光谢。"该病多发生于 50 岁以上的中老年人，常双眼患病。

根据《证治准绳》对视瞻昏渺的论述，本节主要针对西医学的年龄相关性黄斑变性（age related macular degeneration，ARMD）进行讨论。该病又称老年性黄斑变性，临床上根据其眼底的病变分为干性和湿性两种类型。其他黄斑部的营养不良、炎症、变性可参考本节进行治疗。

【病因病机】

《证治准绳·杂病·七窍门》认为本病"有神劳、有血少、有元气弱、有元精亏而昏渺者"。结合临床归纳如下：

1. 饮食不节，脾失健运，不能运化水湿，浊气上泛于目。

2. 素体阴虚，或劳思竭虑，肝肾阴虚，虚火上炎，灼伤目络则视物昏朦。

3. 情志内伤，肝失疏泄，肝气犯脾，脾失健运，气机阻滞，血行不畅为瘀，津液凝聚成痰，痰瘀互结，遮蔽神光则视物不清。

4. 年老体弱，肝肾两虚，精血不足，目失濡养，以致神光暗淡。

【临床表现】

1. 自觉症状　初起视物昏朦，如有轻纱薄雾遮挡。随着年龄增长，视物模糊逐渐加重，眼前出现固定暗影，视物变形。或可一眼视力骤降，眼前暗影遮挡，甚至仅辨明暗。

2. 眼部检查　眼外观无异常，视力下降，不能矫正。①干性者（或称萎缩性、非新生血管性）：早期可见后极部视网膜有散在灰黄色、边界欠清的玻璃膜疣，黄斑区色素紊乱，呈现色素脱失的浅色斑点和色素沉着小点，如椒盐状，中心凹光反射减弱或消失；后期后极部视网膜色素紊乱或呈地图状色素上皮萎缩区（彩图 12-28-1）。②湿性者（或称渗出性、新生血管性）：初期可见后极部有灰白色稍隆起的视网膜下新生血管膜，其周围可见视网膜感觉层下或色素上皮下暗红色或暗黑色出血，病变区可隆起。病变范围小者约1个视盘直径，大者波及整个后极部（彩图12–29–1）。出血多者可见视网膜前出血，甚至达玻璃体内而成玻璃体积血。晚期黄斑部出血机化，形成盘状瘢痕，中心视力完全丧失。

3. 实验室及特殊检查

（1）荧光素眼底血管造影检查　萎缩性者早期可见后极部视网膜玻璃膜疣样荧光，或色素脱失样荧光形态，或脉络膜毛细血管萎缩、闭塞而呈低荧光区（彩图12–29–2）。渗出性者于动脉期可见脉络膜新生血管呈花边状、辐射状或绒球状的形态，后期呈现一片荧光素渗漏区，出血区则显遮蔽荧光（彩图12–29–2）。病变晚期视网膜下新生血管形成一片机化瘢痕。

（2）吲哚青绿脉络膜血管造影检查　主要表现为脉络膜染料充盈迟缓或不规则，脉络膜动脉迂曲和硬化；它能够显示荧光素眼底血管造影不能发现的隐匿性脉络膜新生血管，且可清晰地显示脉络膜新生血管的位置和范围，可进一步用于指导激光治疗。

（3）OCT检查　在ARMD检查中，干性者可以看到玻璃膜疣，以及萎缩的视网膜色素上皮和神经上皮；湿性者可以清晰地显示脉络膜新生血管、出血、渗出及瘢痕的形态（彩图12–29–3）。

【诊断依据】

1. 年龄≥50岁。

2. 视物昏朦或视力逐渐下降。

3. 眼底检查萎缩性者可见黄斑部有玻璃膜疣或黄斑区内脉络膜毛细血管萎缩区，渗出性者见出血灶或纤维血管膜等。

4. 荧光素眼底血管造影检查见黄斑部有玻璃膜疣样荧光灶，或荧光遮蔽，或色素上皮损害，或脉络膜新生血管等。OCT检查可见到黄斑部的相应改变。

【鉴别诊断】

本病应与视瞻有色相鉴别，其内容详见表12–6。

表12–6　视瞻昏渺与视瞻有色的鉴别

鉴别点	视瞻昏渺（年龄相关性黄斑变性）	视瞻有色（中心性浆液性脉络膜视网膜病变）
视力	初期轻度下降，后期明显下降而不能矫正	中度下降，能用凸透镜部分矫正视力
年龄	50岁以上中老年多见	青壮年多见
眼底	黄斑区可见出血、水肿、机化物或玻璃膜疣样改变	黄斑区水肿、渗出，中心凹光反射消失
FFA	可见玻璃膜疣或有视网膜下新生血管	色素上皮及神经上皮脱离荧光表现
OCT	可见玻璃膜疣、萎缩的色素上皮和神经上皮，或在色素上皮与神经上皮间见出血、水肿、渗出等	可见神经上皮浆液性脱离或合并色素上皮脱离

【治疗】

1. 辨证论治

（1）脾虚湿困证

证候：视物昏朦，视物变形，黄斑区色素紊乱，玻璃膜疣形成，中心凹反光消失，或黄斑出血、渗出及水肿；可伴胸膈胀满，眩晕心悸，肢体乏力；舌质淡白，边有齿印，苔薄白，脉沉细或细。

辨证分析：嗜食偏好，脾胃受损，湿困中焦，浊气上犯，故见视物昏朦，后极部视网膜多个玻璃膜疣；全身症状及舌脉均为脾虚湿困之候。

治法：健脾利湿。

方药：参苓白术散〔81〕加减。水肿明显者，加泽兰、益母草利水消肿。

（2）阴虚火旺证

证候：视物变形，视力突然下降，黄斑部可见大片新鲜出血、渗出和水肿；口干欲饮，潮热面赤，五心烦热，盗汗多梦，腰酸膝软；舌质红，苔少，脉细数。

辨证分析：素体阴虚，或劳思竭虑，肝肾阴虚，虚火上炎，灼伤目络，故见黄斑区大片新鲜出血、渗出和水肿；全身症状及舌脉均为阴虚火旺之候。

治法：滋阴降火。

方药：生蒲黄汤〔38〕合滋阴降火汤〔124〕加减。可于方中加三七粉、郁金以助活血化瘀；若出血日久不吸收者，可加丹参、泽兰、浙贝母等活血消滞；大便干结者，可加火麻仁润肠通便。

（3）痰瘀互结证

证候：视物变形，视力下降，病程日久，眼底可见瘢痕形成及大片色素沉着；伴见倦怠乏力，纳食呆顿；舌淡，苔薄白腻，脉弦滑。

辨证分析：肝气郁结，气滞血瘀，瘀血阻滞，木郁土壅，脾失健运，水湿不化，聚湿成痰，痰瘀互结，故眼底可见瘢痕形成及大片色素沉着；全身症状及舌脉为痰瘀互结之候。

治法：化痰软坚，活血明目。

方药：化坚二陈丸〔17〕加减。常加丹参、川芎、牛膝等活血通络；瘢痕明显者，可加浙贝母、鸡内金软坚散结。

（4）肝肾两虚证

证候：视物模糊，视物变形，眼底可见黄斑区陈旧性渗出，中心凹光反射减弱或消失；常伴有头晕失眠或面白肢冷，精神倦怠，腰膝无力；舌淡红苔薄白，脉沉细无力。

辨证分析：肝肾两虚，精亏血少，故见后极部视网膜色素紊乱或陈旧性渗出；全身症状及舌脉均为肝肾两虚之候。

治法：补益肝肾。

方药：四物五子丸〔35〕或加减驻景丸〔47〕加减。

2. 外治

（1）滴滴眼液　可选用施图伦滴眼液滴眼，每次 1 滴，每日 2～3 次。

（2）手术　年龄相关性黄斑变性出现玻璃体积血时，可行玻璃体切除手术治疗。

3. 其他治法

（1）中成药治疗　根据证型选用参苓白术丸、知柏地黄丸、杞菊地黄丸、生脉饮、血府逐瘀口服液等。

（2）针刺治疗　主穴选睛明、球后、承泣、瞳子髎、攒竹、风池；配穴选完骨、百会、合谷、肝俞、肾俞、脾俞、足三里、三阴交、光明。每次选主穴 2 个，配穴 2～4 个，根据辨证

NOTE

补泻，每日1次，留针30分钟，10日为1个疗程。

（3）支持疗法　适用于本病干性者，补充微量元素及维生素，可口服维生素C、维生素E等，以保护视细胞。

（4）激光治疗　①适用于本病湿性者，视网膜下新生血管膜位于黄斑中心凹200μm以外，封闭新生血管膜，以免病变不断发展、扩大而影响中心视力。②光动力疗法及经瞳孔温热疗法均适用于封闭黄斑脉络膜新生血管膜的治疗。

（5）玻璃体腔注射　本病湿性者，可行玻璃体腔内注射抗新生血管药物。

【预防与调护】

1. 饮食有节，食宜清淡，多吃新鲜水果、蔬菜，忌肥腻厚味、辛辣刺激、煎炸炙煿及生冷之品，戒烟酒。

2. 因太阳辐射、可见光均可致黄斑损伤，日光下应戴遮阳帽，雪地、水面应戴滤光镜，以保护眼睛免受光的损害。

3. 一眼已患年龄相关性黄斑变性的患者，应严格监测其健眼，一旦发现病变应进行系统治疗。

附：年龄相关性黄斑变性（ARMD）临床诊断标准

年龄相关性黄斑变性的临床诊断标准详见表12-7。

表12-7　年龄相关性黄斑变性临床诊断标准

鉴别点	萎缩型（干性）	渗出型（湿性）
年龄	多为50岁以上	多为50岁以上
眼别	双眼发生	双眼先后发生
视力	下降缓慢	下降较急
眼底表现	早期：黄斑区色素脱失，中心凹光反射不清或消失，多为散在玻璃膜疣 晚期：病变加重，可有金箔样外观，地图状色素上皮萎缩，囊样变性或板层裂孔	早期：黄斑区色素脱失，中心凹光反射不清或消失，玻璃膜疣常有融合 中期：黄斑区出现浆液性或出血性盘状脱离，重者出现视网膜下血肿、视网膜内出血、玻璃体积血 晚期：瘢痕形成
荧光素血管造影	黄斑区有透见荧光或弱荧光，无荧光素渗漏	黄斑区有脉络膜新生血管，荧光素渗漏，出血性遮蔽荧光
OCT	黄斑区有玻璃膜疣、萎缩的色素上皮和神经上皮	在色素上皮与神经上皮间见出血、水肿、渗出等

注：1. 有早期眼底改变但视力正常，为可疑患者，应定期观察；
2. 注意病史，排除其他黄斑病变；
3. 视力下降者应排除屈光不正和屈光介质混浊。

第十节　高风内障

高风内障是以夜盲和视野逐渐缩窄为特征的内障眼病。该病名始见于《证治准绳·杂病·七窍门》，又名高风雀目、高风障症、阴风障等。病至后期视野极窄，犹如《秘传眼科龙木论·高风雀目内障》所形容的“惟见顶上之物”，同时书中对其并发症也有一定的认识，说：“多年瞳子如金色。”而《目经大成·阴风障》中对夜盲和视野缩窄的记载更为形象，说：“大道行不去，可知世界窄，未晚草堂昏，几疑大地黑。”本病多从青少年时期开始发病，均为双眼罹患。

高风内障相当于西医学的原发性视网膜色素变性。本病为遗传性疾病，多为双眼发病，病情缓慢加重，但多数患者最终会残存一定的中心视力。

【病因病机】

《杂病源流犀烛·目病源流》对其病因病机的认识与现代极为一致，说：“有生成如此，并由父母遗体。”结合临床归纳如下：

1. 禀赋不足，命门火衰，阳虚无以抗阴，阳气陷于阴中，不能自振，目失温煦所致。

2. 素体真阴不足，阴虚不能济阳，阳气不能为用而病。

3. 脾胃虚弱，气血不足，养目之源匮乏，目不能视物。

【临床表现】

1. 自觉症状　初发时白昼或光亮处视物如常，但入暮或在黑暗处视物不清，行动困难；病久则常有撞人碰物之现象；最终可致失明。

2. 眼部检查　双眼对称性、进行性视野缩小，但中心视力可长期保持。眼底早期可见赤道部视网膜色素稍紊乱，随之在赤道部视网膜血管旁出现骨细胞样色素沉着；随着病情发展，色素沉着逐渐增多，并向后极部及锯齿缘方向进展（彩图 12–30–1）。晚期视盘呈蜡黄色萎缩，视网膜血管一致性狭窄；视网膜呈青灰色，黄斑色暗；有的无骨细胞样色素沉着，仅见视网膜和色素上皮萎缩，或视网膜上出现黄色、结晶样闪光点或白色圆形小点。此外，可并发晶状体后囊下混浊。

3. 实验室及特殊检查

（1）视野检查　早期见环形暗点，晚期视野进行性缩小，最终成管状。

（2）荧光素眼底血管造影　病程早期显示斑驳状荧光，病变明显时显现大片的透见荧光，色素沉着处为遮蔽荧光，视网膜血管充盈不良或充盈缺失（彩图 12–30–2）。晚期因脉络膜毛细血管萎缩而透见脉络膜大血管。

（3）视觉电生理检查　① mfERG 振幅严重降低，并且其随离心度的增加更加明显，这是早期最灵敏的指标。②暗适应白光 F–ERG 的 a、b 波极度降低甚至熄灭是本病的典型改变。③ EOG 的光峰和暗谷明显降低或熄灭。

（4）暗适应检查　暗适应能力差。

【诊断依据】

1. 夜盲。

2. 视野呈双眼对称性、进行性缩小，晚期呈管状视野。

3. 眼底视盘呈蜡黄色萎缩，视网膜血管普遍狭窄，视网膜呈青灰色，有骨细胞样或不规则状色素沉着，或视网膜上出现黄色、结晶样闪光点或白色圆形小点。

4. 视网膜电图及暗适应检查异常。

【鉴别诊断】

本病应与疳积上目相鉴别。两者相同的是均有夜盲。不同的是疳积上目为后天所致，常见黑睛、白睛干燥斑，无视野缩窄，眼底检查无异常；高风内障为与生俱来，外眼正常，但有视

NOTE

野缩窄，眼底检查可见视网膜血管旁出现骨细胞样色素沉着、视盘呈蜡黄色、血管变细等，终致失明。

【治疗】

1. 辨证论治

治疗本病主要是补虚通脉，调整阴阳。本病为难治之证，需耐心用药，缓以图功。应抓住虚、瘀、郁的病机特点，从调理肝脾肾着手，采取综合治疗方法。本病总以虚为主，虚中夹瘀兼郁，在补虚同时，兼以活血化瘀及理气解郁，可望改善视功能或延缓病程。

（1）肝肾阴虚证

证候：夜盲，视野进行性缩窄，眼底表现符合本病特征；伴头晕耳鸣；舌质红少苔，脉细数。

辨证分析：肝肾阴虚，精亏血少，目失濡养，故见夜盲、视野进行性缩窄等眼症；全身症状及舌脉均为肝肾阴虚之候。

治法：滋补肝肾，活血明目。

方药：明目地黄丸〔69〕加减。可于方中加用川芎、丹参、牛膝，以增活血化瘀通络之功；如多梦盗汗者，加知母、牡丹皮、黄柏等以滋阴清热；眼干涩不适者可加天花粉、玄参以养阴清热活血。

（2）脾气虚弱证

证候：眼症同前；兼见面色无华，神疲乏力，食少纳呆；舌质淡，苔白，脉弱。

辨证分析：脾胃虚弱，气血生化乏源，目失濡养，故见夜盲、视野进行性缩窄等眼症；全身症状及舌脉均为脾气虚之候。

治法：健脾益气，活血明目。

方药：补中益气汤〔63〕加减。方中可加川芎、丹参、三七、鸡血藤等，以助通络活血之功。

（3）肾阳不足证

证候：眼症同前；伴腰膝酸软，形寒肢冷，夜尿频频，小便清长；舌质淡，苔薄白，脉沉弱。

辨证分析：肾阳不足，命门火衰，目失温煦，神光不能发越，故见夜盲、视野进行性缩窄等眼症；全身症状及舌脉均为肾阳不足之候。

治法：温补肾阳，活血明目。

方药：右归丸〔27〕加减。方中酌加川芎、鸡血藤、牛膝等以增活血通络之功。

2. 其他治法

（1）中成药治疗　根据证型可选用金匮肾气丸、明目地黄丸、补中益气丸、复方丹参滴丸、复方丹参注射液等口服或静脉给药。

（2）针灸治疗　主穴选睛明、上睛明、球后、承泣、攒竹、太阳；配穴选风池、完骨、百会、合谷、肝俞、肾俞、脾俞、足三里、三阴交、关元。每次选主穴2个，配穴2～4个，根据辨证补泻，每日1次。本病为退行性变，可每3～6个月针刺20～30日。

【预防与调护】

1. 避免强光刺激。

2. 避免近亲结婚。

第十一节 青 盲

青盲是以视盘色淡，视力渐降，甚至盲无所见为特征的内障眼病。小儿罹患者称小儿青盲。该病名首见于《神农本草经》。《诸病源候论·目病诸候》对其病症有所记载，书中曰："青盲者，谓眼本无异，瞳子黑白分明，直不见物耳。"后世文献多宗此说。

青盲相当于西医学之视神经萎缩。视神经萎缩分原发性视神经萎缩（又名下行性视神经萎缩）、继发性视神经萎缩（又名上行性视神经萎缩）两类。本病与性别、年龄无关，可由高风内障、绿风内障、青风内障、络阻暴盲、目系暴盲等失治或演变而成，亦可由肿瘤、恶性贫血、奎宁中毒等其他全身性疾病或头眼外伤引起。可单眼或双眼发病。

【病因病机】

《证治准绳·杂病·七窍门》中认为，本病可因"玄府幽邃之源郁遏，不得发此灵明耳。其因有二：一曰神失，二曰胆涩。须询其为病之始，若伤于七情则伤于神，若伤于精血则损于胆"。结合临床归纳如下：

1. 情志抑郁，肝气不舒，经络郁滞，目窍郁闭，神光不得发越。

2. 禀赋不足，肝肾两亏，精虚血少，不得荣目，目窍萎闭，神光遂没。

3. 久病过劳或失血过多，气血不足，失于荣润，目窍萎缩，神光泯灭。

4. 头眼外伤，目系受损，或脑部肿瘤压迫目系，致脉络瘀阻，目窍闭塞而神光泯灭。

【临床表现】

1. 自觉症状 视力渐降，或视野窄小，逐渐加重，终致失明。

2. 眼部检查 原发性视神经萎缩可见视盘色淡或苍白，边界清楚，筛板明显可见，视网膜血管一般正常；继发性视神经萎缩可见视盘色灰白、秽暗，边界不清，筛板不显，视网膜动脉变细，视盘附近血管可伴有鞘膜，后极部视网膜可见残留的硬性渗出（彩图 12-31-1、彩图 12-31-2）。

3. 实验室及特殊检查

（1）视觉诱发电位　P_{100} 潜时延长或振幅严重下降。

（2）视野检查　多见视野向心性缩小。

（3）OCT 检查　视神经纤维层变薄（彩图 12-31-3）。

（4）头颅 CT 和 MRI　排除或确诊有无颅内占位性病变压迫视神经等。

（5）基因检测　排除或确诊有无 Leber 遗传性视神经病变等疾病。

【诊断依据】

1. 视力逐渐下降。

2. 视盘色泽变淡或苍白。

3. 可有视野和视觉诱发电位的异常。

【治疗】

若为头眼外伤、肿瘤及其他全身性疾病引起本病者，应针对病因治疗。

NOTE

1. 辨证论治

（1）肝郁气滞证

证候：视物昏朦，视盘色淡白或苍白，或视盘生理凹陷扩大加深如杯状，血管向鼻侧移位，动、静脉变细；兼见情志抑郁，胸胁胀痛，口干口苦；舌红，苔薄白或薄黄，脉弦或细弦。

辨证分析：情志不舒，肝气郁结，气滞血瘀，脉道不利，不能输精于目，故见视物昏朦、视盘生理凹陷扩大加深如杯状等眼症；全身症状及舌脉均为肝气郁结之候。

治法：疏肝解郁，开窍明目。

方药：丹栀逍遥散[18]加减。方中酌加枳壳、香附以助疏肝理气；加丹参、川芎、郁金以助行气活血；加菟丝子、枸杞子、桑椹以助滋养肝肾明目；加远志、石菖蒲以开窍明目；郁热不重者可去牡丹皮、栀子。

（2）肝肾不足证

证候：眼外观正常，视力渐降，视物昏朦，甚至失明；眼底表现符合本病特征；全身症可见头晕耳鸣、腰膝酸软；舌质淡，苔薄白，脉细。

辨证分析：禀赋不足或久病过劳，肝肾两亏，精虚血少，目失滋养，故见视力渐降、视物昏朦等眼症；全身症状及舌脉均为肝肾不足之候。

治法：补益肝肾，开窍明目。

方药：左归饮[25]或明目地黄汤[70]加减。方中加麝香、石菖蒲以增开窍明目之功，加丹参、川芎、牛膝以增活血化瘀之力。

（3）气血两虚证

证候：眼症同前；可伴见头晕心悸，失眠健忘，面色少华，神疲肢软；舌质淡，苔薄白，脉沉细。

辨证分析：久病过劳或失血过多，气血不足，目失荣润，故出现相应的眼症；头晕心悸、面色少华等全身症状及舌脉均为气血不足之候。

治法：益气养血，宁神开窍。

方药：人参养荣汤[7]加减。方中可加石菖蒲以通络开窍；若气虚较轻，可将人参改用党参；血虚偏重者可加制何首乌、龙眼肉以养血安神；并可加用枳壳、柴胡等理气之品，以通助补。

（4）气血瘀滞证

证候：多因头眼外伤，视力渐丧，视盘色苍白，边界清，血管变细；兼见头痛健忘，失眠多梦；舌质暗红，或有瘀斑，苔薄白，脉涩。

辨证分析：头眼外伤，脉络受损，脉道阻塞，气滞血瘀，不能输精于目，故见外伤后视力渐丧、视盘色苍白等眼症；全身症状及舌脉均为气血瘀滞之候。

治法：行气活血，化瘀通络。

方药：通窍活血汤[106]加减。方中可加石菖蒲、苏合香以增芳香开窍之功；加丹参、郁金、地龙以助化瘀通络。

2. 其他治法

NOTE

（1）针灸治疗　①体针：以局部穴为主，配合躯干肢体穴；根据辨证虚实施以补泻手法。

主穴选攒竹、太阳、睛明、上睛明、四白、球后、承泣、丝竹空等；配穴选风池、完骨、天柱、百会、合谷、肝俞、肾俞、血海、足三里、三阴交、光明等。每次选主穴2～3个，配穴3～5个，补法为主，每日1～2次，30日为1个疗程。属虚证者可在肢体躯干穴施灸法。②头针：取视区，两侧均由上向下平刺3～4cm，快速捻转，使之产生较强的胀、痛、麻等感觉。每日或隔日针1次。③穴位注射：取肝俞、肾俞，用复方丹参注射液或维生素B_1作穴位注射，亦可用复方樟柳碱注射液穴位或皮下注射。

（2）*西药治疗*　可用神经营养药物及血管扩张药物配合治疗。

（3）*治疗原发病*　若视神经萎缩由视神经管骨折或颅内肿瘤等所致者，应行原发病的治疗。

【预防与调护】

1. 慎用对视神经有毒害作用的药物，如乙胺丁醇、奎宁等。
2. 积极治疗原发疾病。
3. 养成良好的生活习惯，起居有时，避免过度疲劳，戒烟慎酒。
4. 预防头部或眼部损伤。
5. 定期检查，注意视力和视野的变化。

【复习思考题】

1. 试述瞳神紧小、瞳神干缺的临床表现、并发症、辨证论治及局部用药。
2. 试述葡萄膜炎的病因及分类。
3. 试述绿风内障的病因病机、临床表现、辨证论治和急救治疗。
4. 试述青风内障的病因病机、临床表现、辨证论治和局部点药。
5. 青光眼是如何分类的？
6. 试述圆翳内障的概念、病因病机、临床表现和诊断依据及辨证论治、手术治疗。
7. 络阻暴盲如何急救治疗？
8. 试述络瘀暴盲的概念、病因病机、临床表现和诊断依据及辨证论治。
9. 试述络损暴盲的概念、病因病机、临床表现和诊断依据及辨证论治。
10. 试述目系暴盲的概念、病因病机、临床表现和诊断依据。
11. 试述视衣脱离的概念、病因病机、临床表现和诊断依据及治疗方法。
12. 试述消渴内障的概念、病因病机、临床特征、辨证论治及代表方剂。
13. 糖尿病视网膜病变的临床分期标准是怎样的？
14. 试述视瞻有色的概念、眼底特征及FFA和OCT特征。
15. 试述视瞻昏渺的概念、眼底特征与视觉症状，以及FFA、ICGA和OCT特征。
16. 如何鉴别视瞻昏渺与视瞻有色？
17. 试述高风内障的概念、眼底特征、视野改变及辨证论治。
18. 试述青盲的概念、病因病机、临床表现和诊断依据及治疗。

第十三章 目眶疾病

目眶即眼眶，是由 7 块颜面骨组成的骨性锥形空腔，有眶上裂、眶下裂、眶上切迹、眶下沟、筛骨孔等骨性结构，均为血管、神经通过之处。各种原因引起眶部神经传导阻滞，均可引起眼眶疼痛。眼球在眶内的位置主要取决于眶内软组织的相互制约作用，一切增加眶内容的病变，或所有使眼外肌陷于弛缓或麻痹状态的病变，均可引起病理性眼球突出。眼眶与鼻窦、颅腔的病变可以相互影响，引起较复杂的临床症状，而且一旦发生病灶感染，极易向颅内及附近组织扩散。

中医学根据目眶疾病的特点，多以自觉症状及局部体征，尤其是眼珠外突的征象为命名依据。本类疾病主要由风热、火毒、痰湿、气滞、血瘀，以及脏腑功能失调、阴阳气血亏虚等所致。治疗常用疏风清热、泻火解毒、祛痰散结、理气通络、活血化瘀、滋阴养血等方法，局部配合敷药、针灸等治疗。

第一节 眉棱骨痛

眉棱骨痛是指眉棱骨部或眼眶骨疼痛的眼病。该病名首见于《眼科阐微》。《儒门事亲》又称之为攒竹痛，曰："攒竹痛，俗呼为眉棱痛者是也。"《证治要诀》将眉棱骨痛包括在"眼眶骨痛"内；《审视瑶函》称其为眉骨痛。

本病类似于西医学之眶上神经痛，病因复杂，可能与上呼吸道感染、鼻窦炎、神经衰弱、屈光不正或经期有关。本病可单侧出现，亦可双侧发生。多见于成年人，女性多于男性。

【病因病机】

《太平圣惠方·治眼眉骨及头痛诸方》认为眉棱骨痛是"风邪毒气……攻头目"而致，亦可兼有"风痰"；《古今医统大全·眼科·眉痛论》认为本病"多是肝火上炎……其谓风证，亦火所致，热甚生风是也"；《原机启微·亡血过多之病》中说："足厥阴肝开窍于目，肝亦多血，故血亡目病……眉骨太阳，因为酸痛。"结合临床归纳如下：

1. 风热外袭，循太阳经脉上扰目窍。

2. 风痰上犯，清阳不能升运于目。

3. 肝郁气滞，郁久化火，肝火上炎，攻冲目窍。

4. 肝血不足，目窍脉络空虚，头目无所滋养。

【临床表现】

1. 自觉症状 单侧或双侧眉骨疼痛，或痛连眶内，或痛连两颞，时作时止，时轻时重；伴眼珠胀痛，不耐久视，畏光，喜闭目，阅读后和夜间疼痛加重。

2. 眼部检查　患眼眶上切迹处有压痛。

【诊断依据】

1. 眉棱骨疼痛，常伴眼珠胀痛。

2. 患眼眶上切迹处有压痛。

【治疗】

本病有虚有实，或虚实夹杂。临证时宜局部辨证与全身辨证相结合，必要时针药并施。

1. 辨证论治

（1）风热上扰证

证候：眉骨疼痛，突然发生，压之痛甚，且疼痛走窜；可兼发热恶风，鼻塞流涕；舌红苔薄黄，脉浮数。

辨证分析：太阳主一身之表，其经脉经眉头之攒竹，风热外袭，上乘眼目，故而眉骨疼痛；疼痛走窜，乃风邪作祟；发热恶风、鼻塞流涕及舌脉表现均为风热在表之候。

治法：疏风清热，散邪止痛。

方药：驱风上清散[66]加减。可加蔓荆子、葛根、薄荷清利头目而止痛；鼻塞流涕明显者，加辛夷、细辛以散邪开窍；热象明显者，可去羌活，以防温燥太过。

（2）风痰上犯证

证候：眉骨疼痛，眼胀，不欲睁眼；兼头晕目眩，胸闷呕恶；舌苔白，脉弦滑。

辨证分析：目为清阳之窍，风痰上犯，浊阴所乘，脉道阻塞，清阳不升，故而眉骨疼痛、眼胀；风痰上逆，阳气阻隔，清气不能上达，故目不欲睁、头晕目眩；胸闷呕恶及舌脉表现均为风痰之候。

治法：燥湿化痰，祛风止痛。

方药：防风羌活汤[57]加减。可加天麻、僵蚕以增祛风化痰之功；眩晕较甚者，加蒺藜、钩藤以息风定晕；目眩呕逆者，加牡蛎、珍珠母、代赭石等以平肝降逆止呕。

（3）肝郁化火证

证候：眉棱骨、眼眶骨及前额骨皆痛，目珠胀痛，眩晕；伴口苦咽干，烦躁不宁，胁肋胀痛，小便短赤；舌红苔黄，脉弦数。

辨证分析：肝郁化火，循肝经上炎，攻冲头目，故出现眉棱骨、眼眶、前额多部位疼痛，目珠胀痛，眩晕；全身症及舌脉表现均为肝火之候。

治法：疏肝解郁，泻火止痛。

方药：丹栀逍遥散[18]加减。可加白芷、细辛以散风利清窍；疼痛较甚者，加蔓荆子、夏枯草以泄热解郁止痛。

（4）肝血不足证

证候：眼眶微痛，目珠酸痛，不耐久视，羞明隐涩；可兼体倦神衰，健忘眠差；舌淡苔白，脉细。

辨证分析：肝血虚而循行目窍脉络之血亦亏乏，头目无所养，故有眼眶、目珠微痛酸楚不适；目得血而能视，肝血亏损，头目失养，因此不耐久视，羞明隐涩；体倦神衰、健忘眠差及舌脉表现均为肝血不足之候。

治法：滋养肝血，温通目络。

方药：当归补血汤[52]加减。可加黄芪、桂枝、地龙以益气温经通络；失眠多梦，加首乌藤、酸枣仁以养心安神。

2. 外治 可于眶上切迹压痛处进行射频温控热凝，或取艾叶、生姜适量炒热布包温熨患处。

3. 其他治法

（1）中成药治疗 有肝火者，可口服龙胆泻肝丸；脾虚者，可口服归脾丸。

（2）针刺治疗 局部可取攒竹、鱼腰、丝竹空、阳白、太阳、风池等穴，全身取委中、承山、昆仑、阳陵泉等穴，均以泻法为主；亦可采用阳白透鱼腰、攒竹透丝竹空，捻转至局部有酸、胀、麻等得气感即止，留针 10 ~ 15 分钟，每日 1 次。

（3）穴位注射 取 2% 普鲁卡因注射液或 2% 利多卡因注射液，以及维生素 B_{12} 注射液注射于攒竹穴。

【预防与调护】

1. 有屈光不正者应及时矫正。

2. 避风邪，节目力，调情志。

第二节 突起睛高

突起睛高是指以眼珠突高胀起，转动受限，白睛红赤臃肿等为临床特征的急性眼病。该病名首见于《世医得效方·眼科》，又名突起睛高外障、目珠子突出、睛高突起。一般发病急，来势猛，如治不及时，邪毒蔓延，可致毒入营血、邪陷心包而危及生命。《银海精微·突起睛高》指出："突起睛高，险峻厉害之症也……初起麻木疼痛，汪汪泪出，病势汹涌，卒暴之变莫测。"本病多见于单眼。

突起睛高类似于西医学之急性炎症性突眼，多为急性眶内炎症，如眼眶蜂窝组织炎、眶骨膜炎、眼球筋膜炎、全眼球炎等引发。

【病因病机】

《世医得效方·眼科》认为，本病是因"风毒流注五脏，不能消散，忽然突起，痒痛，乃热极所致"。结合临床归纳如下：

1. 风热毒邪循经上乘，邪毒内侵，正邪相搏，上攻于目，致眶内脉络气血郁阻而为本病。

2. 邪毒侵袭，脏腑积热，外邪内热相搏，火盛生风成毒，火热毒风攻冲于目，壅闭清窍；或头面疖肿、丹毒、鼻渊、漏睛疮等病灶邪毒蔓延至眶内，火毒腐损血肉所致。

【临床表现】

1. 自觉症状 眼痛，甚则焮痛难忍，泪热如汤，视力下降或骤降。常伴头痛发热，重者恶心呕吐，甚则高热烦躁，神昏谵语。

2. 眼部检查 眼珠向前突出，转动受限，甚至完全不能转动；胞睑红肿，皮肤紧张发亮；白睛红赤臃肿，严重者可突出于睑裂之外（彩图 13–1）；若病变侵及视神经，眼底可见视神经乳头充血水肿，视网膜静脉迂曲扩张及出血等；若眼珠或眶内灌脓，最终可溃穿组织，脓液外流，甚则目珠塌陷。

NOTE

3. 实验室及特殊检查

（1）超声检查　可见眼外肌轻度肿大；球后脂肪垫扩大，光点分散；球筋膜囊积液，表现为球壁外弧形无回声区；如脓肿形成则可见不规则暗区，间杂回声光斑。

（2）CT 扫描　可显示眶内脂肪区密度较高；脓肿形成后则为不规则高密度块影，均质而不增强。

【诊断依据】

1. 发病前常有感冒或眼珠、眼眶周围或全身感染史。

2. 发病急骤，眼痛剧烈，视力下降明显。

3. 眼珠突出，转动不灵；白睛红肿，甚则突出睑外。

4. 超声探查、CT 扫描可协助诊断。

【治疗】

本病为眼科急重之症，临证须循证求因，标本兼治；若病情危急，宜中西医综合治疗。

1. 辨证论治

（1）风热毒攻证

证候：眼珠轻微突出，胞睑肿胀，白睛红肿，头目疼痛；伴发热恶寒；舌红苔薄黄，脉浮数。

辨证分析：风热毒邪上攻，表热明显，病程尚在初期，故见眼珠突出较轻，胞睑白睛红赤肿胀，头目疼痛；发热恶寒及舌脉表现均为风热毒邪上攻之候。

治法：疏风清热，解毒散邪。

方药：散热消毒饮子[118]加减。可加野菊花、蒲公英、大青叶以增强清热解毒之功；红肿疼痛较重者，加赤芍、牡丹皮、紫花地丁、夏枯草以消肿散结止痛；兼有热痰者，可酌加胆南星、浙贝母、竹茹等以清热化痰。

（2）火毒壅滞证

证候：眼珠高突，转动受限，胞睑红肿，白睛红赤臃肿，头目剧痛；伴恶心呕吐，烦渴气粗，壮热神昏，便秘溲赤；舌红苔黄，脉数有力。

辨证分析：热毒入里炽盛，火气燔灼，蓄腐血肉，则眼珠赤肿高突、头目剧痛；木火刑金，则白睛红赤臃肿；全身症状及舌脉表现均为火毒之候。

治法：泻火解毒，消肿止痛。

方药：清瘟败毒饮[116]加减。可加大黄、芒硝以通腑泄热；加板蓝根、天花粉以解毒散结；若出现神昏谵语者，可用清营汤送服安宫牛黄丸以清营开窍。

2. 外治

（1）涂眼药膏　眼珠突出，黑睛暴露者，可涂抗生素眼膏，以保护黑睛。

（2）外敷　用野菊花、金银花、防风、桑叶、当归、黄连水煎，取汁作眼部湿热敷，有物理及药物双重治疗作用。

（3）切开排脓　眼睑皮肤或穹隆部结膜出现脓头者应切开排脓，并放置引流条，至脓尽为止。

3. 其他治法

（1）中成药治疗　根据临床证型可选用清开灵注射液静脉滴注，或牛黄千金散等口服。

NOTE

（2）*抗生素治疗* 应用抗生素，可肌内注射或静脉滴注。

（3）*急救治疗* 出现高热昏迷而病情危重者，宜结合内科急救治疗。

【预防与调护】

1. 对面部疖肿等感染病灶应积极治疗，切忌挤压和过早切开，以免邪毒扩散。

2. 发病后应卧床休息，避风寒；多饮水，饮食宜清淡，忌食荤腥食物，保持大便通畅。

第三节 鹘眼凝睛

鹘眼凝睛是指以眼珠突出，红赤如鹘鸟之眼，呈凝视状为特征的眼病。该病名首见于《世医得效方·眼科》，又名鹘眼凝睛外障、鱼睛不夜。《证治准绳·杂病·七窍门》记载："目如火赤，绽大胀于睥间，不能敛运转动……犹鹘鸟之珠。"该病多伴有全身症状，可单眼或双眼发病。

鹘眼凝睛类似于西医学的甲状腺相关性眼病，又称为 Graves 眼病。患者可表现为甲状腺功能亢进、低下或正常。若甲状腺功能正常而出现 Graves 眼病时，称为眼型 Graves 病。

【病因病机】

《秘传眼科龙木论·鹘眼凝睛外障》谓："此疾皆因五脏热壅冲上，脑中风热入眼所使。"《银海精微·鹘眼凝睛》亦认为本病是"因五脏皆受热毒，致五轮振起，坚硬不能转运，气血凝滞"而引发。古医籍描述本病病因较广，但若因阳邪亢盛、风热壅阻所致者，其病机可参见突起睛高。结合临床归纳如下：

1. 情志失调，肝气郁结，久而化火，上犯于目，目眶脉络涩滞。

2. 素体阴虚，或邪热亢盛，日久伤阴，或劳伤过度，耗伤阴血，心阴亏虚，肝阴受损，阴虚阳亢，上犯目窍。

3. 七情所伤，肝失疏泄，木郁土壅，脾失健运，津液凝聚成痰，痰瘀互结，阻于眶内。

【临床表现】

1. 自觉症状 眼部有异物感，羞明流泪，轻微疼痛，或视一为二；全身症状可伴有心跳加快，食欲亢进，消瘦多汗，烦躁失眠等。

2. 眼部检查 双眼眼珠渐进外突，转动受限，严重者转动失灵呈凝视状，白睛红赤，上睑活动滞缓，眼睑不能闭合（彩图 13–2）；全身检查可伴甲状腺肿大，两手及舌伸出可有震颤现象。

3. 实验室及特殊检查

（1）*超声波检查* 早期眼外肌水肿明显时，内回声弱，光点少；随着病变发展，肌肉纤维化，内回声增强，光点增多。同时由于眶内脂肪组织弥漫性肿胀，表现为回声光团增大；软组织水肿及炎性细胞浸润而使视神经侧后边回声向后延长。

（2）*CT 扫描检查* 可显示多条眼外肌增粗，外形呈梭形肿胀；眶尖部眼外肌增厚常压迫视神经，使其水肿增粗；多条肿胀的眼外肌汇聚于眶尖部而使眶尖密度增高。同时由于眼外肌和眶脂体肿胀而使眶隔前移，眼球突出。

（3）*MRI 检查* 可显示眼外肌增厚的中、高强度信号。

NOTE

（4）全身检查　多数患者可有血清 T_3、T_4 升高，甲状腺吸 ^{131}I 率增高。

【诊断依据】

1. 眼有异物感，羞明流泪，微痛。
2. 眼珠突出，呈凝视状。
3. 超声探查、CT 扫描及 MRI 检查有助于诊断。
4. 基础代谢率检查有助于诊断。

【鉴别诊断】

本病须与突起睛高相鉴别，其内容详见表 13-1。

表 13-1　鹘眼凝睛与突起睛高的鉴别

鉴别点	鹘眼凝睛	突起睛高
病性	发病缓慢，多双眼渐进突出甲状腺相关	急性炎症性
病势	性免疫眼眶病	发病猝然，多单眼急速外突
全身症状	常伴有心跳加快、消瘦多汗等症	常伴有发热头痛、烦躁神昏等症

【治疗】

本病多为全身疾病的局部症状之一，故应结合全身情况进行辨证施治。

1. 辨证论治

（1）气郁化火证

证候：眼珠进行性突出，不能转动，白睛赤肿；可伴有急躁易怒，口苦咽干，怕热多汗，心悸失眠；舌红苔黄，脉弦数。

辨证分析：情志不舒，肝失条达，气机郁结，久而化火，肝火上炎目窠，火性暴烈，故见眼珠呈进行性外突，转动受限，白睛赤肿；全身症状及舌脉表现均为气郁化火之候。

治法：清肝泻火，解郁散结。

方药：丹栀逍遥散〔18〕加减。肝火郁结较重者，可加夏枯草、决明子入肝经而清泄郁火；若胸闷胁痛，加香附、郁金以疏肝解郁；两手及舌伸出有震颤者，可加石决明、钩藤以平肝息风。

（2）阴虚阳亢证

证候：眼珠微突，凝视不能转动，白睛淡红；可伴头晕耳鸣，怵惕不安，心烦不寐，消瘦多汗，腰膝酸软；舌红少苔，脉细数。

辨证分析：阴损血亏，目窍失于濡养，且虚阳上扰，清窍不利，故眼珠微突而白睛淡红；全身症状及舌脉表现均为阴虚阳亢之候。

治法：滋阴潜阳，平肝降火。

方药：平肝清火汤〔31〕加减。可加女贞子、麦冬增强养阴涵阳之力；心悸失眠较重者，加酸枣仁、首乌藤以养心安神；双手震颤者可加珍珠母、鳖甲以滋阴平肝息风。

（3）痰瘀互结证

证候：眼珠外突，运转受限，白睛暗红，视一为二，羞明流泪；胁肋胀满，胸闷不舒；舌质暗红苔黄，脉弦。

辨证分析：肝气郁结，气滞血瘀，瘀血阻滞，木郁土壅，脾失健运，水湿不化，聚湿成

NOTE

痰，导致痰瘀互结而阻于目窠，故见眼珠突出，不能运转，白睛暗红；全身症状及舌脉均为痰瘀互结之候。

治法：疏肝理气，化瘀祛痰。

方药：逍遥散〔104〕合清气化痰丸〔115〕加减。若热象不明显，可去黄芩，加郁金、川芎、桃仁以行气活血化瘀，加生牡蛎、浙贝母、夏枯草、昆布以软坚化痰散结。

2. 外治

（1）涂眼药膏　可用抗生素眼膏涂眼，以防暴露赤眼生翳。

（2）湿热敷　用桑叶、荆芥、防风、菊花、大青叶、当归、赤芍水煎，过滤取汁作眼部湿热敷。

（3）手术治疗　对于突眼严重或有视神经受压者，可行眼眶减压术。

3. 其他治法

（1）针刺治疗　①选风池、天柱、百会、阳白、外关、内关、合谷、行间、太冲等穴，每次2～4穴，交替轮取，泻法为主，每日1次。②选用内迎香、太阳、上星、合谷等穴及上睑，点刺放血，以开郁导滞。

（2）西药治疗　①抗甲状腺药物：如甲状腺检查指标有异常者，可选用甲基或丙基硫氧嘧啶、他巴唑、甲亢平等。②镇静及β受体阻滞剂：根据病情需要选用舒乐安定、苯巴比妥、心得安等。

【预防与调护】

1. 注意情志调节，避免情绪激动，保持心情舒畅。
2. 忌食肥甘厚腻及辛辣炙煿之品，以免加重病情。

【复习思考题】

1. 试述眉棱骨痛中医辨证分型及辨证论治。
2. 突起睛高的临床表现和诊断依据及其救治方法。
3. 鹘眼凝睛的概念、病因病机、临床表现和诊断依据。

第十四章　外伤眼病

外伤眼病是指眼组织因意外而致损伤的一类眼病，西医学称为眼外伤。在古代医籍中常统称为“为物所伤之病”。根据致伤物不同，可分为机械性眼外伤和非机械性眼外伤两大类。

眼居高位，暴露于外，易受外伤，造成形态和功能的损害。眼珠脉道幽深细微，经络分布周密，气血纵横贯目，若有损伤，既可伤血，又可伤气，伤血则易致瘀滞，伤气则气机失调。外伤有隙，邪气易乘虚而入，致伤物大多污秽，受伤处易被感染，容易导致视功能障碍。眼外伤的临床表现及其预后与致伤因素、部位、程度及处理措施正确与否等密切相关。眼珠不同部位的组织对外伤的抵抗力与敏感性有较大的差异，如黑睛边缘易发生裂伤，黄仁根部易断裂，晶珠易混浊和脱位。此外，真睛破损还可发生邪毒传变而损伤健眼等。

外伤眼病的治疗常需内外兼治。若伤眼红肿疼痛、羞明流泪、黑睛生翳，多为风热之邪乘伤侵袭所致，治宜祛风清热，兼以活血；若伤眼赤肿疼痛、抱轮红赤或白睛混赤、黑睛溃烂、黄液上冲，则为邪毒炽盛之候，治当清热解毒，兼以凉血；若胞睑青紫、白睛溢血、血灌瞳神，可按“离经之血，虽清血鲜血，亦是瘀血”来辨证，治宜先凉血止血，后活血化瘀；若眼胀头痛伴胸闷纳呆、口苦咽干，多为七情内伤、气郁化火，则宜在以上治疗的基础上酌加疏肝理气泻火之品。

外伤眼病是眼科常见病、多发病，是常见的致盲因素之一，其预防十分重要。

第一节　异物入目

异物入目是指沙尘、金属碎屑等细小异物进入眼内，黏附或嵌顿于白睛、黑睛表层或胞睑内面的眼病。该病名见于《中医临证备要》，又名眯目飞扬、飞丝入目、物偶入睛、飞尘入目、眯目飞尘外障等。

本病相当于西医学的结膜、角膜异物。

【病因病机】

本病多由于日常生活、工作中防护不当或回避不及，尘埃沙土、煤灰粉渣、金属碎屑、麦芒、谷壳或昆虫之类进入眼内所致。

【临床表现】

1. 自觉症状　异物黏附于胞睑内面或白睛表面者，碜涩疼痛、流泪等症相对较轻；若黏附或嵌顿在黑睛表层，则碜涩疼痛、羞明流泪等症状较重。

2. 眼部检查　若异物黏附于胞睑内面或白睛、黑睛表层，可见白睛红赤，在胞睑内面或白睛表层、黑睛表层查见异物（彩图 14–1、彩图 14–2）；若异物嵌于黑睛，可见抱轮红赤或白

NOTE

睛混赤，时间较长则在黑睛异物周围有边缘不清的翳障，异物若为铁屑，则其周围可见棕色锈环；若邪毒入侵，可变生凝脂翳，出现神水混浊、黑睛后壁沉着物、瞳神紧小等变症。

【诊断依据】

1. 有明确的异物入目史。

2. 伤眼砂涩疼痛，羞明流泪。

3. 在白睛、黑睛表层或胞睑内面见异物附着或嵌顿。

【治疗】

以及时清除异物、防止感染为要。

1. 黏附于睑内、白睛表层的异物，可用氯化钠注射液冲洗，或用无菌盐水棉签或棉球粘出；异物在黑睛表层，可滴 0.5% ~ 1% 地卡因液 1 ~ 2 次后，用无菌棉签粘出，并涂抗生素眼膏或滴眼液，眼垫包封。

2. 嵌于黑睛表层的异物可采用角膜异物剔除术，须按无菌操作施行。先用氯化钠注射液冲洗结膜囊，再滴 0.5% ~ 1% 地卡因液 1 ~ 2 次后，头部固定不动，双眼睁开，注视一固定目标，术者用左手分开患者上、下睑，右手持消毒异物针或注射针头从异物一侧呈 15°剔除异物，针尖朝向角膜缘方向（图 14–3），切忌针头垂直伸入，以免刺穿角膜。若有铁锈应剔除，注意勿损伤正常组织。术毕涂抗生素眼膏，症状重者可在结膜下注射抗生素，以眼垫封盖。

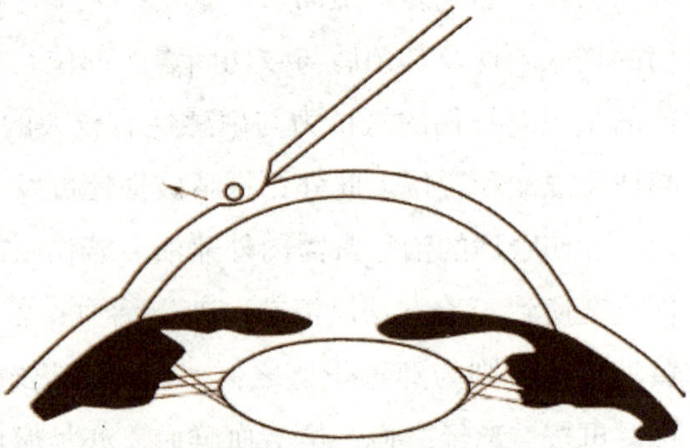

图 14–3　角膜异物剔除术

3. 次日复查，观察有无异物残留，以及创面愈合情况。若见并发凝脂翳者，按凝脂翳处理。

【预防与调护】

1. 在异物入目机会较多的场地工作时，须戴防护眼镜。

2. 若有异物入目，须及时正确处理，切勿乱施揉擦或随意挑拨，以免加重病情或变生他症。

第二节　撞击伤目

撞击伤目是指眼部受钝力撞击但无穿破性伤口的眼病。古典医籍中虽无“撞击伤目”的病名记载，但有关眼部外伤的记载较多，因撞伤部位的不同而有“被物撞打”“振胞瘀痛”“惊震外障”“触伤其气”等病名。其临床表现和预后与钝力的大小、受伤的部位等因素有关。

本病相当于西医学的机械性非穿通性眼外伤。

【病因病机】

《证治准绳·杂病·七窍门》指出，本病的病因病机为“偶被物撞打，而血停滞于睑睥之间，以致胀痛也”；以及“盖打动珠中真气，络涩滞而郁遏，精华不得上运，损及瞳神而为内障之急”。结合临床归纳如下：

1. 多因球类、拳头、棍棒、石块、金属制品、皮带等钝性物体撞击眼部。

2. 高压液体、气体冲击眼部。

3. 头面部突然撞击墙体等硬性物。

4. 眼部邻近组织损伤或头面部受到强烈震击，亦可伤及眼珠。

总之，钝力撞击损伤眼珠可致气血受伤，组织受损，以致血溢络外、血瘀气滞，此为本病的主要病机。

【临床表现】

1. 自觉症状　伤及胞睑、白睛者，轻则微感胀痛，重则疼痛难睁；伤及黑睛则畏光流泪、视力下降，且有刺痛感；伤及晶珠、神膏、视衣、目系则视力下降，甚或暴盲；伤及眼眶则伤处及头部疼痛；伤及眼外肌可见复视、头晕等症。

2. 眼部检查

（1）胞睑受伤　轻则胞睑青紫；重则胞睑青紫高肿（彩图 14-4），状如杯覆，有时对侧胞睑亦可青紫肿胀，或伴见上胞下垂。

（2）白睛受伤　可见白睛溢血（彩图 14-5）。量少者则呈片状分布，色如胭脂；量多者布满整个白睛，色泽暗红。

（3）黑睛受伤　可见黑睛条状、片状混浊，伴有抱轮红赤；若邪毒外袭，重者可变生凝脂翳等。

（4）黄仁受伤　可见瞳神散大；若黄仁断裂，可见瞳神不圆，呈“D”形或新月形；若黄仁脉络受损，可见血灌瞳神，血量少则沉于瞳神以下，多则漫过瞳神；若日久不散，可致黑睛血染，失去晶莹明澈；也可致眼珠胀硬、黑睛混浊等多种变症。

（5）晶珠受伤　可见晶珠半脱位或全脱位，或脱于神膏中，或倚于瞳孔之间；或见晶珠日渐混浊，变生惊震内障。

（6）眼底受伤　可见视网膜水肿（彩图 14-6）；或见视网膜出血，甚则玻璃体积血，眼底不能窥见；或见视网膜脱离；或见视神经挫伤（彩图 14-7）；或见脉络膜视网膜破裂（彩图 14-8）等。

（7）眼眶受伤　可表现为眼眶骨折或眶内瘀血。若眶内瘀血较多者，可致眼珠突出而为物伤睛突；若合并颅骨骨折者，常伴口、鼻、耳出血，12 小时后围绕眼眶缘之胞睑皮下和白睛下有瘀血出现。

（8）眼外肌受伤　可见眼珠转动失灵，视一为二。

3. 实验室及特殊检查　眼眶受伤时用 X 线摄片或 CT 检查排除是否有眶骨或颅骨骨折。

【诊断依据】

1. 有钝物撞击头目史。

2. 眼部有肿胀、疼痛、视力下降等症状和体征。

【治疗】

根据伤情，在辨证论治的同时可结合必要的手术治疗。

1. 辨证论治

（1）撞击络伤证

证候：胞睑青紫，肿胀难睁；或白睛溢血，色如胭脂；或眶内瘀血，目珠突出；或血灌瞳神，视力障碍；或眼底出血，变生络瘀暴盲、目系暴盲。

辨证分析：外物伤目，血络受损，血溢络外。若胞睑受伤，则多见肿胀难睁而青紫，白睛受伤则多溢血，血灌瞳神或眼底出血多见视力障碍。因所伤部位不同，故表现不一。

治法：早期止血，后期化瘀。

方药：止血用生蒲黄汤[38]加减，用于受伤早期，若出血较多可加血余炭、仙鹤草以加强止血之功；化瘀用祛瘀汤[90]加减，用于受伤后期，若目中积血较多者可加三棱、莪术、枳壳以增强行气祛瘀之力；若有化热倾向、大便秘结者，可加大黄泻下攻积。

（2）血瘀气滞证

证候：上胞下垂，目珠偏斜；或黑睛混浊，瞳神紧小或散大不收；或视衣水肿，视物不清；或眼珠胀痛，眼压升高。

辨证分析：外物伤目，组织受损，气血失和，血瘀气滞，水湿停聚。瘀血水湿停聚于胞睑则上胞下垂，目珠偏斜；停聚于黑睛或黄仁则黑睛混浊，瞳神紧小或散大不收；停聚于视衣则视衣水肿，视物不清；因伤至瘀，瘀则不通，故眼珠胀痛；神水瘀滞不行则可见眼压升高。

治法：行气活血，化瘀止痛。

方药：血府逐瘀汤[54]加减。上胞下垂、眼珠偏斜者，可酌加防风、葛根、白芷、白附子、僵蚕，以祛风散邪、缓急通络；瞳神散大者宜去柴胡、川芎，加香附、五味子以顺气敛瞳；视衣水肿者可加茯苓、泽兰、薏苡仁、茺蔚子以祛瘀利水。

2. 外治

（1）滴滴眼液　黑睛混浊者可用熊胆滴眼液，亦可选抗生素滴眼液。

（2）外敷法　胞睑肿胀青紫者24小时内宜冷敷，或用鲜生地黄、鲜赤芍等量捣碎加鸡蛋清外敷；24小时后则改为热敷。眼珠疼痛者可用生地黄、芙蓉叶、红花等量捣烂，鸡蛋清调匀，隔纱布敷患眼。

（3）手术　前房积血者经药物治疗4～5日无吸收迹象且眼压持续上升时，可行前房穿刺术；晶珠混浊，视力严重障碍者，可做白内障囊外摘除联合人工晶体植入术；若合并眶骨、颅底骨折者，须速请有关科室会诊手术。

3. 其他治法

（1）中成药治疗　根据临床证型可选用丹红化瘀口服液、复方血栓通胶囊等口服；亦可选血栓通注射液静脉滴注。

（2）电离子导入　血灌瞳神者可选用丹参、血栓通注射液电离子导入。

（3）高压氧疗法　若发生目系暴盲者，可配合高压氧疗法。

【预防与调护】

1. 加强宣传教育，严格执行安全操作制度，做好安全防护。

2. 患者饮食以清淡为宜，保持大便通畅。

3. 血灌瞳神者宜用眼垫遮盖双眼，半卧位休息。

第三节　真睛破损

真睛破损是指眼珠为物所伤且有穿透伤口的眼病。可伴眼内异物，甚至可影响健眼，是一种严重的眼外伤。《证治准绳·杂病·七窍门》称其为“物损真睛”。又名偶被物撞破外障、被物撞破。《目经大成·物损真睛》对其预后有所记载，谓：“其为细尖之物所触，浅小可治，若伤大而深，及内损神膏、外破神珠者，纵然急治，免得枯凸，明终丧尔。”该病预后主要与损伤的严重程度和部位、有无眼内异物有关。真睛破损最严重的并发症是交感性眼炎。

本病相当于西医学的机械性穿通性眼外伤。

【病因病机】

《审视瑶函·为物所伤之病》认为：“今为物之所伤，则皮毛肉腠之间，为隙必甚，所伤之际，岂无七情内移，而为卫气衰惫之原，二者俱召，风安不从。”结合临床归纳如下：

1. 锐器刺破眼珠。

2. 高速飞溅之金石铁屑、碎石破片穿破眼珠。

3. 过猛钝力碰撞挤压致真睛破损。

真睛破损易招风热邪毒乘虚而入，致伤物又多污秽，则致邪毒入侵，热毒炽盛，化腐成脓。因此，真睛破损不仅使气血、经络、组织受伤，而且常出现邪毒为患之候。

【临床表现】

1. 自觉症状　伤眼多有疼痛剧烈，牵及头部，畏光流泪，眼睑难开，视力骤降；若感伤健眼，则健眼亦出现畏光流泪、头目疼痛、视力下降等症。

2. 眼部检查　伤眼可见大小、形状不一的伤口，有的可合并胞睑穿透伤。伤口可在白睛里层、黑睛、黑白睛交界之处（彩图 14–9–1、彩图 14–9–2），可见神水溢出，或黄仁脱出、状如蟹睛，或晶珠脱出、神膏外溢，甚至眼珠塌陷变软，睛毁珠坏。

若致伤物污秽，邪毒入侵，热毒炽盛，则伤后 1 ~ 2 日见胞睑肿胀，白睛混赤肿胀，神水混浊，黄液上冲，瞳神难辨，眼珠突出，转动失灵，伴见头痛及寒热往来等症，或眼珠变软、塌陷或呈突起睛高之症。

若伤口不大，或伤口经正规处理治疗后眼部症状仍不减轻，甚或加重者，应考虑伴有眼内异物。

若邪毒传变而致健眼受损，则可见健眼视力急剧下降，抱轮红赤或白睛混赤，黑睛后壁附有细小沉着物，瞳神紧小，神水混浊，神膏混浊，视盘水肿，视衣出现黄白色点状渗出等改变，此为真睛破损的一种严重并发症，相当于西医学的交感性眼炎。

3. 实验室及特殊检查

（1）影像学检查　若考虑有眼内异物，应作眼部 X 线摄片或超声波检查，必要时行 MRI 检查，以明确异物属性和部位。

（2）血常规　可见白细胞总数及中性粒细胞比例增高。

【诊断依据】

1. 有外伤史及眼珠破损伤口。

2. 伤眼视力障碍，并有相应症状。

3. 部分患者可有眼内异物。

【治疗】

真睛破损是眼科的急症，应以手术治疗为主，术后加强中医辨证治疗；若发生交感性眼炎，可参照“瞳神紧小”进行辨证论治。

NOTE

1. 辨证论治

（1）风热乘袭证

证候：伤眼疼痛，胞睑难睁，畏光流泪，视力骤降，白睛、黑睛破损，或眼珠内容物脱出；舌苔薄白或薄黄，脉弦紧或弦数。

辨证分析：目为物伤，腠理失密，气血失和，风邪乘隙而入，故伤眼疼痛、畏光流泪；黑睛破损，故而视力骤降；舌脉亦为风邪乘袭之候。

治法：祛风散瘀止痛。

方药：除风益损汤[93]加减。可加菊花、金银花、黄芩、夏枯草以祛风清热解毒；加红花、苏木、郁金以增散瘀止痛之功。亦可用归芍红花散[42]加减以祛风清热、凉血活血。

（2）热毒壅盛证

证候：伤眼剧痛，视力骤降，伤口污秽浮肿，胞睑肿胀，白睛混赤，瞳神紧小，神水混浊，黄液上冲，眼珠突出，转动失灵；伴见头痛；舌红苔黄，脉弦数。

辨证分析：真睛破损，故而视力骤降；邪毒内聚，蓄腐成脓，故见白睛混赤、瞳神紧小、黄液上冲等症；舌脉亦为热毒壅盛之候。

治法：清热解毒，凉血化瘀。

方药：经效散[80]合五味消毒饮[14]加减。常以生地黄、玄参、牡丹皮代替方中犀角；若便秘溲赤者，可加芒硝、木通、车前子以通利二便，使邪热下泄；伤眼剧痛者可加没药、乳香以化瘀止痛。

2. 外治

（1）清创缝合　用 0.9% 氯化钠注射液轻轻冲洗伤眼，清除一切污物。若黑睛伤口小于 3mm，对合良好，无眼内容物脱出，前房存在者，可不缝合，治以散瞳、涂抗生素眼药膏、包扎伤眼；伤口大于 3mm 者应尽早缝合。

（2）滴滴眼液　用抗生素滴眼液，每日 6 次，症状严重者可每小时 2 次；用 1% 硫酸阿托品滴眼液散瞳。同时可根据病情用糖皮质激素滴眼液滴眼。

3. 其他治法

（1）可根据病情用双黄连注射液或清开灵注射液静脉滴注。

（2）全身用足量的广谱抗生素和糖皮质激素。

（3）注射破伤风抗毒素或破伤风免疫球蛋白。

【预防与调护】

1. 建立健全生产和操作过程的规章制度，遵守操作规程，加强劳动保护，避免眼外伤的发生。

2. 加强儿童、学生的安全教育，避免玩弄锐利、有弹伤性、爆炸性的物品。

3. 饮食以清淡为宜，保持大便通畅。

第四节　酸碱伤目

NOTE

酸碱伤目是指因强酸、强碱及其他腐蚀性物质进入或接触眼部并引起眼部组织损伤，以眼睑或眼球蚀烂、剧痛及视力障碍为主要临床表现的眼病。

本病即西医学的化学性眼损伤。本节重点介绍酸碱入目而引起眼部组织损伤的眼病，即酸碱化学伤。本病为眼科急重症，其病情的轻重和预后与化学物质的性质、浓度、量的多少，以及与眼接触时间的长短、急救措施是否恰当等因素有关。本病名见于国家标准《中医临床诊疗术语》。

【病因病机】

1. 碱性化学伤 致伤物主要有氢氧化钾、氢氧化钠、石灰、氨水等。此类物质与眼组织接触后，除与组织蛋白结合外，还可与组织中的类脂质发生皂化反应而向深部组织渗透，故伤势常较严重。

2. 酸性化学伤 致伤物主要有硫酸、硝酸、盐酸及某些有机酸。酸与眼组织接触后与组织蛋白发生凝固反应，可以阻挡酸继续向深部组织渗透、扩散，因此造成的损害相对较轻。但若量多、浓度高、作用时间长，同样可造成严重损害。

【临床表现】

1. 自觉症状 轻者仅感眼部灼热刺痛，畏光流泪；重者伤眼剧烈疼痛，畏光难睁，热泪如泉，视力急剧下降。

2. 眼部检查 轻者白睛微红，黑睛轻度混浊，表层点状脱落；重者胞睑红肿或起泡糜烂，白睛混赤壅肿或显苍白，失去弹性，黑睛广泛混浊（彩图 14-10），甚至完全变白坏死，并可伤及深部组织，出现黄液上冲，瞳神变小、干枯，晶珠混浊，甚或眼珠萎陷等症。病至后期可形成黑睛厚翳，或有赤脉深入，或成血翳包睛之势，严重影响视力。愈后可发生睥肉粘轮（彩图 14-11）。

酸性损伤与碱性损伤的鉴别主要根据病史。其临床表现的区别是：酸性损伤的创面边界清楚且浅，可不扩大加深，坏死组织容易分离脱落，眼内组织反应较小而轻；碱性损伤的创面边界不清且较深，易扩大加深，坏死组织不易分离，眼内组织反应重，易引起瞳神紧小、晶珠混浊、绿风内障等。

【诊断依据】

1. 有明确的化学物质与眼部接触史。

2. 眼部刺痛，畏光流泪，视力下降。

3. 可出现白睛红赤或混赤、黑睛混浊或坏死等症。

【治疗】

本病治疗的关键在于急救冲洗。以彻底清除化学物质，减轻眼部组织损伤，预防并发症，提高视力为原则。

1. 辨证论治 以清热解毒、凉血散瘀为主，方用黄连解毒汤[107]合犀角地黄汤[125]加减。后期可加木贼、密蒙花、青葙子以退翳明目；若见瞳神紧小等变证者，可参照有关章节论治。

2. 外治

（1）急救冲洗 最迫切和有效的急救措施是伤后立即就地用清水彻底冲洗，冲洗越迅速、彻底，预后越好。最好就地用氯化钠注射液或自来水冲洗；若条件不具备，也可用其他清洁干净水冲洗；或让患者将眼部浸于水中，反复开合眼睑。应注意充分暴露穹隆部结膜，冲洗清除残余的化学物质。

（2）中和冲洗 在急救处理后可进行中和冲洗。若为酸性伤，可用 2%～3% 碳酸氢钠液冲洗；碱性伤用 3% 硼酸液冲洗；石灰致伤用 0.37% 依地酸二钠液冲洗。

（3）创面清创处理 在眼部彻底冲洗后即进行适当的创面清创处理，清除颗粒样物质和失活的眼表组织，并进行抗感染治疗。

（4）药物治疗 伤后急性期应频滴抗生素滴眼液；如出现瞳神紧小或干缺，须用 1% 硫酸阿托品滴眼液或眼药膏散瞳，或酌情给予糖皮质激素类滴眼液。

（5）手术治疗 病情严重者应根据病情选择球结膜切开冲洗术、前房穿刺术、结膜囊成形术及角膜移植术等。

3. 其他治法

（1）每日用玻璃棒在睑内和白睛之间分离 2～3 次，并涂抗生素眼膏，以预防睥肉粘轮。

（2）全身应用抗生素预防感染。碱性眼化学伤可适当全身或局部给予维生素 C、胶原酶抑制剂等。

【预防与调护】

1. 建立健全规章制度，加强防护措施，避免发生化学性眼损伤。

2. 少食辛辣刺激性食品，注意眼部卫生。

第五节 辐射伤目

辐射伤目是指辐射损伤白睛、黑睛浅层所致，以眼珠红赤畏光、流泪或疼痛为主要临床表现的眼病。

本病即西医学的辐射性眼损伤，是指眼被电磁波谱中除可视光线外的其他电磁波所伤。其作用原理可分为物理的热作用，如红外线、微波损害；化学的光化学作用，如紫外线损害；电离的生物作用，如 X 线、γ 射线、镭、中子流等损害。本节重点介绍紫外线造成的辐射性眼损伤，其病变的轻重与紫外线的强度、照射时间的长短及与接受紫外线的距离有关。症状一般持续 6～8 小时，在 1～2 天内逐渐消失。电光性眼炎在国家标准《中医临床诊疗术语》中称为“电光伤目”。

【病因病机】

1. 多由电焊、气焊时被电弧、乙炔焰、熔化金属产生的紫外线照射后引起。

2. 用紫外线灯防护不佳而受伤。

3. 在雪地、冰川、海洋、沙漠等环境工作，紫外线反射所伤。

眼被紫外线照射后，可引起胞睑、白睛、黑睛浅层病变。其病症似风火之邪外袭，猝然伤目之患。

【临床表现】

1. 自觉症状 受紫外线照射后，经过一定的潜伏期（最短半小时，最长不超过 24 小时，一般为 3～8 小时）而出现症状。轻者沙涩不适，畏光流泪，灼热疼痛；重者眼内剧痛，睑肿难睁，热泪如汤（彩图 14-12），视物模糊，或有虹视、闪光幻觉等。

2. 眼部检查 胞睑红肿或有小红斑，瘙痒难睁，白睛红赤或混赤，黑睛微混，荧光素钠液染色可见点状着色，部分患者可见瞳神缩小。

【诊断依据】

1. 有接受紫外线照射病史。

2. 潜伏期一般为 3 ~ 8 小时，不超过 24 小时。

3. 眼部异物感、畏光、流泪、剧烈疼痛。

4. 胞睑痉挛，白睛混赤、水肿，黑睛点状星翳。

【治疗】

发作时应以止痛为要，主要依靠自身组织的修复。

1. 辨证论治　病之初期多为风火外袭，猝犯于目所致，故以祛风清热、退翳止痛之法治之，方选新制柴连汤[127]加减，可加蝉蜕、木贼以散翳明目。

病之后期多为风火伤津耗液，津液不能上荣于目，故以养阴退翳明目之法治之，方选消翳汤[103]加减。若白睛红赤未尽者，可加菊花、黄芩以清解余邪。

2. 外治

（1）点用抗生素滴眼液或眼药膏，以防感染。胞睑有水疱者亦可用眼膏外涂。

（2）若剧烈疼痛者，可滴用 0.25% ~ 0.5% 地卡因滴眼液，但不宜多滴。

（3）局部冷敷可止痛。

3. 其他治法　针刺合谷、太阳、风池、四白穴，有针感后留针 15 分钟；或针刺耳穴肝、眼区等。

【预防与调护】

1. 焊接操作者和 10m 范围以内的工作人员应戴防护面罩，车间可用吸收紫外线的涂料粉刷墙壁。

2. 在雪地、冰川、沙漠、海面作业的人员工作时应戴好防护眼镜。

第六节　热烫伤目

热烫伤目是因高温物质烧伤或烫伤外眼或眼球所致，以眼部红肿剧痛，甚至影响视力为主要临床表现的眼病。

本病相当于西医学的眼热烧伤。因致病物不同，眼热烧伤分为火烧伤和接触性烧伤两大类，直接接触高热固体、液体和气体的接触性眼烧伤中，通常由液体所致者称为眼烫伤。眼热烧伤中以火烧伤和烫伤多见。病情轻重及预后与致伤物的温度、数量及接触时间长短有密切关系。本病名见于国家标准《中医临床诊疗术语》。

【病因病机】

日常生活和工业生产中不慎被火焰烧伤，或被开水、沸油、钢水烫伤，造成眼睑、白睛、黑睛损害。

【临床表现】

1. 自觉症状　轻者仅觉畏光流泪；重者眼内剧痛，多泪难睁，视力下降或视物不见。

2. 眼部检查　眼睑皮肤发红，浮肿或起水疱，白睛红赤或呈灰白色坏死（彩图 14–13），

NOTE

甚则成脓或见瘢痕形成，终成睥肉粘轮。黑睛可见局部或大面积翳障形成，或见翳障坏死脱落，形成凝脂翳，甚则直接形成厚翳或斑脂翳。

【诊断依据】

有明确的热烧伤史和发生在眼睑、白睛或黑睛的症状。

【治疗】

轻者外治为主，重者须内外兼治。

1. 辨证论治

火毒犯目证

证候：眼内剧痛，多泪难睁，视力骤降，白睛混赤或呈灰白色坏死，黑睛出现大片新翳或呈凝脂翳状；伴心情烦躁，口干便秘，小便短赤；舌质红，苔黄，脉数或弦数。

辨证分析：热烧伤乃火热毒邪骤犯于目，不仅腐烂皮肉，还可伤及眼内，故而眼内剧痛、视力骤降；口干便秘、小便短赤等及舌脉表现均为火毒之候。

治法：清解热毒，养阴散邪。

方药：银花解毒汤[112]合石决明散[29]加减。可去龙胆，加玄参以增养阴增液之力。

2. 外治

（1）滴滴眼液　可滴用抗生素滴眼液。若疼痛剧烈，可在医师指导下滴用 0.25% ~ 0.5% 地卡因滴眼液，以缓解疼痛。

（2）涂眼膏　为预防睥肉粘轮，可涂抗生素眼膏，并用玻璃棒在睑内和白睛间每日分离 2 ~ 3 次。

（3）局部涂药　眼睑部轻度热烧伤可涂红花油，注意勿进入眼内。

（4）手术　胞睑深度热烧伤者可做早期皮片覆盖；睥肉粘轮者可做结膜囊成形术；黑睛有坏死穿孔或大片白斑形成时，可考虑角膜移植术。

3. 其他治法　根据病情可全身酌用抗生素以预防和控制感染。

【预防与调护】

加强劳动保护和自我防范意识。患者应保持心情平静，清淡饮食，预防便秘。

【复习思考题】

1. 试述眼外伤的分类及常见的眼部致伤物。
2. 处理眼外伤有哪些基本原则？
3. 试述撞击伤目的中医病机和治疗。
4. 试述常见眼部钝挫伤体征及并发症。
5. 试述真睛破损的治疗原则。
6. 试述眼内炎的治疗。
7. 酸碱伤目的紧急处理原则包括哪些？
8. 试述酸性眼外伤和碱性眼外伤的治疗区别。
9. 辐射伤目的临床表现及急诊处理。

第十五章　其他眼病

本章所述近视、远视、目倦、通睛、风牵偏视、弱视，系不能按五轮及外伤归类的眼科杂病。其病因虽然不尽一致，但均有禀赋不足，或肝肾亏虚，或脾气虚弱等。治疗上要中西医结合，对近视、远视、通睛、弱视，配以适宜精准的屈光矫正镜片和其他相关治疗方法是十分必要的。

第一节　近　视

近视在古代医籍中早有认识，称为目不能远视，又名能近怯远症，至《目经大成》始称近视。近视程度较高者又称近觑。近视的发生受遗传和环境等多因素的影响。

西医学认为，近视是眼在调节放松状态下，平行光线经眼的屈光系统后聚焦在视网膜之前。

【病因病机】

《诸病源候论·目病诸候》中谓："劳伤肝腑，肝气不足，兼受风邪，使精华之气衰弱，故不能远视。"《审视瑶函·内障》中认为，本病为"肝经不足肾经病，光华咫尺视模糊"及"阳不足，病于少火者也"。结合临床归纳如下：

1. 心阳衰弱，阳虚阴盛，目中神光不能发越于远处。
2. 过用目力，耗气伤血，以致目中神光不能发越于远处。
3. 肝肾两虚，禀赋不足，神光衰弱，光华不能远及而仅能视近。

【临床表现】

1. 自觉症状　远距离视物模糊，近距离视物清晰，常移近所视目标，且眯眼视物。近视度数较高者除远视力差外，常伴有夜间视力差、飞蚊症、闪光感等症状。部分患者可有视疲劳症状。

2. 眼部检查　远视力减退，近视力正常。可伴有外隐斜或外斜视或眼球突出；高度近视者可发生程度不等的眼底退行性改变，如近视弧形斑、豹纹状眼底（彩图 15-1）。

【诊断依据】

1. 远视力减退，近视力正常。
2. 验光检查为近视，需用凹透镜矫正视力。

【治疗】

1. 辨证论治

（1）心阳不足证

证候：视近清楚，视远模糊；全身无明显不适，或兼见面白畏寒，心悸，神倦，视物易疲

NOTE

劳；舌质淡，脉弱。

辨证分析：火在目而为神光，心阳衰微，阳虚阴盛，致神光不能发越于远处，故出现近视；全身症状及舌脉表现均为心阳不足之候。

治法：补心益气，安神定志。

方药：定志丸[79]加减。若有食欲不振加麦芽、山楂以健胃消食；心悸重者加五味子、酸枣仁、柏子仁以养心安神；若伴神倦乏力者，可加白术、黄芪、大枣以健脾益气。

（2）气血不足证

证候：视近清楚，视远模糊，眼底或可见视网膜呈豹纹状改变；或兼见面色不华，神疲乏力，视物易疲劳；舌质淡，苔薄白，脉细弱。

辨证分析：久视耗血，血为气之母，血虚气亦虚，神光不能发越于远处，故出现能近怯远；全身症状及舌脉表现均为气血不足之候。

治法：补血益气。

方药：当归补血汤[52]加减。若有眼胀涩者可加首乌藤、木瓜以养血活络。

（3）肝肾两虚证

证候：能近怯远，可有眼前黑花飘动，可见玻璃体液化混浊，眼底呈豹纹状改变；或有头晕耳鸣，腰膝酸软，寐差多梦，视物易疲劳；舌质淡，脉细弱或弦细。

辨证分析：禀赋不足，肝肾阴亏，以致光华不能远及，故视近而不能视远；全身症状及舌脉表现均为肝肾两虚之候。

治法：滋补肝肾。

方药：驻景丸加减方[82]加减。若眼底视网膜呈豹纹状改变者，可选加太子参、麦冬、五味子以助益气之功。

2. 外治

（1）滴滴眼液　可选用0.25%托吡卡胺滴眼液点眼，每晚临睡前滴眼1次。

（2）中药超声雾化熏眼　对伴视疲劳者可用内服药渣再次煎水过滤，作中药超声雾化熏眼，每次10～15分钟，每日2～3次。

3. 其他治法

（1）针灸治疗　①体针：按局部取穴（即眼部穴位）为主、全身取穴为辅的取穴原则，根据患者体质与病情的需要，选出2～3个穴位组，定期轮换使用穴位。常用穴位组有：A：承泣、翳明；B：四白、肩中俞；C：头维、球后；D：睛明、光明、太冲；E：照海、丝竹空。每天针刺1组，轮换取穴，10次为1个疗程。②耳针：常取穴神门、肝、脾、肾、眼、目$_1$、目$_2$或在耳区寻找痛点；或用王不留行籽等压穴，每天自行按摩3～4次。③梅花针：用梅花针轻轻叩刺太阳穴，或叩刺背部脊椎两侧（华佗夹脊穴），每日1次，10次为1个疗程。

（2）推拿治疗　主穴取攒竹下3分，配穴取攒竹、鱼腰、丝竹空、四白、睛明，可自我推拿或相互推拿，即以食指指端按住穴位，先主穴，后配穴，对准穴位作按揉，共10分钟。通常1个月为1个疗程。

4. 屈光矫正

（1）配镜　近视眼用凹透镜矫正。配镜的原则是选用使病人获得最佳矫正视力的最低度数镜片。对于外隐斜者应给以完全矫正。

NOTE

（2）屈光手术 角膜屈光手术、晶状体屈光手术。

【预防与调护】

1. 养成良好的用眼习惯，阅读和书写时保持端正的姿势，眼与书本应保持 30cm 左右的距离，不在走路、乘车或卧床时看书。

2. 学习和工作环境照明要适度，照明应无眩光或闪烁，黑板无反光，不在阳光照射或暗光下阅读或写字。

3. 定期检查视力，对近期远视力下降者应查明原因，积极治疗；经验光确诊为真性近视应配戴合适的眼镜，以保持良好的视力及正常调节与集合。

4. 对进行性加深度数的病理性近视，可考虑做后巩膜加固手术以预防近视度数的进一步加深。

5. 加强体育锻炼，多做户外活动，注意均衡营养，增强体质。

第二节 远 视

远视在古代医籍中称为能远怯近症。至《目经大成·远视》始名远视，书中载："此症目渐次昏昧，能远视而不能近视者也。甚则秉烛作书，举头落笔；出入非杖藜熟路，莫敢放步。"

西医学认为远视是当眼调节放松时，平行光线经过眼的屈光系统后聚焦在视网膜之后，其远点在眼后，为虚焦点。典型的远视者视远不清，视近则更不清。

【病因病机】

《审视瑶函·能远怯近症》中谓："盖阴精不足，阳光有余，病于水者，故光华发见散乱而不能收敛近视。"《目经大成·远视》中谓："盖阴不配阳，病于水者……淫泣劳极，斫耗风力，则元神飞越。"结合临床归纳本病的病因病机为：禀赋不足，阳不生阴，阴精不能收敛，目失濡养则目中光华不能收敛视近。

【临床表现】

1. 自觉症状 轻度远视眼在青少年时期，视远、视近可正常；在中老年人，视远、视近均不清。如为高度远视者，视远、视近均不清楚，而且近视力比远视力更差。严重者可伴有眼球、眼眶隐痛，看书模糊，以及眩晕、恶心、泛呕等视疲劳症状。

2. 眼部检查 中度以上远视者视盘较小、色红，边缘不清，稍隆起；远视度数高的儿童易诱发内斜视（通睛）。

【诊断依据】

1. 近视力减退，远视力正常；或远、近视力均异常。

2. 验光检查为远视，需用凸透镜矫正视力。

【治疗】

1. 辨证论治

肝肾不足证

证候：视远尚清，视近模糊，或用眼后感眼球酸痛，有视疲劳症状；或兼见头晕耳鸣，腰膝酸软，口咽干燥；舌红少苔，脉细数。

NOTE

辨证分析：先天不足或肝肾俱亏，致使目中光华散漫不收，故出现远视；头晕耳鸣、腰膝酸软、口咽干燥及舌脉表现均为肝肾不足之候。

治法：补益肝肾。

方药：地芝丸[48]或杞菊地黄丸[59]加减。前方宜用于偏阴虚有热者，后方适用于偏肝肾不足者。

2. 外治 伴视疲劳者可用内服药渣再次煎水过滤，作中药超声雾化熏眼，每次10～15分钟，每日2～3次。

3. 其他治法 针刺治疗可取主穴百会、风池、颈三段，配合肝俞、肾俞、心俞、脾俞、睛明、阳白、承泣、合谷、光明等，每次取主穴及配穴各3～4个。

4. 屈光矫正

（1）配镜 远视眼用凸透镜矫正。配镜的原则是选用使病人获得最佳矫正视力的最高度数镜片。轻度远视如无症状则无需矫正；如有视疲劳和内斜视，即使远视度数低也应配戴眼镜。中度远视或中年以上远视者应配戴眼镜矫正视力，以消除视疲劳及防止内斜视的发生。

（2）屈光手术 角膜屈光手术。

【预防与调护】

1. 注重均衡饮食，常闭目调护。

2. 久视近物后可眺望远目标以缓解调节。

附：老视

老视是一种自然性老化现象，是随着年龄增长而导致晶状体生理性调节力减退而发生的近视力减退。俗称老花眼。在40～45岁以后发生，与年龄、体质、性别、工作性质及屈光状态有关。老视的症状一般有视近困难，阅读需要更强的照明度，视近不能持久；同时由于调节集合的联动效应，过度调节会引起过度的集合，看报易串行，字迹成双，以致无法阅读；某些患者甚至会出现眼胀、流泪、头痛等视疲劳症状。

【治疗】

首先应进行远视力检查和验光，矫正屈光不正；同时应了解被检者的工作性质和阅读习惯，选择合适的阅读距离进行老视验光配镜。老视矫正应用凸透镜，配镜应是在远用屈光度的基础上，双眼同时加近距离工作需要的度数。一般40岁左右正视眼的近用镜参考度数为+1D镜片，以后每5年增加+0.5D。可选择单光眼镜、双光眼镜或渐变多焦点眼镜。

如出现视疲劳症状，则参照目倦治疗。

【预防与调护】

1. 久视近物后可眺望远目标以缓解视疲劳。

2. 若老视度数提高较快而频换眼镜也难得到满意视力者，应及时排除其他眼疾。

附：屈光的检查与治疗

当眼在调节松弛的状态下，来自5米以外的平行光线经过眼的屈光系统的屈光作用，不能在黄斑中心凹成焦点，此眼的光学状态称为非正视状态，即一般所说的屈光不正。屈光不正可分为近视、远视和散光三大类。

【检查】

屈光检查法分为客观检查法和主觉验光法两种，通过验光求得患者准确的屈光状态，以此给患者开出合适的眼镜处方。屈光检查可在小瞳下进行（小瞳验光），但对于一些特殊情况的患者，如儿童、内斜视患者及有视疲劳症状的成人，需要睫状肌麻痹验光。常用的药物有复方托吡卡胺、0.5%～1% 阿托品眼药水或眼膏（散瞳验光）。

1. 客观检查法

（1）*检影法* 检影镜光线投射入眼，通过观察瞳孔区的影动来判断眼的屈光状态，是一种比较客观准确的测量屈光不正的方法。被检查者注视远处目标，以放松调节。检影工作距离可选择 1m，检查者手持平面检影镜把光投进患眼的瞳孔，轻轻转动镜面，并注意观察患者眼瞳孔区的光和影的表现及运动方向来判断其屈光状态，即看光影是顺动或逆动来了解反射出来的光线是平行、集合或散开。如光影为顺动，则被检眼的远点位于检查者眼的后方，该眼的屈光状态可能是正视、-1.00D 以内的近视或为远视；将凸球镜片置于眼前，逐渐增加度数至瞳孔区光影不动，即达到中和点（neutral point）。如光影为逆动，则表明被检眼的远点位于 1m 以内，即表示为 -1.00D 以上的近视，应加凹球镜，渐增度数至瞳孔区光影不动。在达到中和点之后，如再增加镜片度数，光影可由原来的移动方向转为相反方向，即由顺动变为逆动，或由逆动变为顺动。被检眼的屈光度计算公式为：

$$\text{被检眼的屈光度} = \text{中和所需透镜度数} - \frac{1}{\text{工作距（m）}}$$

如在检影中两主径线上的中和点不同，则表明有散光，两条主径线是互相垂直的，则可分别找出两个主径线的中和点，其屈光度数之差即为散光的度数。

（2）*自动验光仪* 目前较多应用电脑验光仪，其操作简便，可迅速测定眼的屈光度数，是一种快速和有价值的屈光筛选方法。

2. 主觉验光法

（1）*插片验光法* 是用镜片置于患眼之前，靠患者的判断力寻求最佳视力的方法。插片前先测远视力和近视力，以便了解被检眼的可能屈光情况而选择所用矫正镜片，并通过精细调整球镜度数、柱镜轴位、柱镜度数、双眼的平衡来得到最清晰和最舒适的视力。

（2）*综合验光仪法* 是将各种测试镜片组合在一起，不仅用于验光，而且用于隐斜等视功能的检测，从而达到矫正视力的最佳状态，即清晰、舒适、持久，并获得双眼调节平衡。规范程序如下：①首次 MPMVA（maximum puls to maximum visual acuity，最正球镜时的最佳视力）在检影或电脑验光的基础上进行。②进行首次红绿测试。因红绿光波长不同，折射率不同，红光波长长，成像于视网膜后，绿光波长短，成像于视网膜前，依此矫正镜片的过强或过弱。③交叉柱镜或使用散光表调整散光轴位和度数，使散光得到很好的矫正。④进行二次 MPMVA，在精确散光调整基础上进行。⑤再进行二次红绿测试。⑥双眼平衡。

【治疗】

现代眼科视光学的重要目标之一就是通过各类屈光矫治方法，达到看得清楚、看得舒服、看得持久的最佳视觉状态，并以“安全指数”和“有效指数”作为屈光矫治后是否存在眼病理改变及矫治后是否达到了预期效果的评价指标。

1. 配戴眼镜 近视配镜的原则是选用使病人获得最佳矫正视力的最低度数镜片。远视配镜

NOTE

的原则是选用使病人获得最佳矫正视力的最高度数镜片。

（1）框架眼镜　框架眼镜由于其安全、简便、经济，为目前应用最为广泛的矫治方法。框架眼镜主要使用球镜、柱镜或球柱镜。球镜用于矫正单纯远视或近视，柱镜或球柱镜用于矫正散光。框架眼镜片材料主要有玻璃和树脂，玻璃镜片透光率高、耐磨性好、化学性质稳定、折射率稳定，但较重、易碎；树脂镜片较轻、抗紫外线、不易破碎，虽然易磨损，但目前镀膜工艺可克服这一问题。

佩戴框架眼镜时，通常须将镜片的光学中心对准瞳孔中心，否则将产生棱镜效应。由于框架眼镜镜片与角膜顶点存在一定距离，高度数镜片存在放大率问题，尤其是屈光参差者因存在双眼像放大率差异而难以适应。

（2）角膜接触镜　角膜接触镜（contact lens）又称隐形眼镜，是直接戴在角膜的泪液层表面的镜片，在角膜与镜片之间存在着泪液构成的液体镜，这样就由镜片、液体镜、角膜和眼的其他屈光介质构成新的屈光系统，从而减少了框架眼镜所致的像放大率问题。但其缺点是易引起相应的眼表生理改变。

角膜接触镜分为硬镜和软镜，按用途可分为光学矫正、诊断检查、眼病治疗、美容或其他用途。①硬镜：其优点是透氧性强、抗蛋白沉淀、光学成像效果好、护理简便；由于角膜与镜片间存有泪液，适于矫正高度散光和圆锥角膜。但同时也有配验较复杂、佩戴者需较长时间适应的缺点。另外，角膜塑形术（orthokeratology，OK）是使用经过特殊设计的高透氧硬镜，通过机械压迫、镜片移动的按摩作用及泪液的液压作用，使角膜中央压平，可达到暂时降低近视度数的目的。但由于 OK 镜降低近视度数是暂时性的，因此一旦停止佩戴，原屈光度数将回复；且 OK 镜的配验较复杂，制作要求高，应由专业医疗人员进行规范的配验；如果使用不当，将引起严重的并发症。②软镜：优点是吸水后质地柔软，戴镜片后病人容易适应，透氧性能好，可较长时间戴镜；依镜片更换方式分为传统型、定期更换型和抛弃型。但也存在不足之处，如矫正角膜散光差；质地柔软较薄而容易破损和老化，容易沉着和吸附蛋白质或杂质及化学物质；佩戴不当可引起一系列的并发症，如巨乳头性结膜炎、角膜炎、角膜溃疡等。

2. 屈光手术　屈光手术是以手术方式改变眼的屈光状态以纠正屈光不正的各种手术。常用的屈光手术主要包括角膜屈光手术、晶状体屈光手术。由于角膜的屈光力约占眼球总屈光力的2/3，因此许多学者认为矫正眼的屈光不正首先应从角膜入手。

角膜屈光手术包括准分子激光角膜切削术、准分子激光角膜原位磨镶术、飞秒激光辅助制瓣准分子激光角膜原位磨镶术、全飞秒激光微切开角膜基质透镜切除术、表面角膜镜片术、角膜基质环植入术等。

第三节　目　倦

目倦是指过用目力或目力不足而出现视物不能持久，久则视物昏花、头痛、眼胀为主要表现的眼病。该病名见于国家标准《中医临床诊疗术语》，又名肝劳。《医学入门·杂病分类·眼》谓："读书针刺过度而（目）痛者，名曰肝劳。"本病常在久视后出现眼胀、头痛、头晕、眼眶胀痛等症状，是一种眼或全身器质性因素与情志因素相互交织的综合征。

NOTE

本病西医学称之为视疲劳。引起视疲劳的原因包括环境因素、眼部因素、体质因素和精神因素，并非独立的眼病，属于心身医学范畴。

【病因病机】

《审视瑶函·内外二障论》提出："盖心藏乎神，运光于目……凡此皆以目不转睛而视，又必留心内营。心主火，内营不息，则心火动，心火一动，则眼珠隐隐作痛。"结合临床归纳如下：

1. 久视耗气伤血，劳心伤神，目失濡养。

2. 肝肾精血亏损，筋失所养，调节失司。

3. 劳瞻竭视，暗耗精气阴液而生虚火，上炎于目。

【临床表现】

1. 自觉症状　长时间近距离用眼后视物模糊、复视、字行重叠，看远后看近或看近后看远，须注视片刻后才逐渐看清；甚者眼睑困倦沉重难睁，眼球或眶酸胀、疼痛、干涩、流泪，异物感等；严重者伴有头痛、眩晕、肩颈酸痛、嗜睡、乏力、注意力难以集中、多汗、易怒、食欲不佳等。

2. 眼部检查　有屈光不正，或无明显异常。

【诊断依据】

1. 久视后出现视物模糊、眼胀、头痛、眼眶胀痛、眼睑沉重、眼干涩等症状，休息后缓解或消失。

2. 常有屈光不正或老视。

【治疗】

1. 辨证论治

（1）气血亏虚证

证候：久视后视物模糊、眼胀、头晕；眼部检查可有近视、远视等屈光不正或老视；可兼见心悸、健忘、神疲、便干；舌淡苔白，脉沉细。

辨证分析：气血亏虚，目中经络涩滞，失于濡养，故不能近距离久视；全身症状及舌脉表现均为气血亏虚之候。

治法：补养气血，养心安神。

方药：八珍汤〔6〕加减。可加百合、远志以安神定志；大便干结者可加火麻仁以润肠通便；头眼胀痛加蔓荆子、菊花以清利头目、止痛。

（2）肝肾不足证

证候：久视后出现视物模糊、眼胀痛、干涩，眼部检查可有近视、远视等屈光不正或老视；兼见头晕目眩、耳鸣、腰膝酸软；舌质淡，苔少，脉细。

辨证分析：肝肾精血亏损，筋失所养，调节失司，故不能近距离久视；全身症状及舌脉表现均为肝肾不足之候。

治法：滋养肝肾，益精明目。

方药：杞菊地黄丸〔59〕合柴葛解肌汤〔96〕加减。方中可去生石膏；眼干涩者加北沙参、麦冬以益气养阴。

（3）阴虚火旺证

证候：久视后出现视物模糊、眼胀痛、干涩，眼部检查可有近视、远视等屈光不正或老

NOTE

视；可兼见头晕目眩、五心烦热、颧赤唇红、口干；舌红苔少，脉细数。

辨证分析：劳瞻竭视，耗竭阴津，阴不制阳，致虚火上炎，故不能近距离久视；全身症状及舌脉表现均为阴虚火旺之候。

治法：滋阴降火，益精明目。

方药：知柏地黄丸[71]加减。口干喜饮者宜加石斛、天花粉、生石膏以生津止渴。

2. 外治

（1）滴滴眼液　珍视明滴眼液，每日 3～5 次，每次 1～2 滴。

（2）中药超声雾化熏眼　内服药渣再次煎水过滤，作中药超声雾化熏眼，每次 10～15 分钟，每日 2～3 次。

3. 其他治法

（1）针刺治疗　选攒竹、肝俞、肾俞、心俞、膏肓俞、照海、神门、风池、阳白、行间、太阳、丝竹空、瞳子髎，每次用 4～6 穴，10 日为 1 个疗程，可行 2～3 个疗程。

（2）推拿按摩　选用眼周穴位如攒竹、承泣、睛明、丝竹空、阳白、鱼腰，用手指按摩穴位，轻揉、指压。

（3）矫正屈光不正　对屈光不正或老视者均配戴合适的眼镜，定期复查。

【预防与调护】

1. 凡有近视、远视、老视者宜先验光，必要时配戴合适的眼镜。

2. 合理用眼，劳逸结合。

3. 加强锻炼，增强体质。

第四节　通　睛

通睛是指双眼同时注视时目珠向内眦偏斜的眼病。病名见于《幼幼近编》，又名小儿通睛外障、双目通睛、睊目等，多自幼发病。《目经大成·天旋》称之为“天旋”，并描述说：“此症通睛偏戾，白眼斜觇，盖乾廓下倾，幼时所患者也，故曰天旋。”

通睛类似于西医学的共同性内斜视，其特点是眼球向各方向转动或用任何一眼注视时，两眼的偏斜程度（斜视角）相等。共同性内斜视分为调节性与非调节性两类。前者又分为完全调节性和部分调节性两种，多见于少年儿童，多为远视弱视，眼过度调节引起集合过强所致；后者原因较为复杂，与眼外肌发育异常、集合力过强、分散力过弱、融合功能不良等有关。

【病因病机】

《审视瑶函·双目睛通症》谓：“患非一端，有脆嫩之时，目病风热，攻损脑筋急缩者；有因惊风天吊，带转筋络，失于散治风热，遂致凝结经络而定者；有因小儿眠于牖下亮处，侧视既久，遂致筋脉滞定而偏者。”结合临床归纳如下：

1. 先天禀赋不足，眼带发育不良而致目偏斜与生俱来；或眼珠发育异常，致能远怯近，日久目珠偏斜。

2. 婴幼儿期长期逼近视物或头部偏向一侧，视之过久，致筋脉挛滞，日久导致目偏视。

【临床表现】

1. 自觉症状　多不明显，常由家长或他人发现而就诊。

2. 眼部检查　角膜映光法检查，斜视眼偏向鼻侧（彩图 15–2），可伴有视力下降。眼球各方向运动均不受限，用任何一眼注视时其偏斜程度基本相等。

3. 实验室及特殊检查

（1）弧形视野计斜视角检查　第一斜视角等于第二斜视角。

（2）同视机检查　可确定斜视度、视功能级别、融合力等。

（3）三棱镜遮盖法　可确定斜视度。

【诊断依据】

1. 眼珠偏斜于内侧，第一斜视角等于第二斜视角。

2. 眼珠运动不受限。

3. 无复视。

【治疗】

有屈光不正者应及时配戴适度眼镜；经保守治疗眼位不能完全矫正者，须手术治疗；有弱视者应配合弱视治疗。

1. 辨证论治

（1）肝肾亏虚证

证候：目珠向内侧偏斜，与生俱来或幼年逐渐形成，或伴目珠发育不良，能远怯近，或远近视力皆不良，视物模糊；舌淡红，苔薄白，脉弱或缓。

辨证分析：先天禀赋不足，眼带发育不良；或肝肾精血亏虚，筋脉失养，致斜视与生俱来。

治法：补益肝肾。

方药：杞菊地黄丸[59]加减。若体弱气虚者，加党参、黄精以益气养阴；伴能远怯近者，可加何首乌、龙眼肉、肉苁蓉，以增滋补肝肾之功。

（2）筋络挛滞证

证候：小儿长期仰卧或长期逼近视物，或偏视灯光及亮处，眼珠逐渐向内偏斜；全身及舌脉无异常。

辨证分析：长期逼近视物致筋脉内收，眼带凝滞不展而致眼珠偏斜。

治法：舒筋通络。

方药：正容汤[21]加减。酌加白芍、天冬、当归以加强滋阴养血、舒筋通络之功。

2. 外治　小儿通睛日久，经针刺、服药及配戴眼镜均无效者，可考虑手术矫正眼位。先天性内斜视原则上应尽早手术，有利于视功能的恢复；后天性内斜视根据斜视的眼位，可行内直肌的后退或外直肌缩短手术。

3. 其他治法

（1）针刺治疗可取瞳子髎、承泣、太阳、风池，右眼配左侧合谷、足三里，左眼配右侧合谷、足三里，每日 1 次，10 次为 1 个疗程。

（2）矫正屈光不正以消除调节性内斜视，纠正眼位。

（3）三棱镜矫治可消除抑制及异常视网膜对应，增强融像功能。

（4）有弱视者参照弱视治疗。

【预防与调护】

1. 婴幼儿时期不可让其逼近视物过久，仰卧时避免让头经常侧视一侧光亮处，以免久后形成斜视。

2. 通睛患儿宜早期散瞳验光配镜。

3. 患儿应注意增加饮食营养，增强体质，认真坚持治疗。

第五节 风牵偏视

风牵偏视是以眼珠突然偏斜，转动受限，视一为二为临床特征的眼病。本病又名目偏视、坠睛、坠睛眼，均以眼珠偏斜为其主症。坠睛之记载首见于《太平圣惠方·治坠睛诸方》："坠睛眼者，由眼中贼风所吹故也……则瞳人牵拽向下。"

风牵偏视类似于西医学的麻痹性斜视。本病分为先天性、后天性两类。前者由先天发育异常、产伤等引起；后者可由外伤、炎症、血管性疾病、肿瘤和代谢性疾病等引起。

【病因病机】

《证治准绳·杂病·七窍门》谓："目珠不正，人虽要转而目不能转。乃风热攻脑，筋络被其牵缩紧急，吊偏珠子，是以不能运转。"《太平圣惠方·治坠睛诸方》则认为本病是"风寒入贯瞳人，攻于眼带，则瞳人牵拽向下"所致。《而诸病源候论·目病诸候》谓："人脏腑虚而风邪入于目，而瞳子被风所射，睛不正则偏视。"结合临床归纳如下：

1. 气血不足，腠理不固，风邪乘虚侵入经络，目中筋脉弛缓而发病。

2. 脾胃失调，津液不布，聚湿生痰，复感风邪，风痰阻络，致眼带转动不灵。

3. 因头面部外伤或肿瘤压迫，致使脉络受损瘀阻所致。

【临床表现】

1. 自觉症状 猝然发病，视一为二，常伴有视物模糊、眩晕、恶心、步态不稳等。

2. 眼部检查 眼珠斜向麻痹肌作用方向的对侧，运动受限（彩图 15–3）。外展肌群麻痹时眼位向鼻侧偏斜，产生同侧性复视；内转肌群麻痹时眼位向颞侧偏斜，产生交叉性复视。一般头向麻痹肌作用方向偏斜，部分可伴有上睑下垂、瞳孔散大、视力下降。

3. 实验室及特殊检查

（1）角膜映光法 可根据反光点投影在角膜的位置，判断眼球偏斜的度数。

（2）同视机检查 第二斜视角大于第一斜视角，即麻痹眼注视时，健眼的偏斜度大。

（3）影像学检查 进行眼眶 X 光片、颅脑 CT 或 MRI 检查，以排除眼眶骨折、颅脑出血及占位性病变。

【诊断依据】

1. 复视。

2. 眼球斜向麻痹肌作用方向的对侧，出现不同程度的转动受限。

3. 第二斜视角大于第一斜视角。

【鉴别诊断】

本病应与通睛相鉴别。两者相同之处是均有目偏斜。不同之处是通睛一般无复视，第一斜视角等于第二斜视角，无眼球运动障碍；风牵偏视则多突然发病，有复视，第二斜视角大于第一斜视角，并有不同程度的眼球转动受限。

【治疗】

本病早期应针药并用，疗效更佳。若经 6 个月以上治疗而麻痹肌功能仍无恢复者，可考虑手术治疗；若有颅内、眶内病变者，应及早针对病因治疗。

1. 辨证论治

（1）风邪中络证

证候：发病突然，目珠偏斜，转动失灵，倾头瞻视，视物昏花，视一为二；兼见头晕目眩，步态不稳；舌淡，脉浮数。

辨证分析：气血不足，腠理不固，风邪乘虚侵入，阻滞经络，则气血运行不畅，致筋脉失于濡养而弛缓不用，故猝发眼珠偏斜、视一为二及头晕目眩；舌脉为风邪外袭之候。

治法：祛风通络，扶正祛邪。

方药：小续命汤[11]加减。肝虚血少者可加当归、熟地黄以补血养血；风热为患者可去方中生姜、肉桂、附子等温热之品，酌加生石膏、生地黄、秦艽、桑枝等，以辛凉疏风、清热通络。

（2）风痰阻络证

证候：发病突然，目珠偏斜，转动失灵，倾头瞻视，视物昏花，视一为二；兼见胸闷呕恶，食欲不振，泛吐痰涎；舌苔白腻，脉弦滑。

辨证分析：脾虚痰聚，复感风邪，风痰结聚，阻滞脉络，气血不行，致筋肉失养而迟缓不用，故出现目珠偏斜，转动失灵；全身症状及舌脉为风痰阻络之候。

治法：祛风除湿，化痰通络。

方药：正容汤[21]加减。可酌加赤芍、当归以活血通络；恶心呕吐甚者，加竹茹、姜半夏以涤痰止呕；痰湿偏重者，酌加薏苡仁、石菖蒲、佩兰以芳香化浊、除湿祛痰。

（3）脉络瘀阻证

证候：多系头部外伤、眼部直接受伤或中风后出现目珠偏位，视一为二；舌质淡或有瘀斑，脉涩。

辨证分析：外伤或中风后瘀血阻络，日久不消，筋脉失于濡养，故出现目珠偏位、视一为二；舌脉为瘀血阻络之候。

治法：活血行气，化瘀通络。

方药：桃红四物汤[95]合牵正散[85]加减。病变早期可加防风、荆芥、蒺藜以增祛风散邪之功；后期表现为气虚血瘀者，可加党参、黄芪等以益气扶正，或改用补阳还五汤[64]加减以益气活血通络。

2. 外治　保守治疗 6 个月无效，或病情好转停止、稳定 4～6 个月，可采用手术治疗。

3. 其他治法

（1）针刺治疗　①主穴选用风池、完骨、天柱、太阳、百会、肝俞、肾俞、足三里、阳陵泉；配穴选眼局部与麻痹肌相对应的穴位，如内直肌麻痹选睛明，外直肌麻痹选瞳子髎，下直肌麻痹选承泣，上直肌麻痹选鱼腰。轮流选穴，平补平泻，每日针1～2次，留针30分钟。②眼肌直接针刺法：结膜囊表面麻醉后，以针灸针直接刺相应麻痹肌之眼球附着点后1～3mm处，每条肌肉可轻轻推刺数十下，刺后点抗生素眼药，每日或隔日1次。

（2）穴位敷贴　用复方牵正膏敷贴患侧太阳、下关、颊车穴，先太阳后下关再颊车，每次1穴，每穴治疗间隔7～10天，适用于风痰阻络证。

（3）推拿治疗　患者仰卧位，医者坐于患者头侧，用双手拇指分别按揉百会、睛明、攒竹、鱼腰、太阳、瞳子髎、丝竹空、风池等穴；再用双手拇指指腹分抹眼眶周围。上述手法反复交替使用，每次治疗约20分钟。然后患者取坐位，医者在患者背部点揉肝俞、胆俞及对侧合谷、下肢光明穴5～10分钟。全套手法治疗时间30分钟，每日1次，10日为1个疗程。

（4）病因治疗　全身应用抗炎药物或治疗外伤。

（5）支持疗法　可配合用能量合剂、维生素B族及促进神经功能恢复的药物。

【预防与调护】

1. 遮盖麻痹眼，以消除复视。

2. 忌食肥甘厚腻，以免渍湿生痰加重病情。

3. 慎起居，避风寒，以避免或减少本病的发生。

附：弱视

弱视是指眼球无器质性病变，但单眼或双眼最佳矫正视力低于同龄正常儿童的眼病；或双眼视力相差2行及以上，视力较低眼为弱视。弱视为西医学病名，多由视觉发育期间各种原因导致视觉细胞的有效刺激不足，从而造成视力发育迟缓。根据其病因，临床将本病分为5种类型，即斜视性弱视、屈光参差性弱视、屈光不正性弱视、形觉剥夺性弱视及其他类型弱视。中医学对本病的论述散见于小儿通睛、能远怯近、胎患内障等眼病中。我国青少年人群中弱视发病率为2%～3%。

【病因病机】

1. 先天禀赋不足，目中真精亏少，神光发越无力。

2. 小儿喂养不当，久则脾胃虚弱，气血生化乏源，可致目失濡养，视物不明。

【临床表现】

1. 自觉症状　视物昏朦。因患儿年幼而不能自述，多因目偏视而为家长所发现或在体检时查出。

2. 眼部检查　最佳矫正视力3～5岁儿童低于0.5，6岁及以上儿童低于0.7；或双眼视力相差2行以上；或伴有目偏视；或有先天性白内障术后及不恰当地遮盖眼睛史。视力检查中，对单个字体的辨认能力比对同样大小排列成行字体的辨认能力高（拥挤现象），对比敏感功能降低。眼底检查常有异常固视。

3. 实验室及特殊检查

（1）视觉电生理检查　图形视觉诱发电位（P–VEP）P_{100}潜时延长及振幅下降。

（2）同视机检查　用于双眼视觉功能检查。

【诊断依据】

1. 最佳矫正视力3～5岁儿童低于0.5，6岁及以上儿童低于0.7；或双眼视力相差2行以上。

2. 可有屈光不正或斜视、晶状体混浊或严重上睑下垂等。

【治疗】

弱视应根据其病因的不同，采取针对性治疗方法；重视斜视及屈光不正的矫正，以及黄斑固视和融合功能的训练等多方面综合治疗。

1. 辨证论治

（1）肝肾不足证

证候：胎患内障或先天远视、近视等致视物不清；或兼见小儿夜惊，遗尿；舌质淡，脉弱。

辨证分析：肾寓真阴真阳，肝肾同源而藏精血。禀赋不足则目失温煦濡养，致神光发越无力而视瞻不明；全身症状及舌脉表现均为肝肾不足之候。

治法：补益肝肾。

方药：四物五子丸[35]加减。偏肾阳虚者，加山茱萸、补骨脂、仙灵脾以温补肾阳；肝肾阴虚明显者，加楮实子、桑椹、山萸肉以滋补肝肾；伴脾胃虚弱者，加白术、党参健脾益气。

（2）脾胃虚弱证

证候：视物不清，或胞睑下垂；或兼见小儿偏食，面色萎黄无华，消瘦，神疲乏力，食欲不振，食后脘腹胀满、便溏；舌淡嫩，苔薄白，脉缓弱。

辨证分析：脾胃虚弱，气血生化乏源，目失所养，致目珠发育迟缓而视物不明；全身症状及舌脉表现均为脾胃虚弱之候。

治法：健脾益气。

方药：四君子汤[34]加减。兼食滞者可选加山楂、麦芽、神曲、谷芽、鸡内金。脾虚夹湿者加白扁豆、砂仁、薏苡仁。

2. 其他治法

（1）针刺治疗：眼部取睛明、承泣、攒竹、球后穴；头部及远端取风池、光明、翳明穴。若肝肾不足配肝俞、肾俞、三阴交；脾胃虚弱配足三里、关元、脾俞、胃俞。于每组穴中各取1～2穴针刺，年龄小的患儿不留针，年龄大的患儿留针10～20分钟。每日或隔日1次，10次为1个疗程。

（2）矫正屈光不正。

（3）中心注视弱视治疗：宜选用传统遮盖优势眼、光学和药物压抑疗法、光栅刺激疗法等进行治疗。

（4）旁中心注视弱视治疗：应选用后像疗法、红色滤光片疗法、三棱镜矫治、光刷治疗等方法进行治疗。

（5）有斜视者在适当时机应考虑手术治疗。

（6）双眼视觉训练。

（7）巩固性弱视治疗。

【预防与调护】

儿童弱视早期发现、及时治疗十分重要，年龄越小则治疗效果越好，因此应做好以下几项工作：

NOTE

1. 普及弱视知识的宣传教育工作，使家长和托幼工作者了解和掌握有关弱视防治基本知识，以便及早发现。

2. 儿童3岁前为视觉发育关键期，此年龄前检查视力最为重要。如3岁以上儿童视力检查发现双眼视力差异≥2行、矫正视力低于同龄正常儿童者，应及时到眼科就医。

3. 弱视治疗需要较长时间，应建立良好的医患合作关系。医务人员应将弱视的危害性、可逆性、治疗方法、注意事项告知家长，以取得合作。

【复习思考题】

1. 试述近视和远视的定义、分类及治疗。
2. 试述屈光不正的定义、分类、检查及矫正方法。
3. 导致视疲劳有哪些常见眼部因素？
4. 试述通睛的定义、临床表现、类证鉴别及手术治疗方式。
5. 试述风牵偏视的类证鉴别、辨证分型和辨治方法。
6. 试述弱视的定义、病因病机、临床表现、治疗方法和预防调护。

附 录

一、眼部几种常见肿瘤概要

眼科肿瘤包括眼睑、泪器、结膜、角膜、葡萄膜、视网膜、视神经、眼眶等部位的肿瘤，可分为良性肿瘤和恶性肿瘤。对于眼科肿瘤的诊断不仅要根据眼部病变的特征，尚应结合病理学检查及影像学检查，如超声波、X 线摄片、CT 扫描、MRI 等相关检查。

1. 眼睑基底细胞癌 眼睑基底细胞癌（basal cell carcinoma of eyelid）多见于中老年人，是眼睑恶性肿瘤中发病率最高的一种，好发于下睑近内眦部。初起时呈小结节，表面可见小的毛细血管扩张，因富含色素，有时易被误认为黑色素痣或黑色素瘤，但其隆起较高，质地坚硬，生长缓慢。病程稍久，其表面覆盖的痂皮脱落，中央出现溃疡，溃疡边缘隆起潜行，形似火山口，并逐渐向周围组织侵蚀，引起广泛破坏。少数病例可发生淋巴结转移。

此肿瘤对放射线敏感，应早期切除后再行放疗。

2. 睑板腺癌 睑板腺癌（carcinoma of meibomian glands）多见于中老年人，且以女性为多见，好发于上睑。早期表现为眼睑皮下结节，质硬，与皮肤无粘连，颇似睑板腺囊肿，易造成误诊，故中年以上睑板腺囊肿切除术后应常规做病检，切除术后迅速复发者尤应关注。肿块继续增大后可在结膜或皮下透见黄白色分叶状结节，继而形成溃疡或呈菜花样。其可向眶内侵犯，引起眼球突出。本病早期即可转移，可向局部淋巴结和内脏转移。

此肿瘤对放射线不敏感，应早期手术彻底切除，并行眼睑成型术。若病变广泛者，应行眶内容物及淋巴切除术。

3. 角结膜皮样瘤 角结膜皮样瘤（dermoid tumor of cornea）是一种类似肿瘤的先天性异常，其来自胚胎性皮肤。肿物表面覆盖上皮，肿物内有纤维组织和脂肪组织，也可含有毛囊、毛发及皮脂腺、汗腺。病变一般侵及角膜实质浅层，偶尔可达角膜全层甚至前房内。

肿物多位于颞下方球结膜及角膜缘处，为圆形淡黄色实性肿物，有时表面有纤细的毛发。肿物的角膜区前缘可见弧形的脂质沉着带，有时肿物可位于角膜中央，仅遗留周边角膜。若角膜皮样瘤伴有耳郭畸形、脊柱异常等，即为 Coldenhar 综合征。

角结膜皮样瘤位于浅层或较小者，可行板层切除或板层角膜移植术；对位于深层或较大者，宜行穿透角膜移植；位于角膜中央者要在 6 个月前手术切割，并做板层角膜移植，以防发生弱视。手术时如果见皮样瘤组织侵入全层角膜，则改做穿透性角膜移植术。

4. 脉络膜恶性黑色素瘤 脉络膜恶性黑色素瘤（malignant melanoma of the choroid）是起源于葡萄膜色素细胞和痣细胞的恶性肿瘤，多见于 50 岁以上的中老年人，常为单侧性。若肿瘤位于黄斑区，病变早期即表现为视力减退或视物变形；若位于眼底的周边部，则无自觉症状。根据肿瘤生长情况，可分为局限性与弥漫性两种，以前者多见。局限性者表现为凸向玻璃

NOTE

体腔的球形隆起肿物，周围常有渗出性视网膜脱离；弥漫性者沿脉络膜水平发展，呈普遍性增厚而隆起不明显，易被漏诊或误诊，并易发生眼外和全身性转移，可转移至巩膜外、视神经、肝、肺、肾和脑等组织，预后极差。恶性黑色素瘤可因渗出物、色素及肿瘤细胞阻塞房角，或肿瘤压迫蜗静脉，或肿瘤坏死所致的大出血等，引起继发性青光眼。多数肿瘤因血供不足而发生坏死，引起葡萄膜炎或全眼球炎。

对本病宜早期诊断，应详细询问病史、家族史，进行细致的眼部及全身检查，同时还应结合巩膜透照、超声波、眼底血管荧光造影、CT及核磁共振等检查。

局限性脉络膜黑色素瘤可考虑局部切除、激光光凝和放疗，后极部大范围肿瘤宜行眼球摘除，肿瘤已穿破眼球壁者应做眼眶内容物剜除术。

5. 视网膜母细胞瘤 视网膜母细胞瘤（retinoblastoma，RB）是婴幼儿最常见的眼内恶性肿瘤，不仅致盲而且危及生命。大多数在3岁以前发病，偶见于成年人。本病具有遗传性，与基因的变异有一定关系，无种族、性别或眼别的差异。单眼发病多于双眼，双眼发病者约占30%。

本病约40%为遗传型，由患病的父母或父母为突变基因携带者遗传，或由正常父母的生殖细胞突变所致，为常染色体显性遗传。遗传型者发病早，多为双眼发病，视网膜上可有多个肿瘤病灶，且易发生第二恶性肿瘤。约60%的病例属非遗传型，由患者本人的视网膜母细胞发生突变（体细胞突变）所致，多为单眼发病，为散发性，发病年龄稍大，此型不遗传，视网膜上仅有单个病灶，不易发生第二恶性肿瘤。

视网膜母细胞瘤的发展过程可分为4期，即眼内期、青光眼期、眼外增殖期和眼外转移期。

（1）眼内期 由于肿瘤发生于婴幼儿，早期不易发现。若肿瘤位于后极部或累及黄斑区则影响视力，出现斜视；或肿瘤发展较大，瞳孔区呈现黄白色反光如“猫眼”时，才引起家长注意而就医。眼底检查可见视网膜上有圆形或椭圆形的结节样隆起的黄白色肿块，以后极部偏下方为多见，肿块的表面可有视网膜血管扩张或出血，或伴有浆液性视网膜脱落。肿瘤可播散于玻璃体及前房中，造成玻璃体混浊、假性前房积脓、角膜后沉着物，或在虹膜表面形成灰白色肿瘤结节。

（2）青光眼期 肿瘤继续生长可使眼内容物增多而引起眼压升高，继发青光眼，出现结膜充血、角膜水肿、角膜雾状混浊，甚者角膜变大，眼球膨大，形成“牛眼”。

（3）眼外增殖期 肿瘤向外发展，可向前穿破眼球壁而突出睑裂之外，或向后穿出而占据眼眶位置，致使眼球突出、运动障碍。

（4）眼外转移期 肿瘤细胞可经视神经或眼球壁上神经血管的孔道向颅内或眶内发展，或经淋巴管的附近淋巴结、软组织转移，或经血循环向全身转移，最终导致死亡。

根据患者年龄、病史及典型的临床表现，结合超声波、X线摄片、CT扫描及核磁共振检查，即可明确诊断。眼B超检查早期可发现实质性肿块回声，晚期可见肿块坏死空隙形成囊性回波。眼眶X线摄片可显示肿瘤内有钙化点阴影。CT扫描及核磁共振检查可显示眼球内或眼眶内实质性占位性病变。

本病临床应注意与转移性眼内炎及Coats病相鉴别。转移性眼内炎见于儿童在急性传染病高热后，有玻璃体脓肿形成，瞳孔呈黄白色，后期出现低眼压、并发性白内障或眼球萎缩。

NOTE

Coats 病多发于 6 岁以上男性儿童，病程缓慢，多为单眼发病，可见视网膜血管广泛异常扩张，有大片黄白色脂质渗出及胆固醇结晶。晚期可引起继发性青光眼、视网膜脱离、并发性白内障等。超声波检查无实质性肿块回波。

目前对视网膜母细胞瘤的治疗以手术切除肿瘤为主。若病变局限于眼内但超过一个象限者，以眼球摘除为首选治疗。手术操作应轻柔，以防肿瘤细胞进入血循环；切除视神经应尽量长一些，不得短于 10mm。若肿瘤扩散到巩膜或视神经，应进行眶内容物剜除术，术后应联合放射治疗与化学治疗。

二、常见全身疾病的眼部表现

（一）动脉硬化与高血压的眼部表现

动脉硬化分为老年性动脉硬化、动脉粥样硬化、小动脉硬化等。

1. 动脉硬化性视网膜病变 通常眼底所见的视网膜动脉硬化为老年性动脉硬化和小动脉硬化。硬化的程度反映了脑血管和全身其他血管系统的情况。

眼部表现：①视网膜动脉变细、弯曲，颜色变淡，动脉光反射增宽，血管走行平直；②动静脉交叉处可见静脉隐蔽和静脉斜坡现象；③视网膜尤其是后极部可见渗出和出血。

2. 高血压性视网膜病变 高血压主要影响视网膜小动脉。年轻人小动脉对中度血压升高的反应是收缩，视网膜弥漫性或局部小动脉收缩；中年患者小动脉表现为管壁变厚，管壁反光增宽，呈铜丝状，随后呈银丝状。在动静脉交叉处，增厚的小动脉壁移位，压迫静脉（动静脉压迹）。这些改变常见于慢性高血压的中年患者，并可导致视网膜静脉阻塞。严重的高血压患者小动脉可受到坏死性损害，视网膜出现微小梗塞，引起火焰状出血和软性渗出；有时发生视网膜水肿，最后引起视盘水肿，此时表明患者患有恶性高血压。黄斑部的慢性视网膜水肿可造成以黄斑为中心的放射状硬性渗出（星芒状黄斑病变），黄斑受损时视力下降。

对于高血压的分级，目前采用国际上普遍应用的 Keith-Wagener 分级方法。其分级方法如下：

Ⅰ级 见于轻度高血压患者，视网膜小动脉不规则和极轻微收缩。年龄较大者通常没有小动脉收缩，但由于硬化的小动脉壁增厚，所以小动脉反光增宽（附彩图 1-1、附彩图 1-2）。

Ⅱ级 小动脉与Ⅰ级相似，但动静脉交叉处的视网膜静脉变细，检查可见动静脉压迹。

Ⅲ级 视盘附近有表浅的火焰状出血和软性渗出，视网膜水肿。偶见硬性渗出。

Ⅳ级 视盘水肿是恶性高血压先兆体征。如视网膜水肿时间持久，小的硬性渗出以黄斑为中心呈放射状分布，构成特征性星状图（附彩图 1-3、附彩图 1-4）。

（二）肾脏疾病的眼部表现

肾脏疾病主要指肾小球肾炎。肾小球肾炎分为急性和慢性，两者均可引起眼部变化。

急性肾小球肾炎除表现为眼睑水肿外，常伴有高血压引起的眼底改变，主要表现为视网膜血管痉挛、视网膜出血和渗出等（附彩图 2-1、附彩图 2-2）。

50%以上的慢性肾炎患者眼底有改变，伴肾功能不全者约 75%有眼底改变，尿毒症者几乎全部有眼底改变。眼底表现为视网膜动脉细，呈铜丝状或银丝状；视网膜可见动静脉交叉征，静脉迂曲扩张；视网膜弥漫性灰白色水肿、硬性渗出，黄斑星芒状渗出；视盘充血、水肿，视网膜有出血和棉绒斑。

NOTE

慢性肾功能不全者还可出现角膜带状变性和白内障；肾透析者视网膜水肿明显；肾脏移植患者因糖皮质激素和其他免疫抑制剂的使用，常发生白内障和巨细胞病毒感染综合征等。

（三）妊娠高血压综合征的眼部表现

妊娠高血压综合征是孕妇在妊娠期间常见的并发症，眼部表现是本病重要症状之一。

妊娠高血压综合征的眼部表现有：眼睑皮肤和结膜水肿，球结膜小动脉痉挛，小静脉呈颗粒状，毛细血管弯曲。重症患者球结膜血管多呈蛇行状弯曲，此现象一般在产后 6 周才逐渐恢复正常。并可有瞳孔震颤、瞳孔散大、上睑下垂等。眼底视网膜小动脉出现痉挛性收缩，继之动脉反光增强，可见动静脉交叉征，黄斑部星芒状渗出，视网膜水肿、出血和渗出，严重者产生浆液性视网膜脱离或视盘水肿。由妊娠高血压综合征引起的眼底变化称为妊娠高血压综合征性视网膜病变。

视网膜出血、水肿、渗出或小动脉硬化者说明心、脑、肾等全身血管系统均受损害，浆液性视网膜脱离在分娩后数周内可自行复位。

（四）颅内肿瘤的眼部表现

颅内肿瘤可起源于外胚叶或中胚叶的各种颅内组织，包括脑膜、脑血管和脑神经等。颅内肿瘤种类繁多，患病年龄范围颇广，成人多见大脑半球肿瘤，儿童多见颅后窝肿瘤。视盘水肿是颅内压增高的重要体征之一，大约 80% 的颅内肿瘤患者出现视盘水肿，故对肿瘤诊断有重要价值。

颅内肿瘤的眼部表现分两大类：①因颅内压增高引起的原发性视盘水肿（附彩图 3–1、附彩图 3–2），晚期出现视神经萎缩。②视野改变：根据肿瘤所在的位置而出现不同的视野改变。额叶肿瘤表现为向心性视野缩小，伴患侧视神经萎缩、对侧视盘水肿，称 Foster Kennedy 综合征；枕叶肿瘤表现为对侧同向偏盲，常有黄斑回避；颞叶肿瘤表现为同侧偏盲或上象限盲；蝶鞍部肿瘤表现为双颞侧偏盲。

（五）常见神经科疾病的眼部表现（视神经脊髓炎）

视神经脊髓炎又名 Devic 病，是一种原因不明的亚急性视神经和脊髓的脱髓鞘病变，主要为白质的髓鞘破坏消失，血管因细胞浸润而出现少量胶质细胞增生。其眼部表现为急性视神经炎或球后视神经炎（附彩图 4–1、附彩图 4–2、附彩图 4–3）。同时或先后发生由脊髓炎引起的截瘫。偶见有眼外肌麻痹，一般为双侧，视力急剧下降或失明。因脱髓鞘病灶不规则，视野改变有多种类型，中心暗点为常见，也有向心性视野缩小，同侧偏盲或象限盲。

（六）性传播疾病的眼部表现（梅毒）

梅毒为慢性全身性传染病，可侵犯人体多个器官，危害极大，眼部亦常累及。梅毒分获得性梅毒和先天性梅毒两类，均可累及眼部，表现为基质性角膜炎、葡萄膜炎；亦可为脉络膜视网膜炎，多见于先天性梅毒患儿，患儿出生后不久双眼发病，眼底表现为弥漫性散在蓝黑色斑点及同样大小的脱色素斑点，呈椒盐状。视网膜散在片状脉络膜萎缩区，黑色素斑外围有黄白色陈旧病变，以及片状脉络膜萎缩灶与骨细胞样色素沉着。脉络膜视网膜炎有时伴视盘色苍白。可有视神经炎、视神经视网膜炎、视神经萎缩。脑血管梅毒侵犯脑神经可出现斜视、上睑下垂、神经麻痹性角膜炎等。二期梅毒偶见单纯性结膜炎、巩膜炎和眶骨骨膜炎。

（七）常用抗结核药物引起的眼部表现

NOTE

1. 乙胺丁醇 少数长期应用此药的患者可出现视神经炎（每日用量超过 25mg/kg）、视交叉受损，前者视力下降，后者引起双颞侧偏盲。

2. 利福平 长期应用者眼部表现为有色泪液，即橘红色或粉红色泪液，以及渗出性结膜炎、睑缘结膜炎等。

（八）血液病的眼部表现

1. 贫血 贫血患者可出现视力下降、视疲劳或视野缺损等症状。眼部表现有：

（1）结膜苍白。

（2）眼底改变：轻度贫血者眼底可无异常，血红蛋白浓度或红细胞计数低于正常的30%～50%时则可出现眼底变化，常见视网膜出血，呈火焰状和圆点状，也可为线状或不规则形，多位于后极部；视网膜血管颜色较淡，动脉管径正常或稍细，静脉扩张迂曲、色淡；视网膜有棉绒斑，偶可见硬性点状渗出；视网膜水肿或视网膜呈雾状混浊；视盘水肿、色淡。严重者可出现缺血性视神经病变或视神经炎外观；或表现为视神经萎缩，可致失明。

2. 白血病 可引起视力下降或失明，偶见视野缺损、夜盲和眼球突出。眼部表现有：

（1）眼底改变 视网膜有深层点状出血或浅层火焰状出血，出血的中心常伴有中心白点，微微隆起，大小不一致。这种现象已被认为是白血病视网膜病变的特征（附彩图5），可以发生于各型白血病患者，然而以慢性粒细胞性白血病患者较多见。黄斑部有硬性星芒状渗出或棉绒斑。视网膜静脉迂曲、扩张、有白鞘。慢性白血病患者周边视网膜可见微动脉瘤、血管闭塞和新生血管，视盘水肿及出血。

（2）眼眶改变 急性粒细胞性白血病患者的眶内组织受白血病细胞浸润，引起眼球突出、眼球运动障碍、上睑下垂、结膜充血水肿等，在眶缘可触及坚硬的肿物，称为“绿色瘤”。多发生于幼儿。

（3）虹膜改变 临床表现类似急性虹膜睫状体炎。多见于急性淋巴细胞性白血病，也可见于粒细胞型或单核型白血病。

（4）角膜溃疡、玻璃体混浊、继发性青光眼及眼前端缺血等 较少见。

3. 真性红细胞增多症 当红细胞超过（600～630）万/mm^3以上，或血红蛋白超过170g/L以上时，可出现眼部表现，视网膜静脉迂曲扩张，呈紫红色或紫黑色；动脉管径扩大；视网膜有浅层出血，渗出较少见。严重者可发生视网膜中央静脉或分支静脉阻塞。颅内压升高者可出现视盘充血水肿。此外，还可见眼睑皮肤呈紫红色，以及结膜、浅层巩膜、虹膜血管扩张等改变。

（九）化学中毒的眼部表现

1. 甲醇中毒 急性甲醇中毒常发生于摄入甲醇8～96小时。眼部表现为：双眼视力障碍，通常患者急性中毒全身情况恢复后即视力丧失；多数患者在出现初期症状后有暂时的视力好转，随后为持久性的视力极度减退或失明。视野出现中心或旁中心暗点与周边视野缩窄。偶有眼外肌麻痹。初期眼底常无变化，偶见视盘边界模糊，血管弯曲；6～12周后视盘变为苍白色，视网膜血管变细。

2. 奎宁中毒 眼部主要表现为视力障碍，有时有色觉障碍，也可有夜盲症状，最后发生视神经萎缩。视力障碍严重者产生黑朦，虽不至于发生永久性全盲，但视野为永久性缩窄。眼底表现可见视盘苍白，视网膜血管变细，视网膜有渗出物，黄斑部呈樱桃红。

3. 氯喹中毒 长期或大剂量应用氯喹，总剂量超过100g或长期服用超过1年，可引起眼

NOTE

部损害。大多数患者角膜上皮或上皮下有细小的灰白色小点，呈环状沉着，可引起视物模糊，停药后即可逆转。也可引起严重的视网膜病变，导致视力下降，周边视野向心性缩小。眼底表现可见黄斑色素沉着，外围以环形脱色素区，再外围以色素沉着，呈“靶心”状，晚期血管变细。

（十）糖尿病的眼部表现

1. 糖尿病视网膜病变（DR） 早期的病理改变有毛细血管内皮细胞的基底膜增厚，周细胞丧失，毛细血管自动调节功能失代偿，继之内皮细胞屏障功能损害，血液成分渗出，毛细血管闭塞。由于广泛的视网膜缺血，可引起视网膜水肿和新生血管形成，其中慢性黄斑囊样水肿和新生血管引起的并发症是造成视力下降或丧失的主要原因。在病变早期一般无眼部自觉症状；随着病情发展，可引起不同程度的视力障碍、视物变形、眼前有黑影飘动及视野缺损等症状，最后可致失明。

（1）单纯性（或背景性）糖尿病视网膜病变　可出现微血管瘤、视网膜内出血、硬性渗出、视网膜水肿、棉絮斑。

（2）增生性糖尿病视网膜病变　最主要的标志是新生血管形成，可发生在视盘上或其附近，也可在视网膜，主要沿血管弓生长。严重者出现纤维增生、出血、机化及牵拉性视网膜脱离。

2. 糖尿病性白内障 多发生于老年患者，其症状、体征与老年性白内障相似，发展的快慢与其血糖高低有一定的关系；还有一种为真性糖尿病性白内障，常发生于较严重的青少年糖尿病者，多发展快，两眼同时发病，晶状体后囊下的皮质区出现无数分散的、灰色或蓝色雪花样或点状混浊，可伴有屈光变化。

3. 糖尿病视神经病变 糖尿病性视乳头病变主要发生在青年起病的 1 型糖尿病患者，主要表现为视力下降，视乳头水肿，其周围毛细血管扩张，可有出血及棉絮样斑，视野生理盲点扩大，荧光素眼底血管造影早期可显示视盘毛细血管扩张，后期荧光渗漏成高荧光。糖尿病缺血性视神经病变主要表现为视力突然减退，早期眼底视乳头可正常或稍充血，边界不清，后期色淡或苍白；视野表现为与生理盲点相连的象限性或扇形缺损；造影早期表现为动脉早期呈低荧光，造影后期毛细血管渗漏成高荧光。后部缺血性视神经病变可为正常。

4. 糖尿病性眼肌麻痹 糖尿病性眼肌麻痹常发生在 40 岁以上患者，与糖尿病的病程、轻重无关，主要累及动眼神经和外展神经。外展神经受累表现为单眼内斜位，外转不能或不到位；其次为一侧动眼神经麻痹，表现为上睑下垂、眼球向外下方移位并轻度内旋，瞳孔一般不受影响。多为单眼发生，可表现为一条或多条肌肉发生完全性或不完全性麻痹，同时伴有同侧头痛或眼眶痛。

三、防盲治盲

（一）盲的标准

从社会学角度而言，盲是指双目失去清晰识别周围环境的能力。其中不能承担某些工作、不能胜任某些职业的称为职业盲；生活不能自理者称为生活盲。而眼科所定义的盲，也并非仅仅指视力的完全丧失而言。世界卫生组织（WHO）1973 年制定的视力损伤的分类、分级标准已为大多数国家所接受，这一标准将盲和低视力分为 5 级，详见附表 1。由于人识别周围环境的能力不仅依靠其中心视力的敏感度，也依靠其视野范围的大小，该标准还考虑到视野的情况，规定以中央注视点为中心，视野半径≤ 10°，但> 5°时为 3 级盲，视野半径≤ 5°时为 4 级盲。在实际工作中，又将盲和低视力分为双眼盲、双眼低视力、单眼盲、单眼低视力。如果一个人双眼的视力均< 0.05，则为双眼盲；如果一个人双眼的视力均< 0.3，但又≥ 0.05 时，则为双眼低视力。如果一个人只有一只眼的视力< 0.05，另一只眼的视力≥ 0.05 时，则称为单眼盲；如果一个人只有一只眼视力< 0.3、但≥ 0.05 时，则称为单眼的低视力。根据这一规定，一些人既符合单眼盲，又符合单眼低视力的标准，在实际统计中，这些人将归于单眼盲中，而不归于单眼低视力中。如好眼最佳矫正视力优于 0.05，但视野< 10°者也为盲。

附表 1 视力损伤的分类、分级标准（WHO，1973）

视力损伤		双眼中好眼最佳矫正视力	
类别	级别	最佳视力低于	最低视力等于或优于
低视力	1 级	0.3	0.1
	2 级	0.1	0.05（指数 /3 米）
盲	3 级	0.05	0.02（指数 /1 米）
	4 级	0.02	光感（LP）
	5 级	无光感（NLP）	

注：中心视力好，但视野小，以注视点为中心，视野半径< 10°而> 5°者，为 3 级盲；视野半径< 5°者为 4 级盲。

（二）我国防盲治盲的历史和现状

早在《审视瑶函·眼不医必瞎辩论》中就载有“眼不医必瞎……目病若不早医，病必日深，而眼必瞎矣”，说明早在我国古代就有目盲防治的观念。盲人数量的多少反映一个国家或地区社会、经济和卫生健康状况。新中国成立前，我国生产力水平低下，经济萧条，人民生活困苦，卫生条件极差，所以与卫生、营养密切相关的眼病如传染性眼病、维生素 A 缺乏、白内障、眼外伤和青光眼成为致盲的主要原因。沙眼患病率高达 50% ~ 90%，边远地区高达 80% ~ 90%，亦增加了致盲率。新中国成立后，党和政府对防盲工作极为重视，有计划地开展以防治沙眼为中心的眼病防治工作。随着人民生活水平的提高，卫生条件的改善以及广大医务人员积极的防治，全国沙眼患病率和严重程度明显下降，因沙眼和角膜软化症致盲者现已极为罕见。1984 年，在原卫生部领导下成立了全国防盲指导组。1996 年规定每年 6 月 6 日为“全国爱眼日”。1988 年，国务院批准实施《中国残疾人事业五年工作纲要》，其中将白内障手术复明列为抢救性的残疾人三项康复工作之一。1991 年，国务院批准了《中国残疾人事业“八五”计划纲要》，其中明确规定了白内障复明任务。全国各省、市、自治区也相继成立了防盲指导组，建立和健全了自上而下的防治体系，有利于指导和推动全国防盲治盲工作以各种形式开展。

根据近年来我国眼病流行病学调查，估计盲患病率为 0.5% ~ 0.6%，盲人数约 670 万人；双眼低视力患病率为 0.99%，患者约 1200 万人。盲的主要原因依次为白内障（46.1%）、角膜病（15.4%）、沙眼（10.9%）、青光眼（88%）、视网膜脉络膜病（5.5%）、先天 / 遗传性眼病（5.1%）、视神经病（2.9%）、屈光不正 / 弱视（2.9%）和眼外伤（2.0%）。我国幅员辽阔、人口众多，随着人均寿命的延长和人口总数的增加，老年眼病为主的盲人还将增加。

调查中发现，半数以上的盲和低视力是可以预防和治疗的，这对于开展防盲治盲工作、减少盲人数、降低盲的患病率极为有利。一些防盲治盲先进地区的经验是：①成立防盲治盲工作领导小组，全面规划和组织实施地区的防盲治盲工作。②依靠原有基层医疗预防保健网络开展眼病的预防工作，大力宣传眼病防治知识。③积极培训基层眼病防治人员。④以白内障手术为主，开展复明工程，使盲患病率有所下降。

（三）几种主要致盲眼病的防治

1. 晶珠混浊（白内障） 随着社会经济的发展，人民健康和卫生水平不断提高，传染性眼病得到控制。而人口增加和人均寿命的延长使得白内障患者增多，在我国盲人中约占50%，已成为致盲的首要原因。我国每年新增白内障盲人数约为40万，随着老龄化程度的加剧，每年白内障新增人数还会增加。我国幅员辽阔，不同地区的白内障发病率也有很大差别，南方和西藏地区的发病率要明显高于北方，这与地理纬度和海拔高度有密切关系。在初患白内障时可以进行中、西药物治疗，以阻止或减缓晶状体混浊的发展，这对于减少手术痛苦、提高生活质量有积极的意义。一旦晶状体混浊而明显影响生活时，则须手术治疗，以恢复或提高白内障盲人的视力。

在白内障手术治疗中，为了使患者获得较好的视力和较高的生活质量，必须提高手术的成功率；向患者提供可负担、可接近的医疗服务；采取各种措施，增加白内障手术设施的利用率。对于防治白内障发生的药物，仍需努力探索开发。

2. 黑睛疾病（角膜病） 在我国角膜病也是致盲的主要原因之一，尤以感染所致的角膜炎为多见，所以积极预防和治疗细菌性、病毒性、霉菌性等角膜炎是防止角膜病致盲的积极措施。而一旦因角膜病致盲，应用角膜移植术是最有效的治疗手段。近年来在我国的不少地区设立了眼库，但角膜供体的来源还是受到很大的限制，使很多因角膜病致盲的病人不能及时通过手术复明，影响该手术的开展。只有在社会各界的大力支持和宣传鼓励下，才能带动更多的人加入到捐献角膜的行列中，使更多的角膜病盲人有重见光明的机会。

多角度加强角膜病的防治研究也是减少因角膜病致盲的重要措施。中医学在角膜病（黑睛疾病）的防治方面有独到之处，应积极采用中医中药治疗和防止复发，对减少因其致盲人数有着十分重要的意义。

3. 五风内障（青光眼） 青光眼对视功能损害严重，是我国主要致盲眼病之一。近年来对青光眼的普查发现，原发性青光眼发病率约为1%，40岁以上者发病率约为2.5%。由于青光眼引起的视功能损害是不可逆的，因此早期发现、合理治疗对于预防青光眼盲是十分重要的。对于确诊的青光眼患者应当合理治疗，定期随访。采用中医药在防治青光眼、保护视功能等方面的经验，可提高防治效果。此外，努力开发治疗青光眼的新药物、新手术也是预防青光眼盲的重要措施之一。

（四）我国防盲治盲的展望和措施

因为半数以上的盲和低视力是可以预防和治疗的，所以我们必须结合我国各地区社会经济状况以及盲和低视力的严重情况，做好人力和财力资源的规划，提高防盲治盲的效率，争取在尽量短的时间内根治我国的可避免盲。当前，我们首先要解决的是白内障盲问题，要依靠各方面力量共同努力，来提高白内障手术效率。提高白内障手术效率还应当掌握防盲治盲工作的

NOTE

“三 A”原则，即开展防盲治盲工作应当是适当的（appropriate）、能负担的（affordable）、可达到的（accessible）。

“适当的”原则是指防盲治盲应当因地制宜，采取各种符合当地情况的切实有力的方法和措施，其核心是因地制宜。例如我国当前致盲的主要原因是老年性白内障，而老年性白内障可以通过手术治疗在短期内复明，因此我们就应当采取以手术治疗白内障为主的防盲治盲策略，这样就可以在短期内降低我国盲人患病率。

“能负担的”原则是指防盲治盲应和各地社会经济发展水平相适应，能被国家、社会和个人所负担。开展防盲治盲工作需要大量的人力、物力和财力资源，国家应当根据社会经济发展状况，逐步增加对防盲治盲工作的投入。社会团体和个人也应积极参加这项造福人类的“光明工程”。我们所做的工作也应当在保证复明质量的前提下，千方百计地节省开支、降低费用，使患者本人和其家庭能够负担。

“可接近的”原则是指使盲和视力损伤者能有途径充分使用防盲治盲的服务设施。我国虽有为数不少的眼科医师和医疗设备，但分布并不合理。大城市、经济发达的地区眼科医师占人口的比例比较高，但在农村及边远、经济欠发达地区的比例较低，这就使得相当多的盲人和低视力者无途径“接近”到防盲治盲的措施。所以一方面经济发达地区的眼科医生应当响应全国卫生工作会议的号召，到农村和边远地区参加防盲治盲工作；另一方面更应当从长远考虑，在缺乏防盲治盲人力资源的地区进行培训，建立起一支防盲治盲的骨干队伍，做好社区的眼病防治工作。使盲人能“接近”防盲治盲的措施。

我们还应该充分重视和发掘中医学对防盲治盲的作用。中医眼科对古人“治未病”的预防思想加以发挥，提出“未病先防、已病防变、病愈防复发”的预防观点。未病先防强调顺应四时，防止外邪侵袭；调和情志，避免脏腑内损；讲究用眼卫生，爱惜目力；饮食有节，起居有常；劳逸适度；避戒烟酒等不良嗜好；加强锻炼，增强体质；注意安全，防止眼部外伤；注重优生，防止遗传性、先天性眼疾。已病防变强调不仅要早期诊断，及时治疗，而且应根据眼病传变规律，先安未受邪之地。如有医家提出，黑睛病变时，为防其子病及母，避免黑睛病变损及瞳仁，宜采用扶正法并结合散瞳以安未受邪之地。在病愈防复发方面，应适当服药调理以善后；定期复查，以防患于未然；节约目力，进一步巩固疗效；加强锻炼，调和情志，起居有节，避感外邪；注意饮食调剂，既要增加营养，也应适当忌口。在预防眼病和保护视力方面中医眼科发挥着越来越大的作用，受到眼科医家和社会民众的广泛重视。

四、眼科相关正常值

（一）解剖生理正常值

眶的深度：男性约为 48.3mm，女性约为 47mm。

睑裂长度：男性约为 28.30mm，女性约为 27.14mm。

两侧内眦距离：男性约为 33.55mm，女性约为 32.84mm，平均约为 32.88mm。

两侧外眦距离：男性约为 88.88mm，女性约为 90.27mm，平均约为 86.72mm。

上睑板中部宽：6～9mm。

下睑板中部宽：约为 5mm。

睑板长度：约为 29mm。

睑板厚度：约为 1mm。

睑缘动脉弓距睑缘：约为 3mm。

上睑缘至眉弓距离：约为 20mm。

泪液在正常状态下泪腺每日分泌量：在清醒的 16 小时内为 0.5 ~ 0.6mL。

泪液：比重约为 1.008，pH 值为 7.35 ~ 7.45。

泪点：直径 0.2 ~ 0.3mm。

泪小管：长度约为 10mm，管径 0.5mm，泪小管垂直部长 1.5 ~ 2mm。

泪囊：平均长约 12mm，宽 4 ~ 7mm，上 1/3 位于内眦韧带上方，下 2/3 在内眦韧带下方。

眼球：前后径约 24mm，垂直径 23mm，水平径 23.5mm。

角膜：横径为 11.5 ~ 12mm，垂直径为 10.5 ~ 11mm。

角膜厚度：中央部为 0.5 ~ 0.55mm，周边部约为 1mm。

角膜曲率半径：前面约为 7.8mm，后面约为 6.8mm。

角膜屈光力：前面 +48.83D，后面 –5.88D，总屈光力 +43D。

角膜屈光指数：约为 1.337。

角膜内皮细胞数：$2899 \pm 410/mm^2$。

角膜缘宽度：1.5 ~ 2mm。

巩膜厚度：后极部约为 1mm，赤道部为 0.4 ~ 0.5mm，直肌附着处约为 0.3mm。

前房深度：2.75 ± 0.03mm。

瞳孔直径：约为 2.5 ~ 4mm（双眼差＜ 0.25mm）

两眼瞳距：男性约为 60.9mm，女性约为 58.3mm。

睫状体宽度：约 6 ~ 7mm。

睫状冠宽度：约 2mm。

睫状体扁平部：在角膜缘后 2 ~ 6.7mm（手术时取角膜缘后 3.5 ~ 4mm）。

晶状体直径：9 ~ 10mm。

晶状体厚度：4 ~ 5mm。

晶状体曲率半径：前面约为 10mm，后面约为 6mm。

晶状体屈光力：前面约为 +7D，后面约为 +11.66D，总屈光力约为 +19D。

视网膜动脉与静脉直径比例：约为 2∶3。

视神经长度：全长 42 ~ 47mm，球内段长约 1mm，眶内段长 25 ~ 30mm，管内段长 6 ~ 10mm，颅内段长约 10mm。

眼外肌距角膜缘距离：内直肌约 5.5mm，外直肌约 6.9mm，下直肌约 6.5mm，上直肌约 7.7mm。

（二）检查部分

正常远视力（5m 处）：1.0 ~ 1.5。

正常近视力（30cm 处）：1.0 ~ 1.5。

Schirmer 泪液分泌试验：35mm × 5mm 滤纸，一端折 5mm，挂于睑缘内侧 1/3 处，5 分钟滤纸被泪液渗湿的长度，正常平均为 15mm，不足 5mm 为异常。

视野检查：用直径 3mm 的白色视标检查周边视野，正常为颞侧 90°，鼻侧 60°，上方 55°，下方 70°。蓝色、红色、绿色视野依次递减 10°左右。

生理盲点：呈长椭圆形，垂直径为 7.5° ±2°，横径为 5.5° ±2°，其中心在注视点外侧 15.5°，水平中线下 1.5°处。

眼压和青光眼的数据：

正常眼压 10～21mmHg。

双眼眼压差≤ 5mmHg。

24 小时眼压波动≤ 8mmHg。

视盘杯 / 盘（C/D）：正常值≤ 0.3，异常值≥ 0.6，两眼差≤ 0.2。

巩膜硬度（E）：正常值 0.0215。

房水流畅系数（C）：正常值 0.19～0.65，病理值≤ 0.13。

房水流量（F）：正常值 1.838±0.05，分泌过高＞ 4.5。

压畅比（P/C）：正常值≤ 100，病理值≥ 120。

饮水试验：饮水前后相差正常值≤ 5mmHg，病理值≥ 8mmHg。

暗室试验：试验前后眼压相差正常值≤ 5mmHg，病理值≥ 8mmHg。

暗室加俯卧试验：试验前后眼压相差正常值≤ 5mmHg，病理值≥ 8mmHg。

荧光素眼底血管造影：臂－脉络膜循环时间平均 8.4 秒，臂－视网膜循环时间为 7～12 秒。

五、眼科常用方剂名录

二画：二 十 八 人

三画：三 大 小

四画：天 五 止 内 化 丹 六

五画：正 甘 左 右 石 龙 平 四 生 失 仙 归 宁 加

六画：芎 地 托 竹 当 血 导 如 防

七画：杞 还 抑 羌 补 附 驱

八画：拨 明 知 金 泻 定 经 参 驻

九画：荆 栀 牵 修 洗 养 将 祛 退 除

十画：桃 柴 涤 益 海 消 逍 桑 通

十一画：黄 菊 眼 银 猪 清 绿

十二画：散 舒 普 温 滋 犀 疏

十三画：新

十五画以上：镇

二 画

1.【二圣散】(《眼科阐微》)：明矾 胆矾 大枣

2.【二至丸】(《医方集解》)：墨旱莲 女贞子

3.【二陈汤】(《和剂局方》)：半夏 橘红 茯苓 炙甘草

4.【十灰散】(《十药神书》)：大蓟 小蓟 荷叶 侧柏叶 白茅根 茜草 大黄 栀子 棕榈 牡丹皮

5.【十珍汤】(《审视瑶函》)：生地黄 当归 白芍 地骨皮 知母 牡丹皮 天冬 麦冬

人参　甘草

6.【八珍汤】(《正体类要》)：人参　白术　茯苓　甘草　熟地黄　当归　川芎　白芍

7.【人参养荣汤】(《和剂局方》)：白芍　当归　陈皮　黄芪　肉桂　人参　白术　炙甘草　熟地黄　五味子　茯苓　远志　生姜　大枣

三　画

8.【三仁汤】(《温病条辨》)：杏仁　飞滑石　通草　竹叶　豆蔻　厚朴　薏苡仁　半夏

9.【三仁五子丸】(《证治准绳》)：柏子仁　肉苁蓉　车前子　薏苡仁　酸枣仁　枸杞子　菟丝子　当归　覆盆子　茯苓　沉香　五味子　熟地黄

10.【大黄当归散】(《医宗金鉴》)：大黄　当归　木贼　黄芩　栀子　菊花　苏木　红花

11.【小续命汤】(《备急千金要方》)：麻黄　防己　人参　黄芩　肉桂　白芍　川芎　杏仁　附子　防风　生姜　甘草　大枣

四　画

12.【天麻钩藤饮】(《杂病证治新义》)：天麻　钩藤　石决明　栀子　黄芩　川牛膝　杜仲　桑寄生　益母草　首乌藤　朱茯神

13.【五苓散】(《伤寒论》)：桂枝　白术　茯苓　猪苓　泽泻

14.【五味消毒饮】(《医宗金鉴》)：金银花　野菊花　蒲公英　紫花地丁　紫背天葵子

15.【止泪补肝散】(《银海精微》)：蒺藜　当归　熟地黄　白芍　川芎　木贼　防风　夏枯草

16.【内疏黄连汤】(《医宗金鉴》)：栀子　连翘　薄荷　甘草　黄芩　黄连　桔梗　大黄　当归　白芍　木香　槟榔

17.【化坚二陈丸】(《医宗金鉴》)：陈皮　制半夏　茯苓　生甘草　僵蚕　黄连

18.【丹栀逍遥散】(《内科摘要》)：柴胡　当归　白芍　茯苓　白术　甘草　薄荷　生姜　牡丹皮　栀子

19.【六君子汤】(《太平圣惠方》)：白术　人参　茯苓　陈皮　法半夏　甘草

20.【六味地黄丸】(《小儿药证直诀》)：熟地黄　山茱萸　山药　泽泻　茯苓　牡丹皮

五　画

21.【正容汤】(《审视瑶函》)：羌活　白附子　防风　秦艽　胆南星　半夏　僵蚕　木瓜　甘草　黄松节　生姜

22.【甘露饮】(《阎氏小儿方论》)：熟地黄　麦冬　枳壳　甘草　茵陈　枇杷叶　石斛　黄芩　生地黄　天冬

23.【甘露消毒丹】(《温热经纬》)：飞滑石　绵茵陈　淡黄芩　石菖蒲　川贝母　木通　藿香　射干　连翘　薄荷　白豆蔻

24.【左归丸】(《景岳全书》)：熟地黄　山药　山茱萸　枸杞子　川牛膝　菟丝子　鹿角胶　龟胶

25.【左归饮】(《景岳全书》)：熟地黄　山药　枸杞子　山茱萸　茯苓　炙甘草

26.【左金丸】(《丹溪心法》)：黄连　吴茱萸

27.【右归丸】(《景岳全书》)：熟地黄　山药　山茱萸　枸杞子　鹿角胶　菟丝子　杜仲　当归　肉桂　制附子

28.【右归饮】(《景岳全书》)：熟地黄　山药　山茱萸　枸杞子　炙甘草　杜仲　肉桂　制附子

29.【石决明散】(《普济方》)：石决明　决明子　赤芍　青葙子　麦冬　羌活　栀子　木贼　大黄　荆芥

30.【龙胆泻肝汤】(《医方集解》)：龙胆　生地黄　当归　柴胡　木通　泽泻　车前子　栀子　黄芩　生甘草

31.【平肝清火汤】(《审视瑶函》)：生地黄　连翘　白芍　柴胡　夏枯草　枸杞子　当归　车前子

32.【四苓散】(《丹溪心法》)：白术　茯苓　猪苓　泽泻

33.【四物汤】(《和剂局方》)：当归　川芎　白芍　熟地黄

34.【四君子汤】(《和剂局方》)：人参　白术　茯苓　炙甘草

35.【四物五子丸】(《审视瑶函》)：熟地黄　当归　地肤子　白芍　菟丝子　川芎　覆盆子　枸杞子　车前子

36.【四顺清凉饮子】(《审视瑶函》)：当归身　龙胆　黄芩　柴胡　羌活　木贼　黄连　桑白皮　车前子　生地黄　赤芍　枳壳　炙甘草　熟大黄　防风　川芎

37.【生脉散】(《内外伤辨惑论》)：人参　麦冬　五味子

38.【生蒲黄汤】(《中医眼科六经法要》)：生蒲黄　墨旱莲　丹参　荆芥炭　郁金　生地黄　川芎　牡丹皮

39.【失笑散】(《和剂局方》)：五灵脂　蒲黄

40.【仙方活命饮】(《校注妇人良方》)：白芷　浙贝母　防风　赤芍　当归尾　甘草　皂角刺　穿山甲　天花粉　乳香　没药　金银花　陈皮

41.【归脾汤】(《济生方》)：白术　茯神　黄芪　龙眼肉　酸枣仁　人参　木香　甘草　当归　远志

42.【归芍红花散】(《审视瑶函》)：当归　大黄　栀子仁　黄芩　红花　赤芍　甘草　白芷　防风　生地黄　连翘

43.【宁血汤】(《中医眼科学》1986 年)：仙鹤草　墨旱莲　生地黄　栀子炭　白芍　白及　白蔹　侧柏叶　阿胶　白茅根

44.【加味肾气丸】(《济生方》，即济生肾气丸)：熟地黄　炒山药　山茱萸　泽泻　茯苓　牡丹皮　肉桂　炮附子　川牛膝　车前子

45.【加味修肝散】(《银海精微》)：栀子　薄荷　羌活　荆芥　防风　麻黄　大黄　连翘　黄芩　当归　赤芍　菊花　木贼　桑螵蛸　蒺藜　川芎　甘草

46.【加减地黄丸】(《原机启微》)：生地黄　熟地黄　牛膝　当归　枳壳　杏仁　羌活　防风

47.【加减驻景丸】(《银海精微》)：楮实子　菟丝子　枸杞子　车前子　五味子　当归　熟地黄　花椒

六　画

48.【地芝丸】(《审视瑶函》)：天冬　生地黄　枳壳　菊花

49.【托里消毒散】(《医宗金鉴》)：生黄芪　皂角刺　金银花　甘草　桔梗　白芷　川芎

当归　白芍　白术　茯苓　人参

50.【竹叶泻经汤】（《原机启微》）： 柴胡　栀子　羌活　升麻　炙甘草　黄芩　黄连　大黄　茯苓　泽泻　赤芍　决明子　车前子　青竹叶

51.【当归四逆汤】（《伤寒论》）： 当归　桂枝　芍药　细辛　炙甘草　通草　大枣

52.【当归补血汤】又名【芎归补血汤】（《原机启微》）： 生地黄　熟地黄　当归身　川芎　牛膝　防风　炙甘草　白术　天冬　白芍

53.【当归活血饮】（《审视瑶函》）： 当归身　白芍　熟地黄　川芎　黄芪　苍术　防风　羌活　甘草　薄荷

54.【血府逐瘀汤】（《医林改错》）： 桃仁　红花　当归　川芎　生地黄　赤芍　牛膝　桔梗　柴胡　枳壳　甘草

55.【导赤散】（《小儿药证直诀》）： 生地黄　木通　生甘草　竹叶

56.【如意金黄散】（《外科正宗》）： 姜黄　大黄　黄柏　苍术　厚朴　陈皮　甘草　生天南星　白芷　天花粉

57.【防风羌活汤】（《审视瑶函》）： 防风　羌活　细辛　川芎　半夏　白术　黄芩　南星　甘草

58.【防风通圣散】（《宣明论方》）： 防风　川芎　大黄　赤芍　连翘　麻黄　芒硝　薄荷　当归　滑石　甘草　黑栀子　桔梗　生石膏　荆芥　黄芩　白术　生姜

七　画

59.【杞菊地黄丸】（《医级》）： 枸杞子　菊花　熟地黄　山茱萸　山药　泽泻　茯苓　牡丹皮

60.【还阴救苦汤】（《原机启微》）： 升麻　苍术　炙甘草　柴胡　防风　羌活　细辛　藁本　川芎　桔梗　红花　当归身　黄连　黄芩　黄柏　知母　生地黄　连翘　龙胆

61.【抑阳酒连散】（《原机启微》）： 独活　生地黄　黄柏　防已　知母　蔓荆子　前胡　甘草　防风　栀子　黄芩　寒水石　羌活　白芷　黄连

62.【羌活胜风汤】（《原机启微》）： 柴胡　黄芩　白术　荆芥　枳壳　川芎　防风　羌活　独活　前胡　薄荷　桔梗　白芷　甘草

63.【补中益气汤】（《脾胃论》）： 黄芪　甘草　人参　当归身　橘皮　升麻　柴胡　白术

64.【补阳还五汤】（《医林改错》）： 黄芪　当归尾　赤芍　川芎　桃仁　红花　地龙

65.【附子理中汤】（《阎氏小儿方论》）： 人参　白术　干姜　炙甘草　黑附子

66.【驱风上清散】（《审视瑶函》）： 柴胡梢　酒黄芩　川芎　荆芥　防风　羌活　白芷　甘草

67.【驱风散热饮子】（《审视瑶函》）： 连翘　牛蒡子　羌活　薄荷　大黄　赤芍　防风　当归尾　甘草　栀子　川芎

八　画

68.【拨云退翳丸】（《原机启微》）： 川芎　菊花　蔓荆子　蝉蜕　蛇蜕　密蒙花　薄荷叶　木贼　荆芥穗　黄连　蒺藜　当归　花椒　炙甘草　楮实子　天花粉　地骨皮　桃仁

69.【明目地黄丸】（《审视瑶函》）： 熟地黄　生地黄　山药　泽泻　山茱萸　牡丹皮　柴胡　茯神　当归身　五味子

NOTE

70.【明目地黄汤】(《眼科证治经验》)：熟地黄 山药 萸肉 牡丹皮 茯苓 泽泻 当归 白芍 枸杞子 菊花 石决明 蒺藜

71.【知柏地黄丸】(《医宗金鉴》)：知母 黄柏 熟地黄 山茱萸 山药 茯苓 泽泻 牡丹皮

72.【金匮肾气丸】(《金匮要略》)：生地黄 山药 茯苓 牡丹皮 山茱萸 泽泻 附子 桂枝

73.【泻心汤】(《银海精微》)：黄连 黄芩 大黄 连翘 荆芥 赤芍 车前子 菊花 薄荷

74.【泻肺汤】(《审视瑶函》)：桑白皮 黄芩 地骨皮 知母 麦冬 桔梗

75.【泻肺饮】(《眼科纂要》)：生石膏 赤芍 黄芩 桑白皮 枳壳 木通 连翘 荆芥 防风 栀子 白芷 羌活 甘草

76.【泻肝散】(《银海精微》)：玄参 大黄 黄芩 知母 桔梗 车前子 羌活 龙胆 当归 芒硝

77.【泻青丸】(《小儿药证直诀》)：当归 龙胆 川芎 栀子 大黄 羌活 防风

78.【泻脾除热饮】(《银海精微》)：黄芪 防风 茺蔚子 桔梗 大黄 黄芩 黄连 车前子 芒硝

79.【定志丸】(《审视瑶函》)：人参 茯神 远志 石菖蒲

80.【经效散】(《审视瑶函》)：柴胡 犀角 大黄 赤芍 当归 连翘 甘草梢

81.【参苓白术散】(《和剂局方》)：人参 白术 茯苓 炒甘草 山药 桔梗 白扁豆 莲子肉 薏苡仁 缩砂仁

82.【驻景丸加减方】(《中医眼科六经法要》)：菟丝子 楮实子 茺蔚子 枸杞子 车前子 木瓜 寒水石 紫河车粉 三七粉 五味子

九 画

83.【荆防败毒散】(《摄生众妙方》)：荆芥 防风 羌活 独活 川芎 柴胡 前胡 桔梗 枳壳 茯苓 甘草 薄荷

84.【栀子胜奇散】(《原机启微》)：蒺藜 蝉蜕 谷精草 炙甘草 木贼 黄芩 决明子 菊花 栀子 川芎 羌活 荆芥穗 密蒙花 防风 蔓荆子

85.【牵正散】(《杨氏家藏方》)：白附子 僵蚕 全蝎

86.【修肝散】(《银海精微》)：防风 羌活 薄荷 麻黄 菊花 栀子 连翘 大黄 赤芍 当归 苍术 木贼 甘草 黄芩

87.【洗肝散】(《审视瑶函》)：当归尾 生地黄 赤芍 菊花 木贼 蝉蜕 甘草 羌活 防风 薄荷 川芎 苏木 红花 蒺藜

88.【养阴清肺汤】(《重楼玉钥》)：甘草 白芍 生地黄 薄荷 玄参 麦冬 川贝母 牡丹皮

89.【将军定痛丸】(《审视瑶函》)：黄芩 僵蚕 陈皮 天麻 桔梗 青礞石 白芷 薄荷 大黄 半夏

90.【祛瘀汤】(《中医眼科学讲义》1964 年)：川芎 当归尾 桃仁 赤芍 生地黄 墨旱莲 泽兰 丹参 仙鹤草 郁金

NOTE

91.【退赤散】(《审视瑶函》)：桑白皮　甘草　牡丹皮　黄芩　天花粉　桔梗　赤芍　当归尾　瓜蒌仁　麦冬

92.【除湿汤】(《眼科纂要》)：连翘　滑石　车前子　枳壳　黄芩　黄连　木通　甘草　陈皮　荆芥　茯苓　防风

93.【除风益损汤】(《原机启微》)：熟地黄　白芍　当归　川芎　藁本　前胡　防风

94.【除风清脾饮】(《审视瑶函》)：陈皮　连翘　防风　知母　玄明粉　黄芩　玄参　黄连　荆芥穗　大黄　桔梗　生地黄

十　画

95.【桃红四物汤】(《医宗金鉴》)：桃仁　红花　当归　川芎　熟地黄　白芍

96.【柴葛解肌汤】(《医学心悟》)：柴胡　葛根　甘草　黄芩　赤芍　知母　浙贝母　生地黄　牡丹皮

97.【柴胡疏肝散】(《景岳全书》)：柴胡　炙甘草　枳壳　白芍　川芎　陈皮　香附

98.【柴芍六君子汤】(《医宗金鉴》)：人参　白术　茯苓　陈皮　半夏　炙甘草　柴胡　白芍　钩藤

99.【涤痰汤】(《济生方》)：半夏　胆南星　橘红　枳实　茯苓　人参　石菖蒲　竹茹　甘草　生姜　大枣

100.【益气聪明汤】(《东垣试效方》)：黄芪　黄柏　甘草　人参　升麻　葛根　白芍　蔓荆子

101.【海藏地黄散】(《审视瑶函》)：当归　酒大黄　生地黄　熟地黄　白蒺藜　沙苑子　谷精草　玄参　木通　羌活　防风　蝉蜕　木贼　犀角　甘草

102.【消风散】(《和剂局方》)：荆芥穗　羌活　防风　川芎　僵蚕　蝉蜕　茯苓　陈皮　厚朴　人参　炒甘草　藿香叶

103.【消翳汤】(《眼科纂要》)：密蒙花　柴胡　川芎　当归尾　甘草　生地黄　荆芥穗　防风　木贼　蔓荆子　枳壳

104.【逍遥散】(《和剂局方》)：柴胡　当归　白芍　白术　茯苓　薄荷　煨姜　炙甘草

105.【桑白皮汤】(《审视瑶函》)：桑白皮　泽泻　玄参　甘草　麦冬　黄芩　旋覆花　菊花　地骨皮　桔梗　茯苓

106.【通窍活血汤】(《医林改错》)：赤芍　川芎　桃仁　红花　老葱　红枣　麝香　黄酒　鲜姜

十一画

107.【黄连解毒汤】(《外台秘要》)：黄连　黄芩　黄柏　栀子

108.【菊花决明散】(《证治准绳》)：决明子　石决明　木贼　羌活　防风　菊花　蔓荆子　川芎　生石膏　黄芩　炙甘草

109.【眼珠灌脓方】(《韦文贵眼科临床经验选》)：生石膏　焦栀子　黄芩　玄明粉　生大黄　枳实　瓜蒌仁　淡竹叶　天花粉　夏枯草　金银花

110.【银翘散】(《温病条辨》)：连翘　金银花　桔梗　薄荷　竹叶　生甘草　荆芥穗　淡豆豉　牛蒡子

111.【银花复明汤】(《中医眼科临床实践》)：金银花　蒲公英　桑白皮　天花粉　黄芩　黄连　龙胆　生地黄　知母　大黄　玄明粉　木通　蔓荆子　枳壳　甘草

NOTE

112.【银花解毒汤】(《中医眼科临床实践》): 金银花 蒲公英 生大黄 龙胆 黄芩 蔓荆子 桑白皮 天花粉 枳壳 生甘草

113.【猪苓散】(《银海精微》): 猪苓 车前子 木通 栀子 狗脊 滑石 萹蓄 苍术 大黄

114.【清胃汤】(《审视瑶函》): 栀子 枳壳 紫苏子 生石膏 黄连 陈皮 连翘 当归尾 荆芥穗 黄芩 防风 生甘草

115.【清气化痰丸】(《医方考》): 瓜蒌仁 陈皮 黄芩 杏仁 枳实 茯苓 胆南星 制半夏

116.【清瘟败毒饮】(《疫疹一得》): 生石膏 生地黄 犀角 黄连 栀子 桔梗 黄芩 知母 玄参 连翘 牡丹皮 鲜竹叶 甘草 赤芍

117.【绿风羚羊饮】(《医宗金鉴》): 玄参 防风 茯苓 知母 黄芩 细辛 桔梗 羚羊角 车前子 大黄

十二画

118.【散热消毒饮子】(《审视瑶函》): 牛蒡子 羌活 黄连 黄芩 薄荷 防风 连翘

119.【散风除湿活血汤】(《中医眼科临床实践》): 羌活 独活 防风 当归 川芎 赤芍 鸡血藤 前胡 苍术 白术 忍冬藤 红花 枳壳 甘草

120.【舒肝解郁益阴汤】(《中医眼科临床实践》): 当归 白芍 白术 丹参 赤芍 银柴胡 熟地黄 山药 生地黄 茯苓 枸杞子 焦神曲 磁石 升麻 五味子 生栀子 甘草

121.【普济消毒饮】(《东垣试效方》): 黄连 黄芩 甘草 玄参 柴胡 桔梗 连翘 板蓝根 马勃 牛蒡子 僵蚕 升麻 陈皮 薄荷

122.【温胆汤】(《三因极一病证方论》): 陈皮 半夏 茯苓 甘草 枳实 竹茹

123.【滋阴退翳汤】(《眼科临床笔记》): 知母 生地黄 玄参 麦冬 蒺藜 菊花 木贼 菟丝子 蝉蜕 青葙子 甘草

124.【滋阴降火汤】(《审视瑶函》): 当归 川芎 生地黄 熟地黄 黄柏 知母 麦冬 白芍 黄芩 柴胡 甘草梢

125.【犀角地黄汤】(《备急千金要方》): 犀角 生地黄 赤芍 牡丹皮

126.【疏风清肝汤】(《一草亭目科全书》《医宗金鉴》): 当归 赤芍 金银花 川芎 菊花 甘草 柴胡 连翘 栀子 薄荷 荆芥 防风

十三画

127.【新制柴连汤】(《眼科纂要》): 柴胡 川黄连 黄芩 赤芍 蔓荆子 栀子 木通 荆芥 防风 甘草 龙胆

十五画以上

128.【镇肝息风汤】(《医学衷中参西录》): 怀牛膝 白芍 生牡蛎 生龟板 玄参 天冬 生赭石 生龙骨 生麦芽 川楝子 茵陈 甘草

六、眼科常用方剂歌诀

十珍汤

赤痛如邪用十珍，二冬归地芍草参，
地骨丹皮与知母，滋水涵木补肝肾。

NOTE

内疏黄连汤

内疏黄连汤大黄，栀芩翘桔槟木香，
归芍薄荷配甘草，清热解毒此方良。

止泪补肝散

止泪补肝用四物，防贼蒺藜夏枯入。

正容汤

正容白附艽防羌，胆星木瓜松节襄，
生姜僵蚕草法夏，仪容不正服之康。

四物五子丸

四物五子地归芎，白芍车前枸杞从，
菟丝覆盆地肤子，补益肝肾目能明。

四顺清凉饮子

四顺清凉生四物，羌防芩连柴胆入，
桑皮枳黄贼草前，黑睛凝脂实热服。

归芍红花散

归芍红花散翘防，栀子生地大黄藏，
黄芩白芷甘草合，椒疮瘀滞服之良。

生蒲黄汤

生蒲黄汤用川芎，生地旱莲与郁金，
丹皮丹参荆芥炭，活血止血此方崇。

加减地黄丸

加减地黄用二地，杏枳羌防归牛膝。

加减驻景丸

加减驻景车前子，枸杞楮实配菟丝，
当归熟地川椒味，益精明目此方施。

加味修肝散

加味修肝芎归芍，栀芩翘菊荆防薄，
大黄羌贼草蒺藜，麻黄螵蛸花翳着。

还阴救苦汤

还阴救苦地归芎，知柏芩连胆苍辛，
羌防桔翘草藁本，升柴红花效非轻。

芎归补血汤／当归补血汤

川芎当归补血汤，白术炙草二地黄，

天冬白芍防牛膝，失血珠痛服之良。

当归活血饮

当归活血地归芎，羌活黄芪与防风，

薄荷苍术甘草配，血虚生风可见功。

防风通圣散

防风通圣大黄硝，荆芥麻黄栀芍翘，

甘桔芎归膏滑石，薄荷芩术力偏饶。

竹叶泻经汤

竹叶泻经栀柴芩，泽芍羌前草连苓，

草决升麻大黄使，眦漏脓出服之灵。

羌活胜风汤

羌活胜风用独活，荆防芩术甘草薄，

柴前枳桔芎芷配，目痛因风此方着。

抑阳酒连散

抑阳酒连地寒石，知柏栀芩蔓防芷，

羌独防己草前胡，瞳神紧小此方施。

助阳活血汤

助阳活血芷蔓荆，柴防归芪炙草升。

眼睫乏力欲垂闭，热壅目睛眵泪生。

驱风散热饮子

驱风散热用牛翘，羌防芎归薄荷饶，

赤芍栀子大黄草，赤眼初起服之消。

定志丸

定志丸用菖远志，人参茯苓治近视。

泻肺汤

泻肺汤治金疳行，桔麦知桑地骨芩。

泻肝散

泻肝散用龙胆草，硝黄玄桔知母好，

羌活黄芩归车前，花翳白陷治宜早。

泻脾除热饮

泻脾除热用黄芪，芩连硝黄及车前，

防风桔梗茺蔚子，通腑泄热此方宜。

明目地黄丸

明目地黄益肾肝，生熟二地五味丹，
柴胡山萸与泽泻，茯神归身山药掺。

经效散

经效散是瑶函方，归尾赤芍翘大黄，
柴胡犀角甘草梢，物损真睛服之良。

驻景丸加减方

陈氏驻景菟丝子，枸杞五味车前子，
茺蔚楮实瓜三七，紫河寒水滋阴施。

栀子胜奇散

栀子胜奇芩谷精，菊蒙草决芎蔓荆，
羌防荆贼蒺草蝉，赤脉攀睛服之清。

除湿汤

除湿汤中枳芩连，荆防陈苓翘车前，
木通滑石与甘草，睑弦赤烂莫等闲。

除风清脾饮

除风清脾翘桔梗，荆防芩连地玄参，
知母陈皮大黄硝，风湿热盛服之清。

除风益损汤

除风益损汤防风，藁本前胡与川芎，
熟地白芍当归配，外伤眼病有奇功。

益气聪明汤

益气聪明汤蔓荆，升葛参芪黄柏并，
再加白芍炙甘草，耳聋目障服之清。

桑白皮汤

桑白皮汤菊麦冬，桔梗苓泽草玄参，
黄芩覆花地骨皮，泻肺清火岂无功。

眼珠灌脓方

眼珠灌脓膏栀芩，硝黄枳实瓜蒌仁，
竹叶花粉夏枯草，银花解毒此方行。

银花解毒汤

银花解毒用公英，大黄龙胆芩蔓荆，
桑皮花粉枳壳草，目赤肿痛此方清。

NOTE

银花复明汤

银花复明用硝黄，公英芩连龙胆桑，
知地草木蔓荆子，花粉枳壳实热尝。

猪苓散

猪苓散内用木通，狗脊萹蓄车前同，
大黄苍术栀滑石，云雾移睛此方存。

绿风羚羊饮

绿风羚羊玄参防，桔梗知母车大黄，
茯苓黄芩细辛入，绿风内障急煎尝。

滋阴退翳汤

滋阴退翳知地黄，玄麦蒺藜菊草尝，
蝉贼菟丝青葙子，阴虚翳障此方良。

滋阴降火汤

滋阴降火归芎芍，二地麦冬黄芩作，
知柏柴胡甘草梢，萤星满目虚火灼。

新制柴连汤

新制柴连汤防风，栀芩龙胆蔓木通，
荆芥赤芍甘草共，泻肝疏风此方崇。

主要参考书目

1. 陈达夫．中医眼科六经法要．成都：四川人民出版社，1978.
2. 唐由之，肖国士．中医眼科全书．北京：人民卫生出版社，2011.
3. 成都中医学院．中医眼科学．北京：人民卫生出版社，1985.
4. 廖品正．中医眼科学．上海：上海科学技术出版社，1986.
5. 祁宝玉．中医眼科学．北京：人民卫生出版社，1995.
6. 李传课．中医眼科学．北京：人民卫生出版社，2011.
7. 朱文锋．中医诊断与鉴别诊断学．北京：人民卫生出版社，1999.
8. 欧阳琦．临床必读．北京：中国中医药出版社，1993.
9. 曾庆华．中医眼科学．北京：中国中医药出版社，2007.
10. 彭清华．中医眼科学．北京：中国中医药出版社，2012.
11. 彭清华．中西医结合眼底病学．北京：人民军医出版社，2011.
12. 李志英．中医眼科疾病图谱．北京：人民卫生出版社，2010.
13. 李凤鸣．眼科全书．北京：人民卫生出版社，1996.
14. 赵堪兴，杨培增．眼科学．北京：人民卫生出版社，2013.
15. 惠延年．眼科学．北京：人民卫生出版社，2002.
16. 葛坚．眼科学．北京：人民卫生出版社，2010.
17. 赵家良．眼科疾病临床诊疗规范教程．北京：北京大学医学出版社，2007.

NOTE

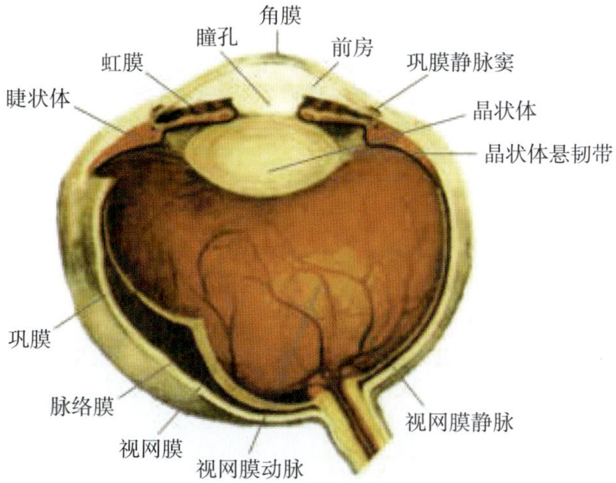

彩图 2-1 眼球壁示意图

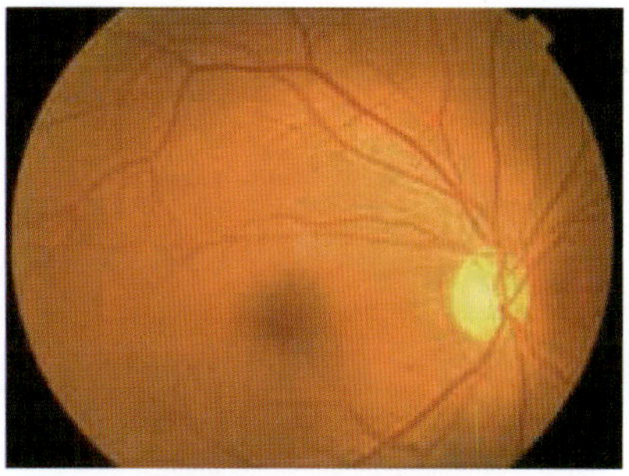
彩图 2-8 正常眼底图

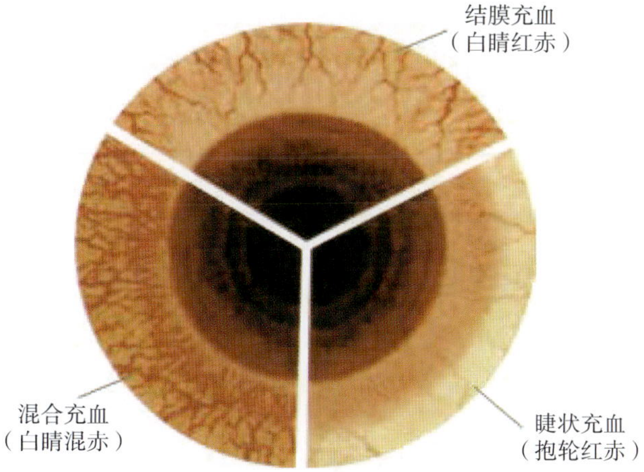

彩图 2-13 结膜三种充血图

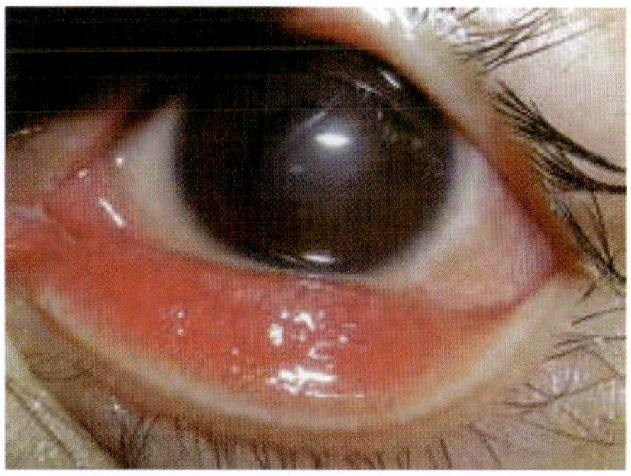
彩图 2-14 白睛红赤（结膜充血）

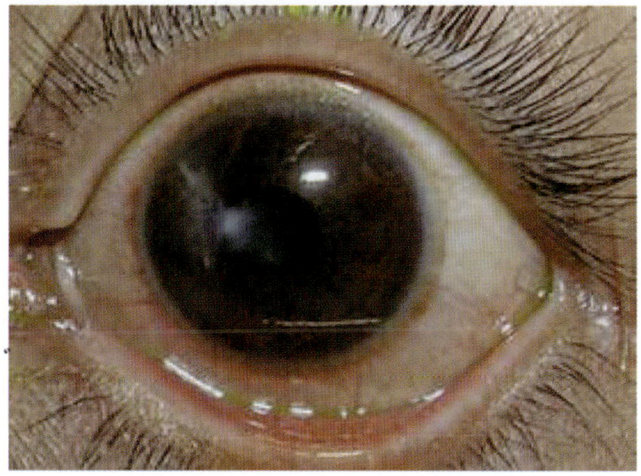
彩图 2-15 抱轮红赤（睫状充血）

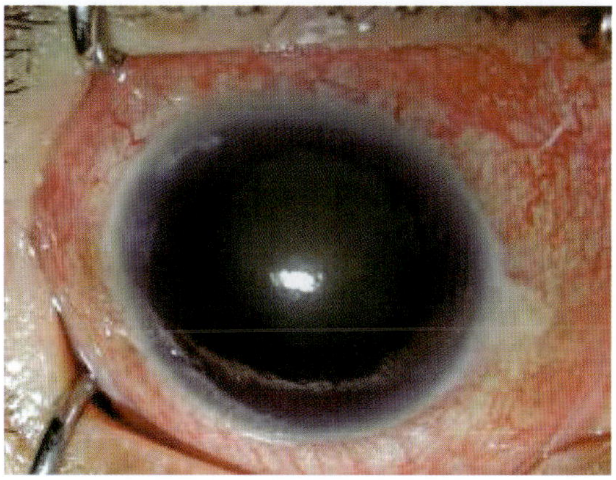
彩图 2-16 白睛混赤（混合充血）

NOTE

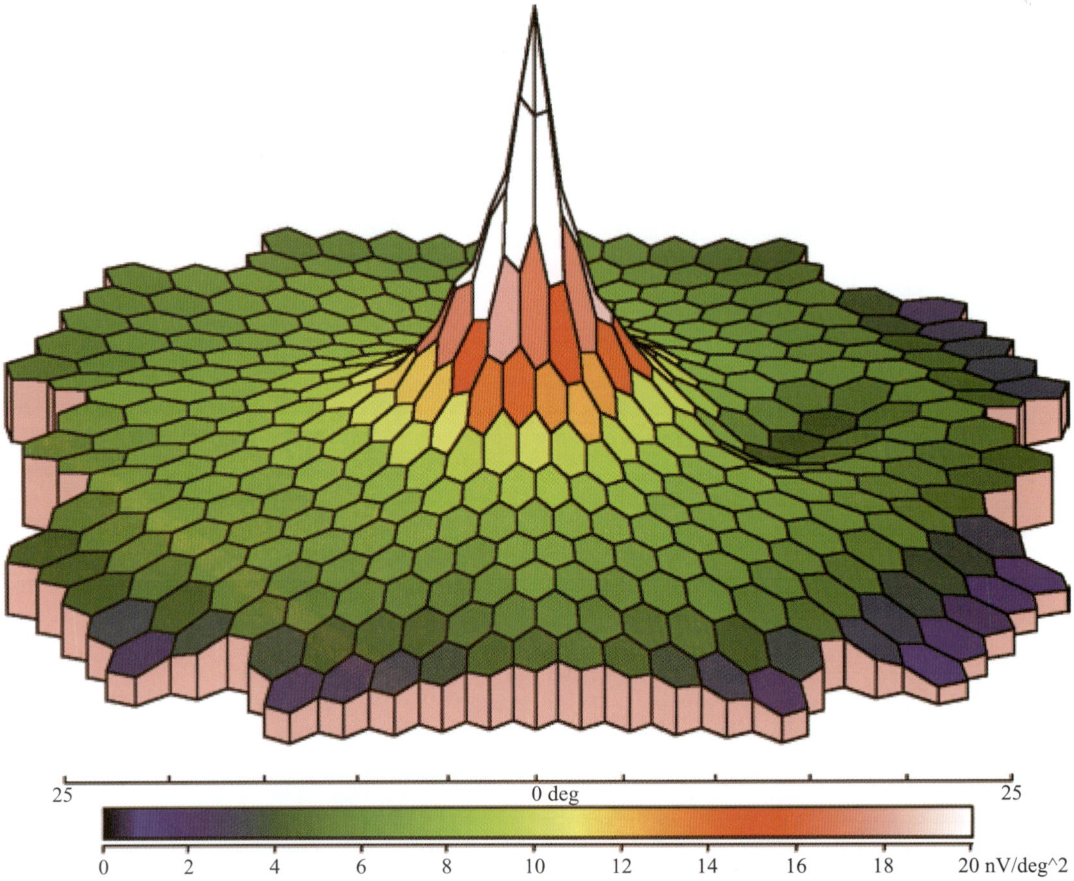

彩图 5-14　正常人多焦视网膜电图三维立体图

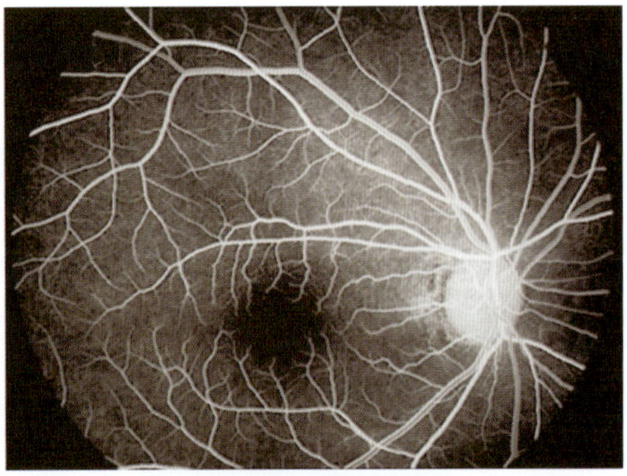
彩图 5-15　正常眼底荧光素血管造影（FFA）图像

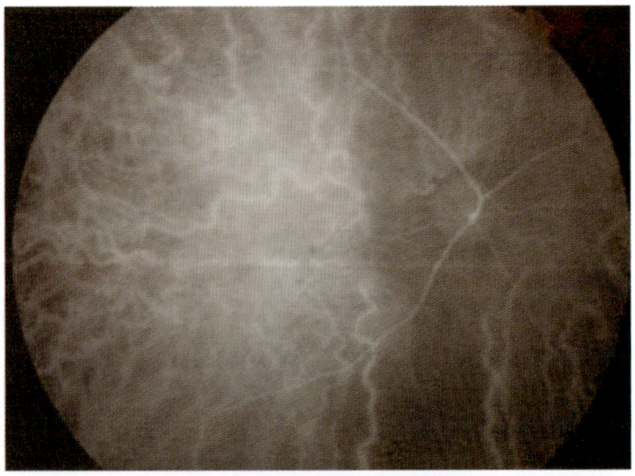
彩图 5-16　正常眼底吲哚青绿血管造影（ICGA）图像

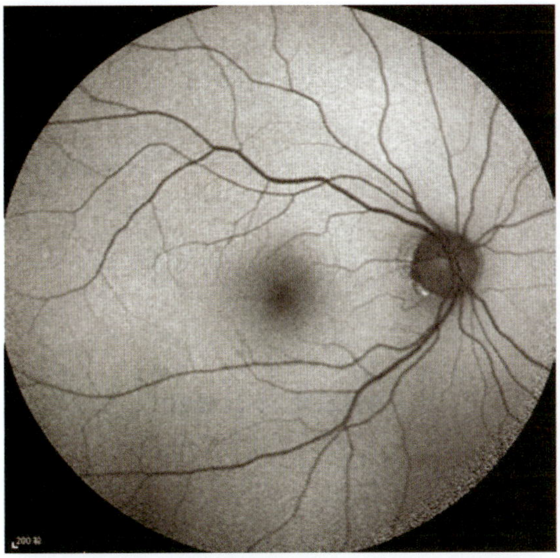

彩图 5-17 正常眼底的自发荧光（AF）图像

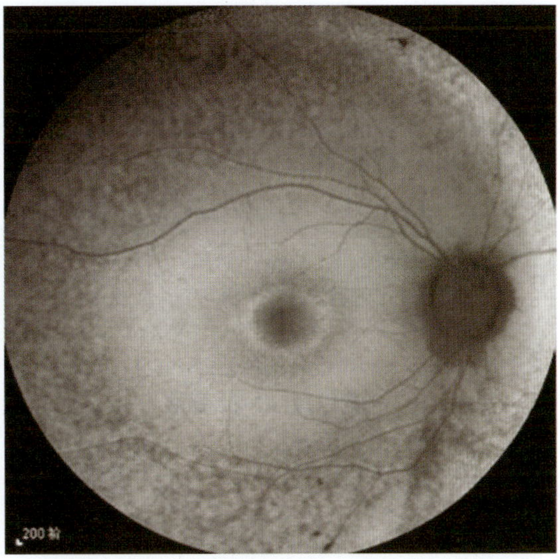

彩图 5-18 视网膜色素变性的眼底 AF 图像

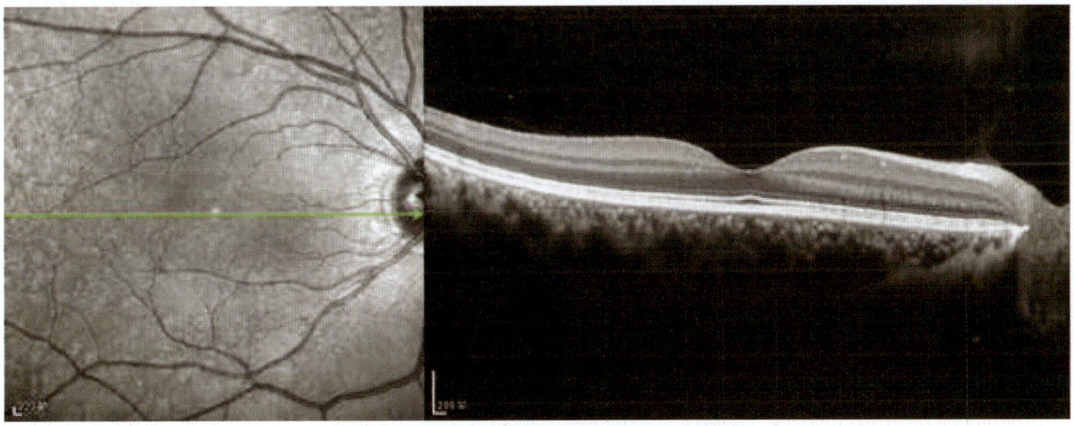

彩图 5-19 正常视网膜黄斑区 OCT 图像

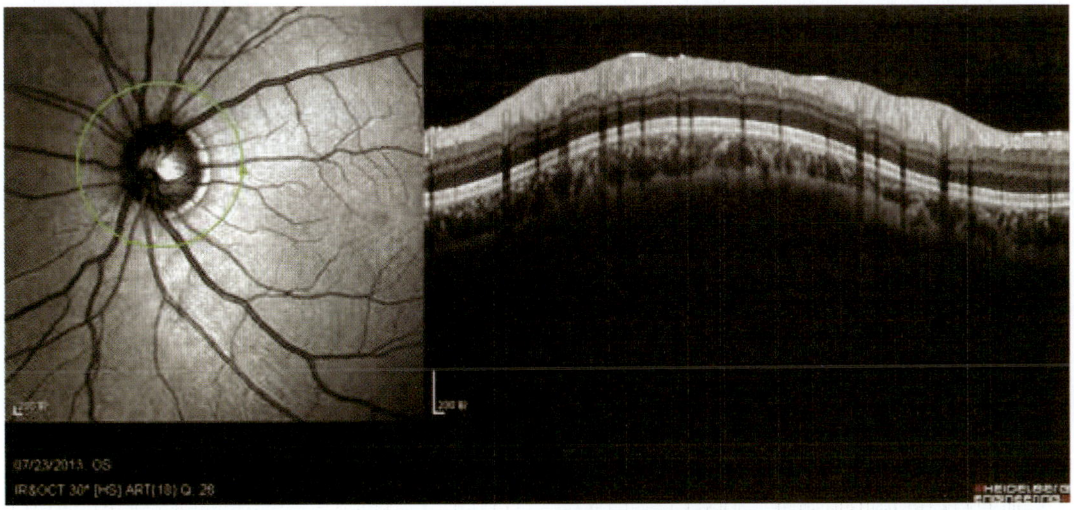

彩图 5-20 正常视盘 OCT 图像

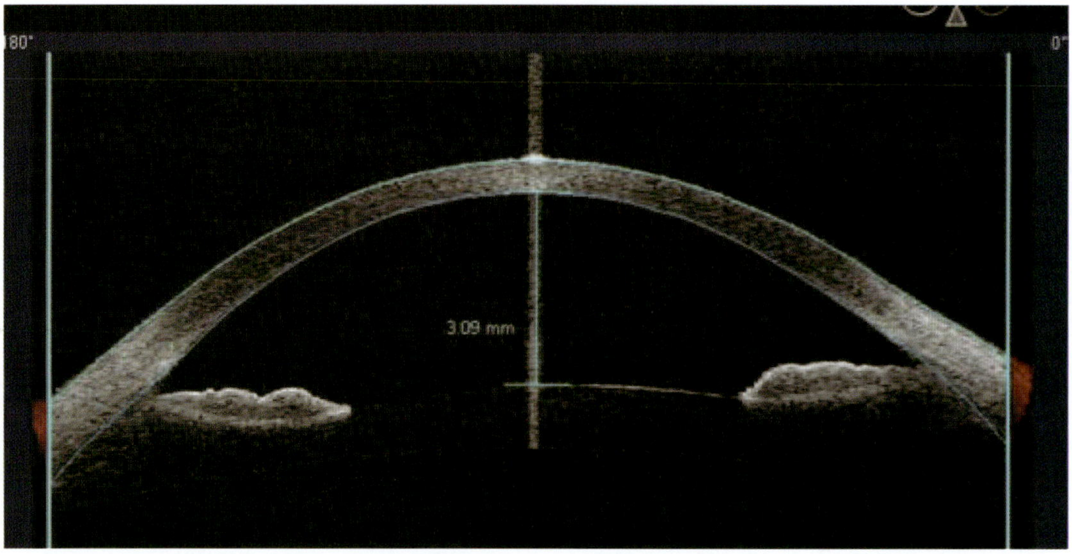

彩图 5–21　正常前房角的 OCT 图像

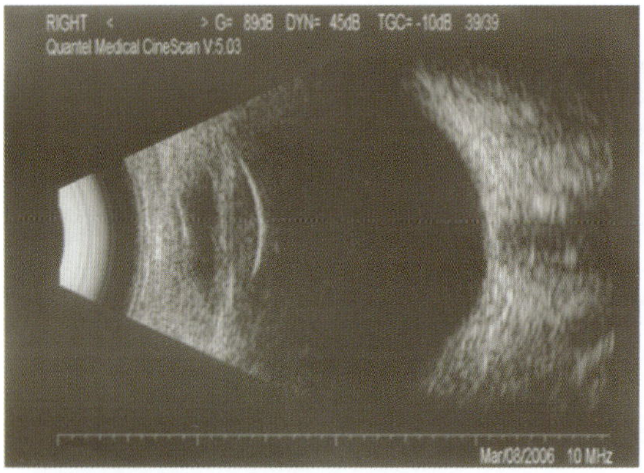

彩图 5–22　正常眼部 B 型超声波图像

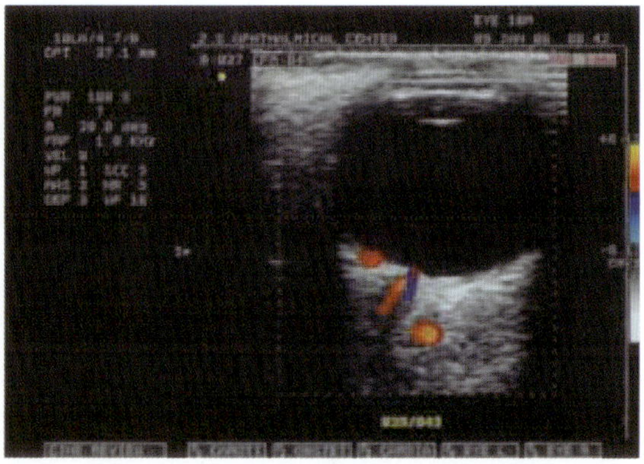

彩图 5–23　正常眼部彩色多普勒血流图

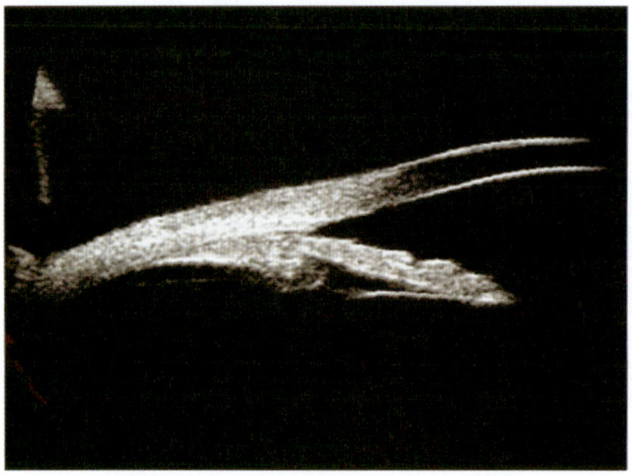

彩图 5–24　正常眼前段 UBM 图像

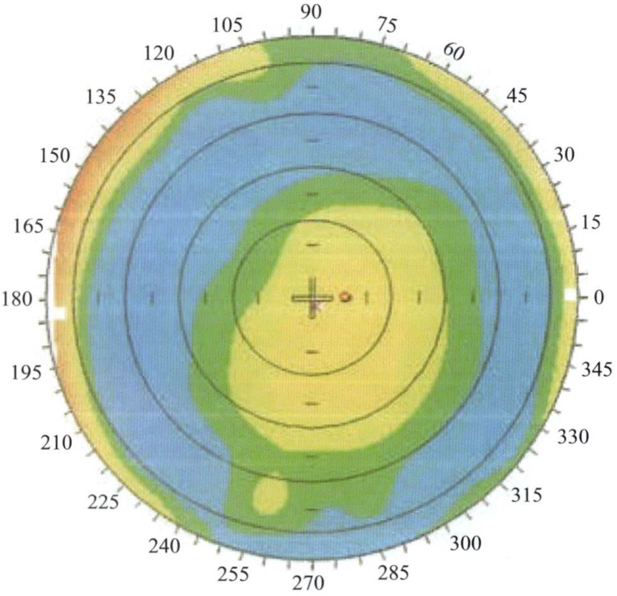

彩图 5–25　正常角膜地形图像

NOTE

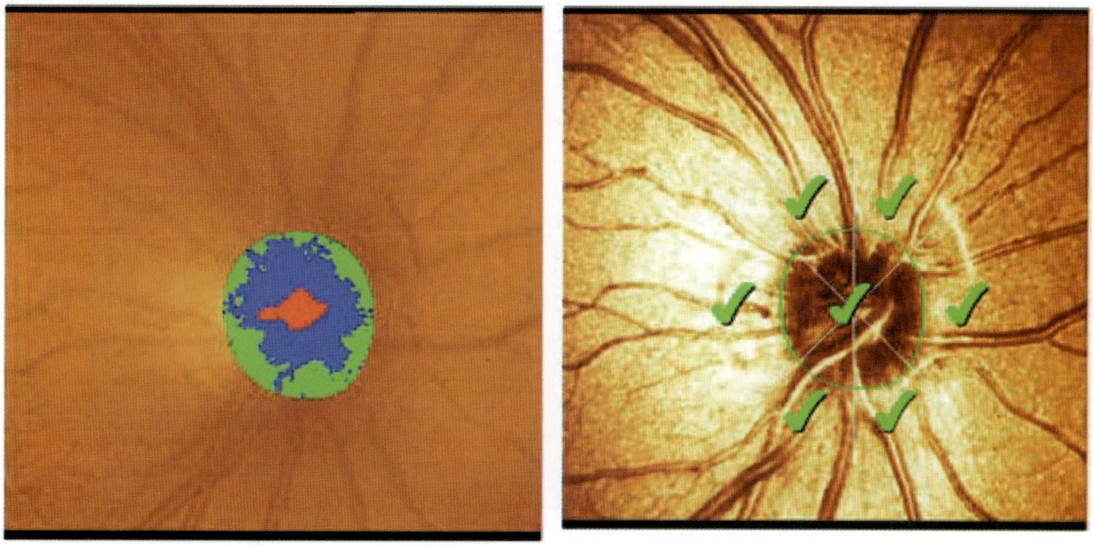

彩图 5-26　正常视乳头 HRT 图像

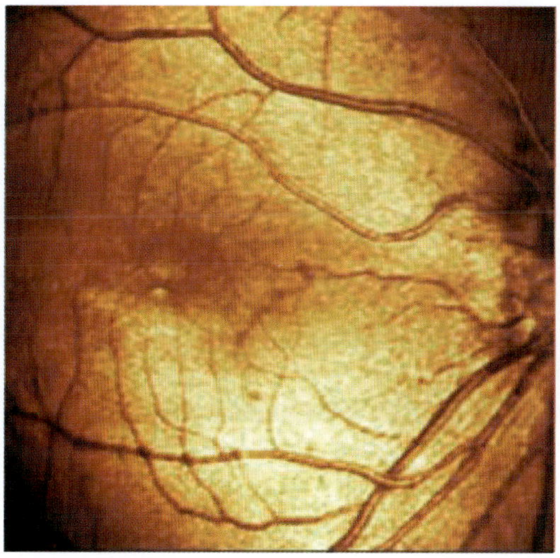

彩图 5-27　正常黄斑区 HRT 图像

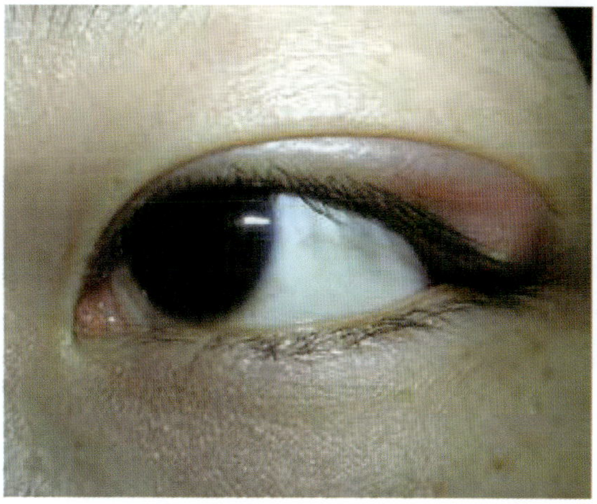

彩图 8-1　针眼

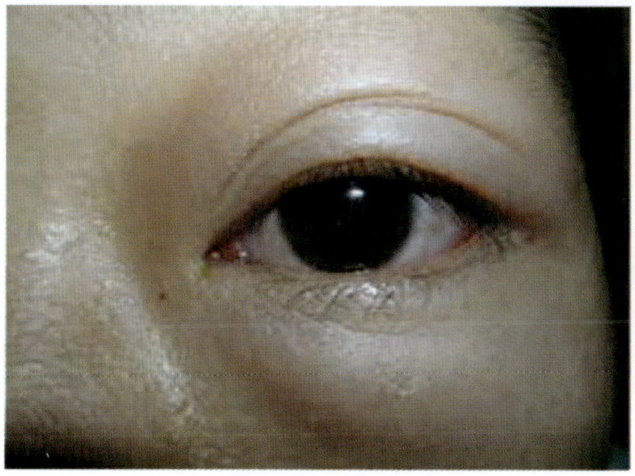

彩图 8-2　眼丹

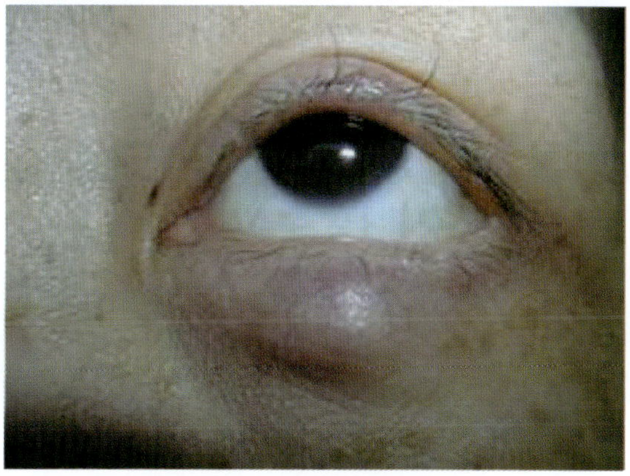

彩图 8-3　胞生痰核外面观

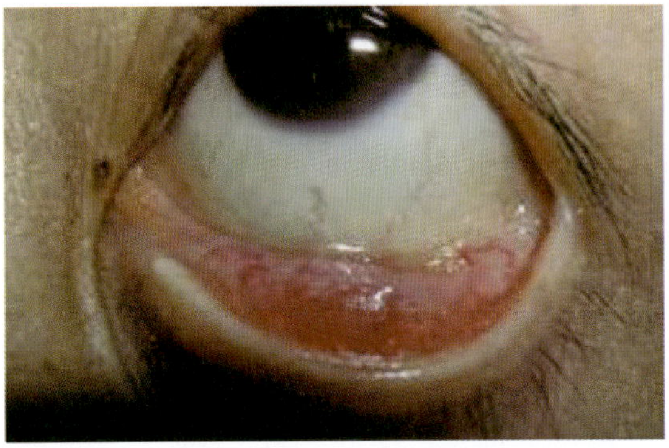

彩图 8-4　胞生痰核内面观

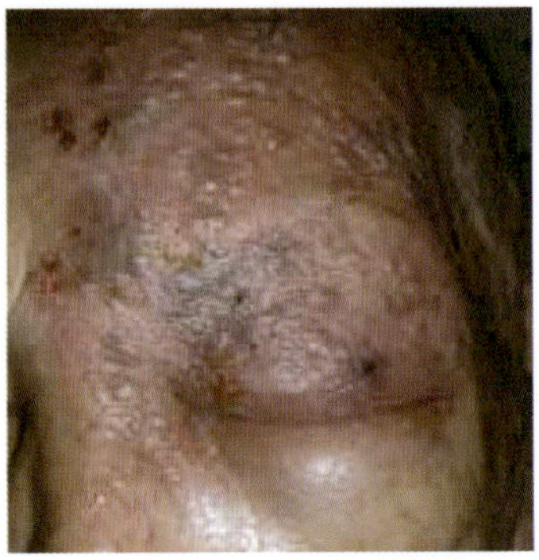

彩图 8-5　风赤疮痍

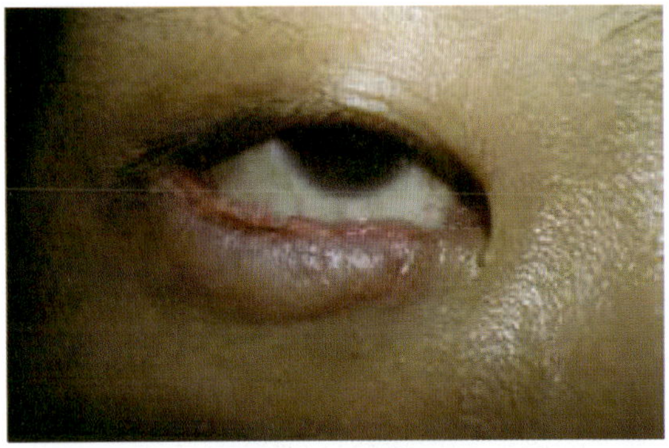

彩图 8-6　睑弦赤烂

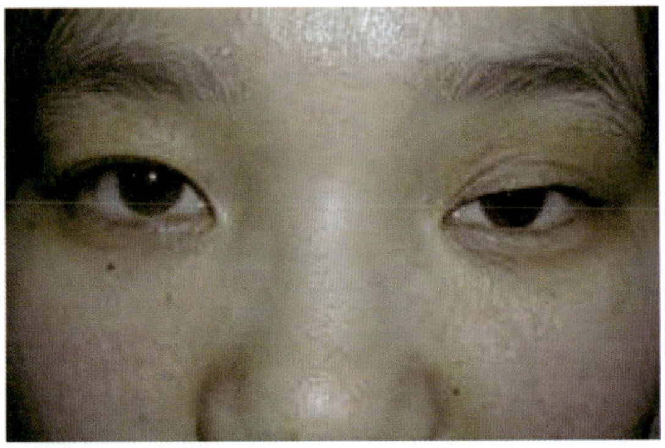

彩图 8-7-1　上胞下垂

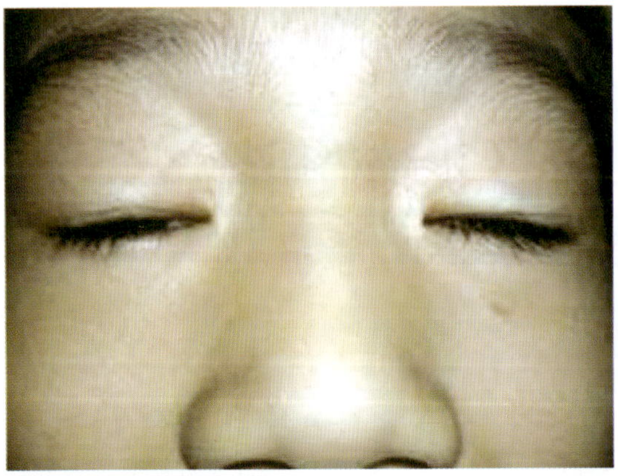

彩图 8-7-2　上胞下垂

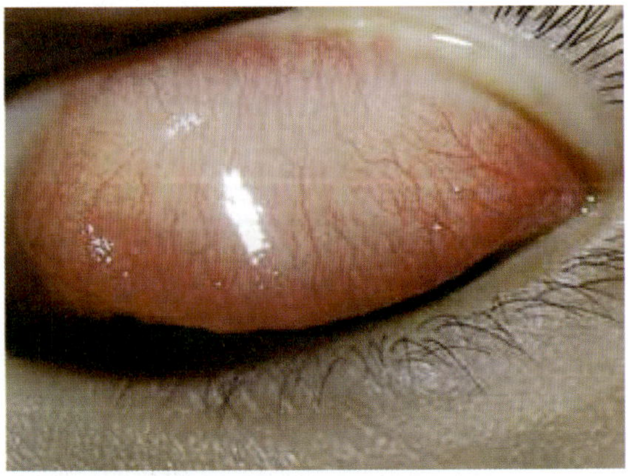

彩图 8-8 椒疮　（沙眼 I 期）

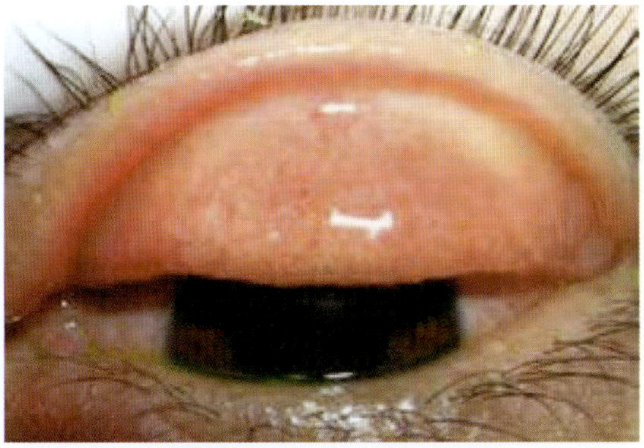

彩图 8-9 椒疮（沙眼Ⅱ期）

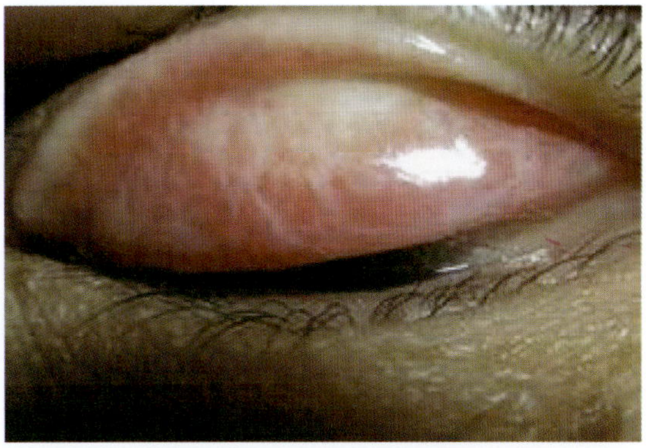

彩图 8-10 椒疮（沙眼Ⅲ期）

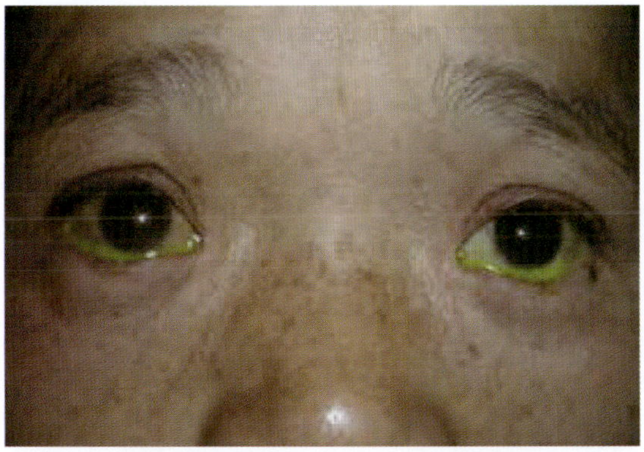

彩图 8-11 倒睫拳毛（睑内翻倒睫）

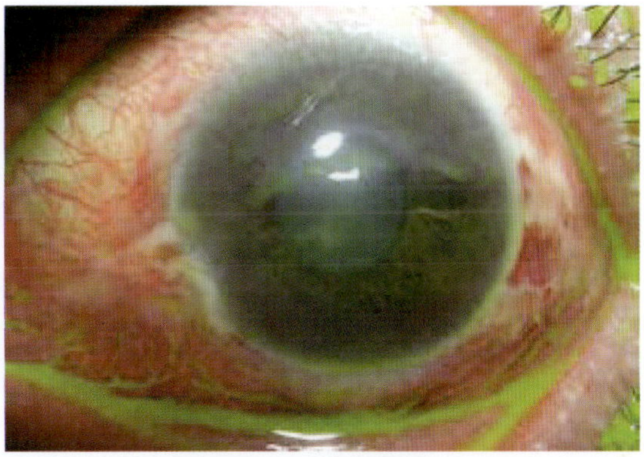

彩图 8-12 赤膜下垂

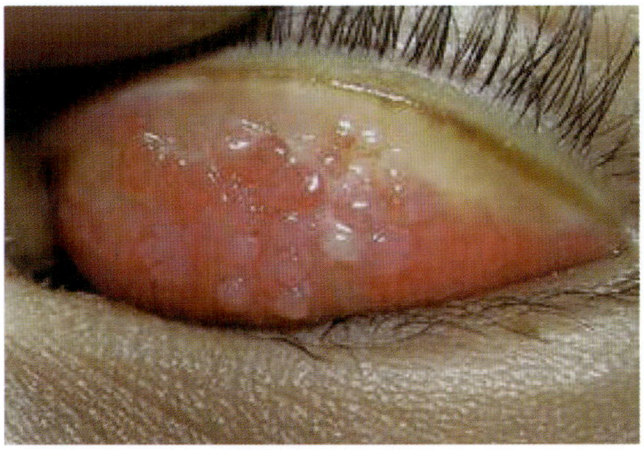

彩图 8-13 粟疮

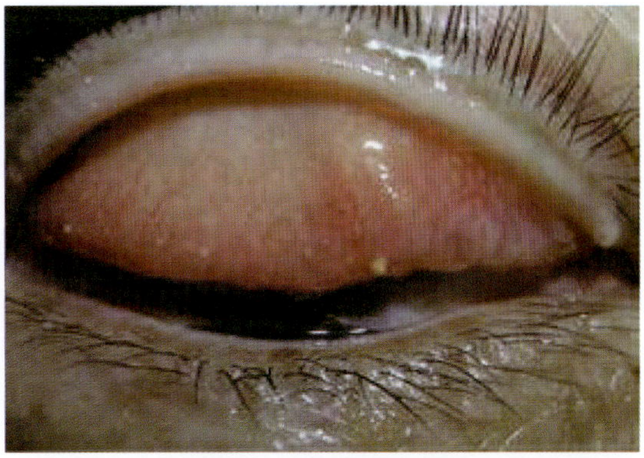

彩图 8-14 睑内结石

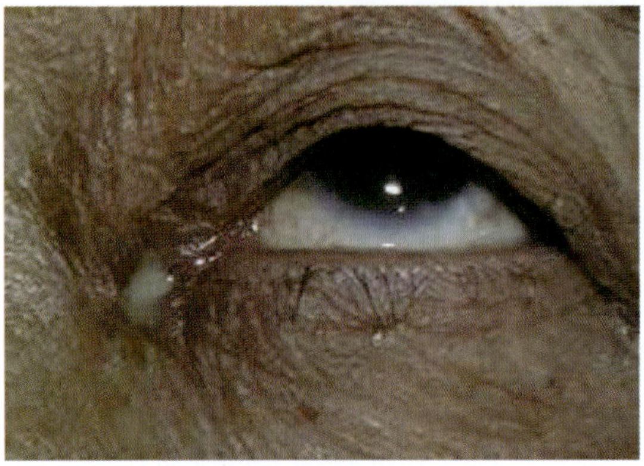
彩图 9–1 漏睛

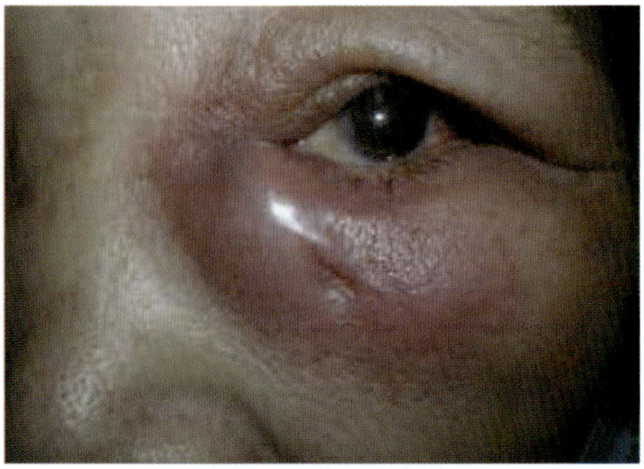
彩图 9–2 漏睛疮

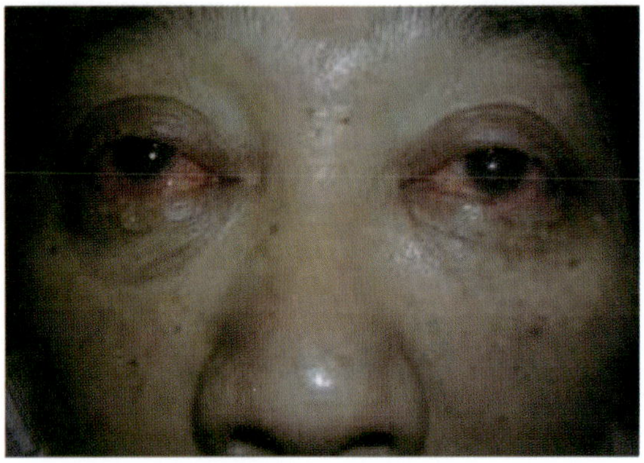
彩图 10–1 风热赤眼

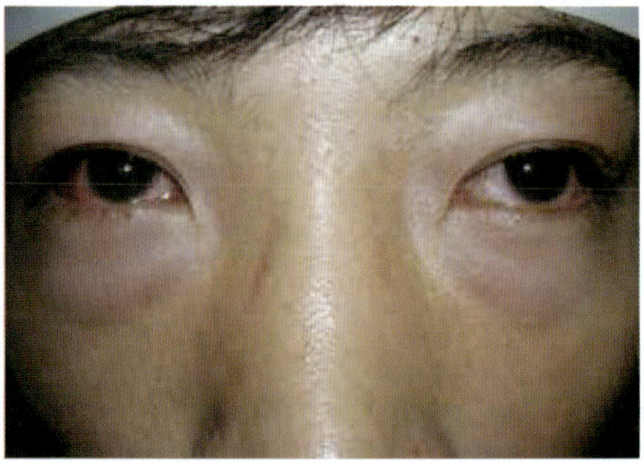
彩图 10–2 天行赤眼

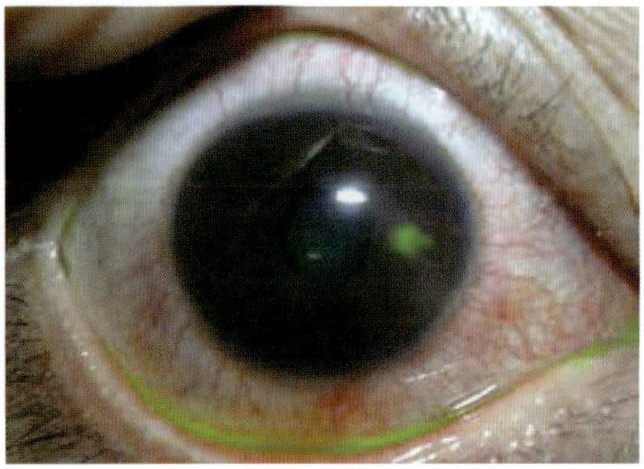
彩图 10–3 天行赤眼暴翳

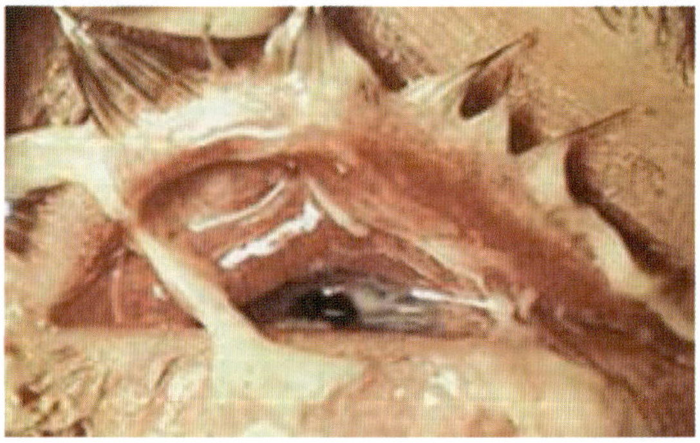
彩图 10–4 脓漏眼

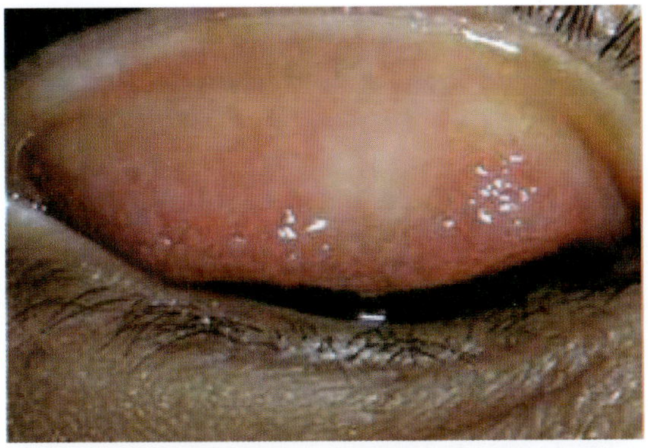

彩图 10-5 时复目痒

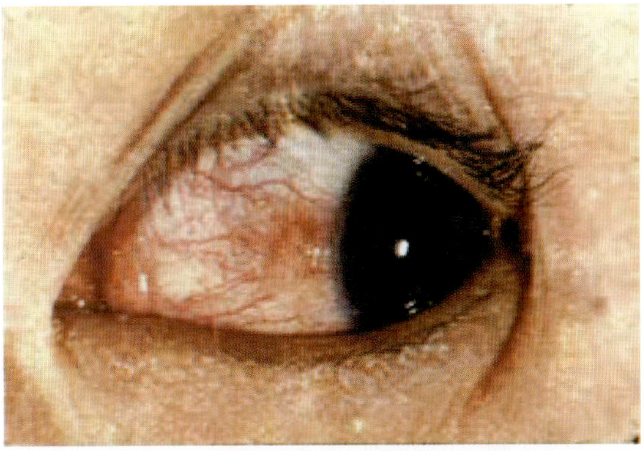

彩图 10-6 金疳

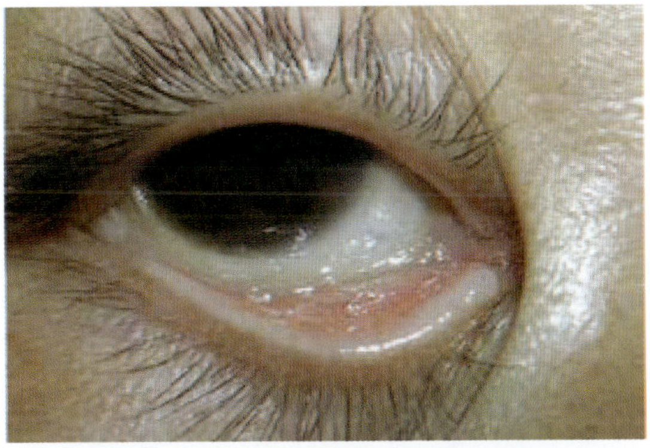

彩图 10-7 白涩症（干眼、结膜松弛症）

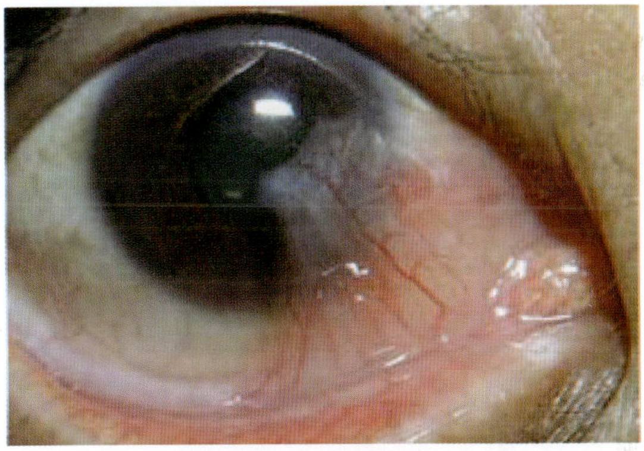

彩图 10-8 胬肉攀睛

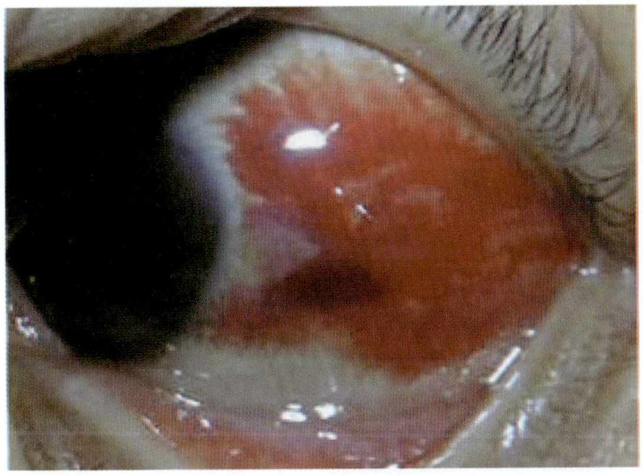

彩图 10-9 白睛溢血

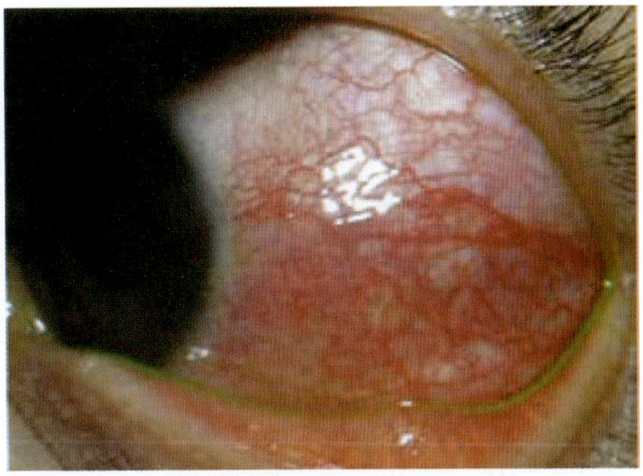

彩图 10-10 火疳

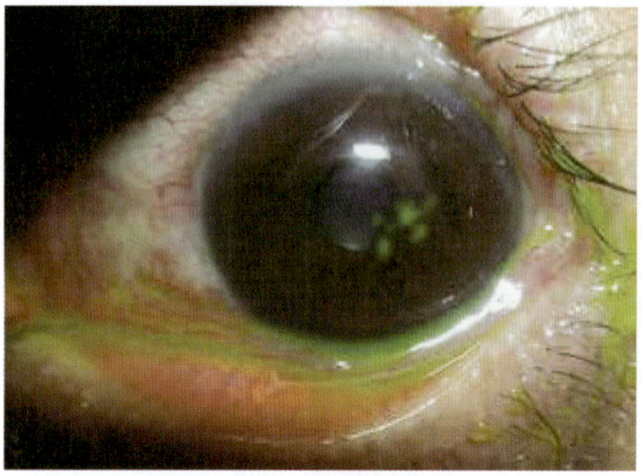
彩图 11-2-1　聚星障（树枝状）

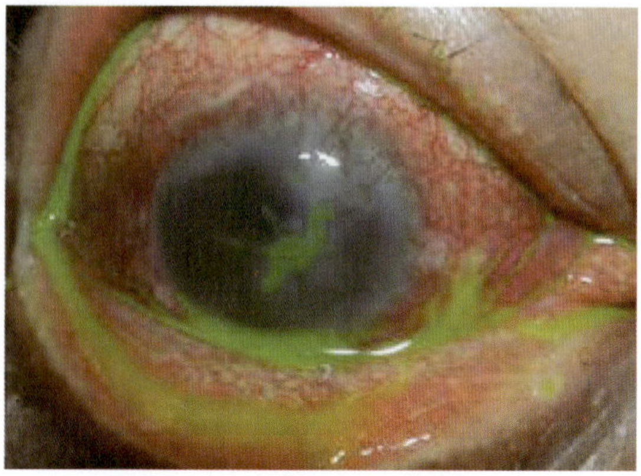
彩图 11-2-2　聚星障（地图状）

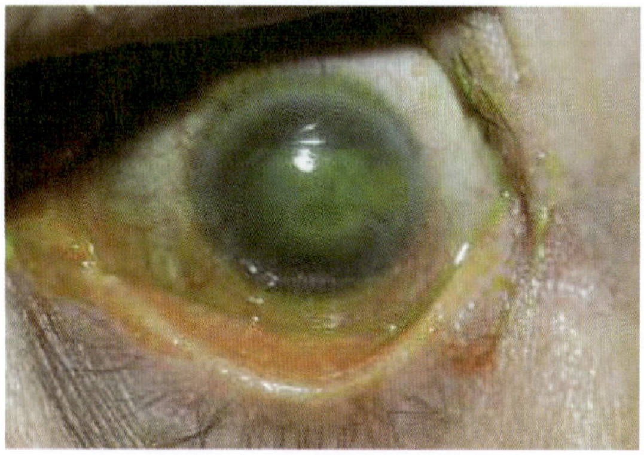
彩图 11-2-3　聚星障（圆盘状）

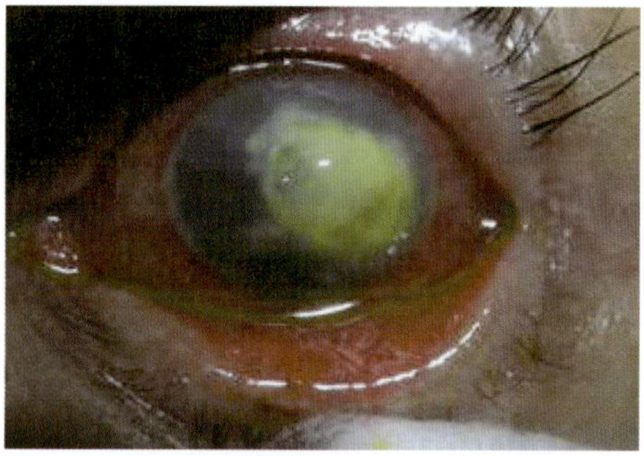
彩图 11-4　凝脂翳

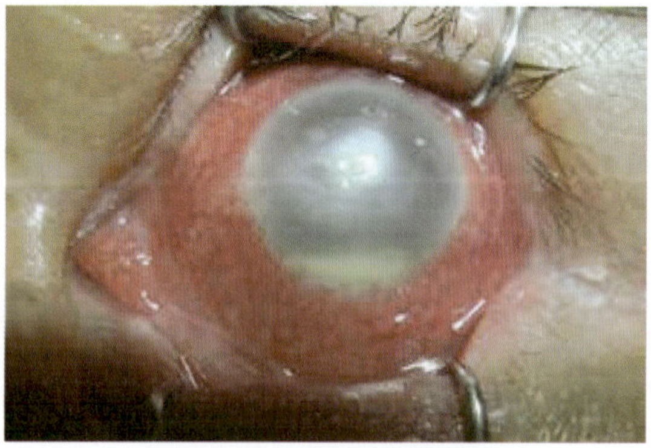
彩图 11-5　凝脂翳（含黄液上冲）

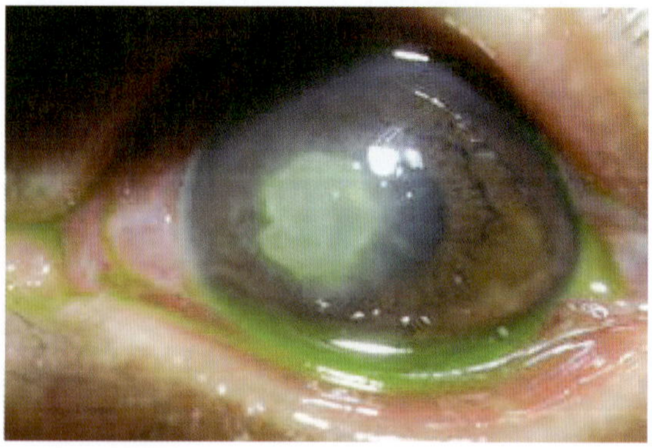
彩图 11-6　湿翳（真菌性角膜炎）

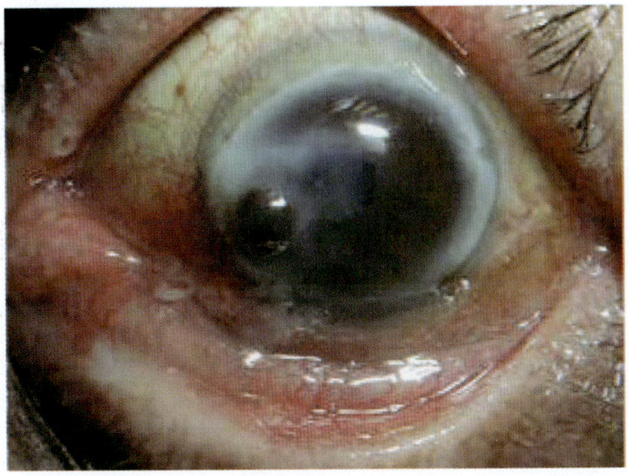

彩图 11-7　蟹睛

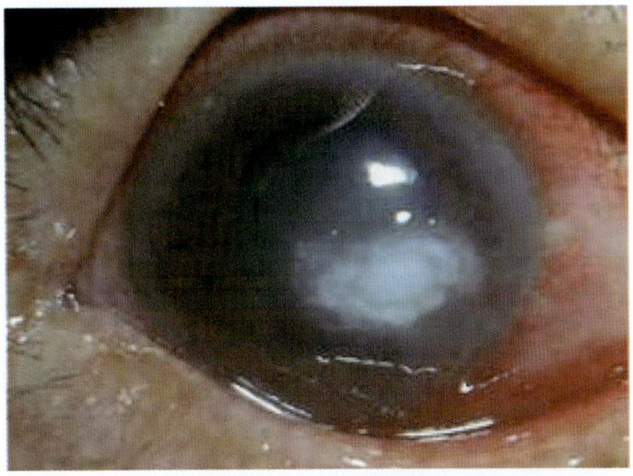

彩图 11-8　花翳白陷

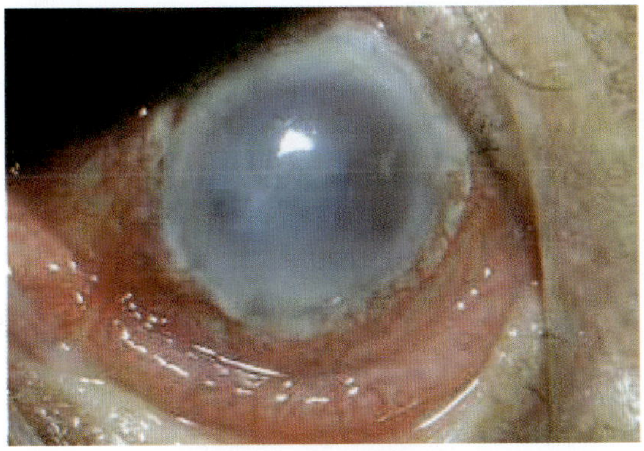

彩图 11-10　混睛障

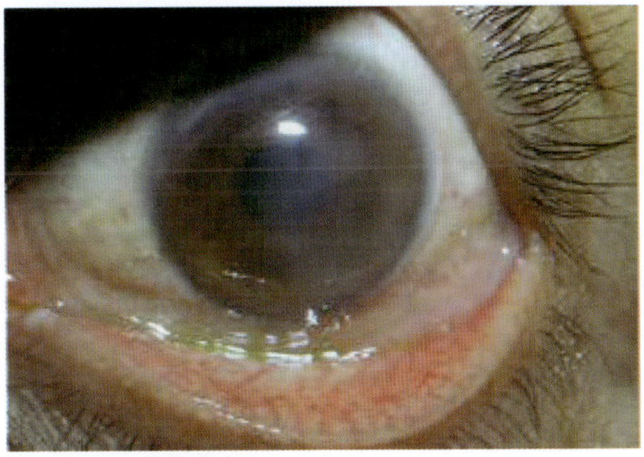

彩图 11-11　宿翳（云翳）

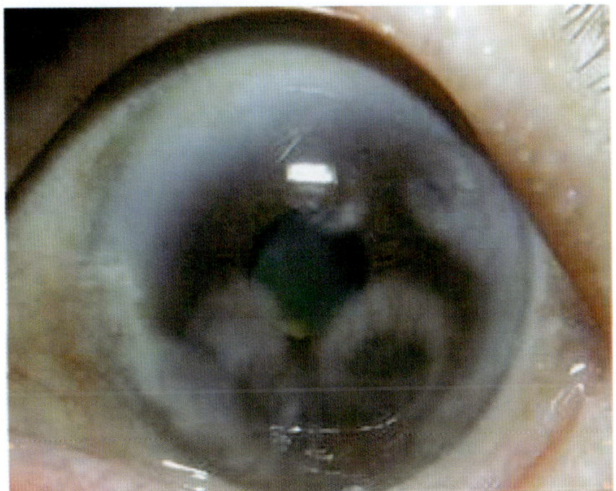

彩图 11-12　宿翳（厚翳）

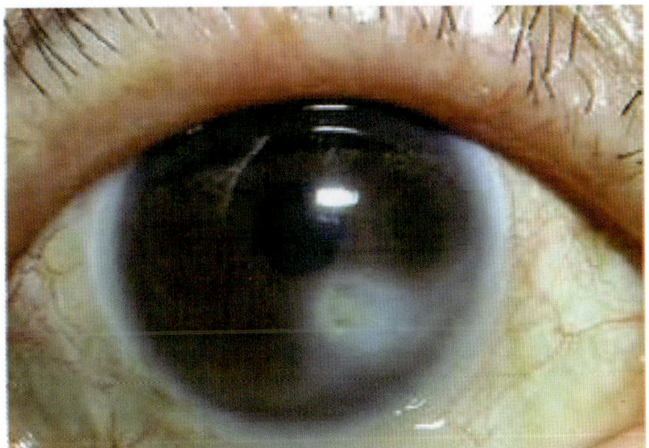

彩图 11-13　宿翳（斑脂翳）

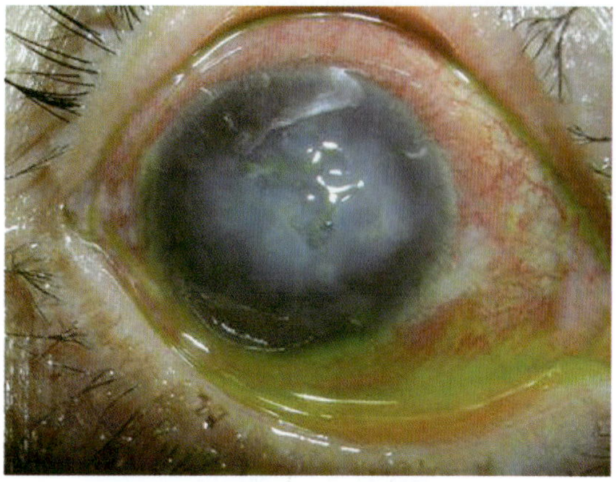

彩图 11-14　疳积上目（角膜软化症）

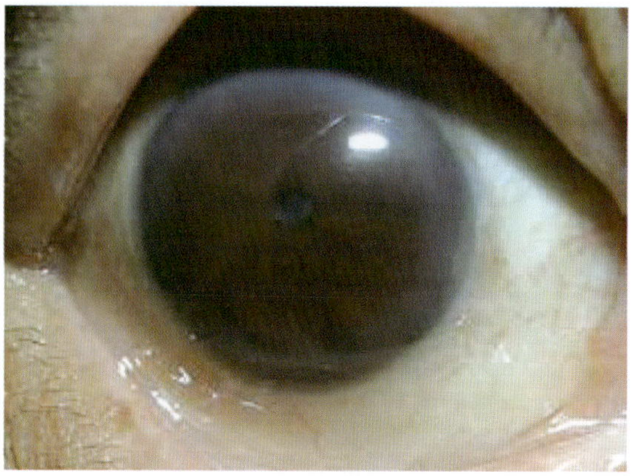

彩图 12-2　瞳神紧小

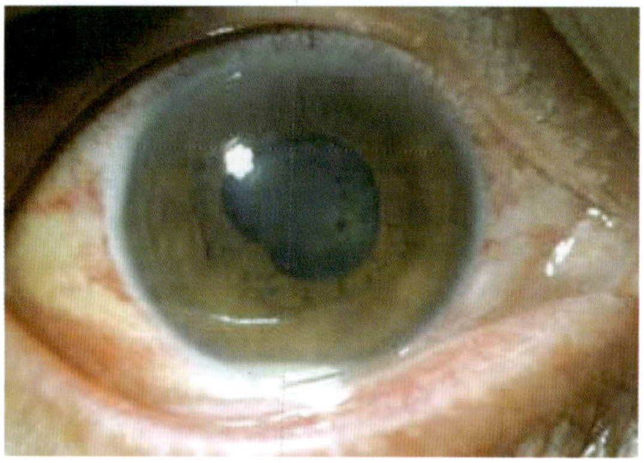

彩图 12-4　瞳神干缺

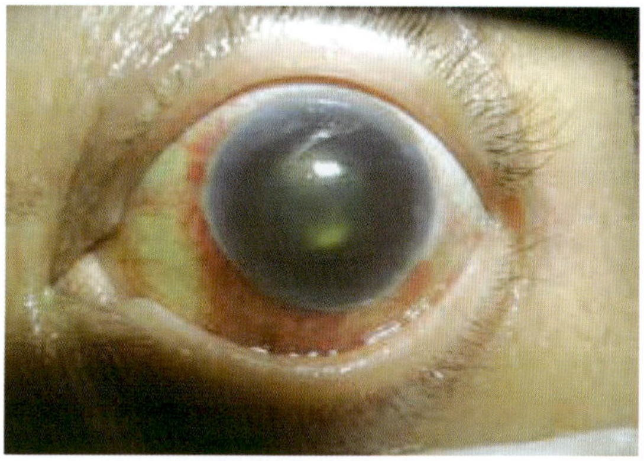

彩图 12-5　绿风内障

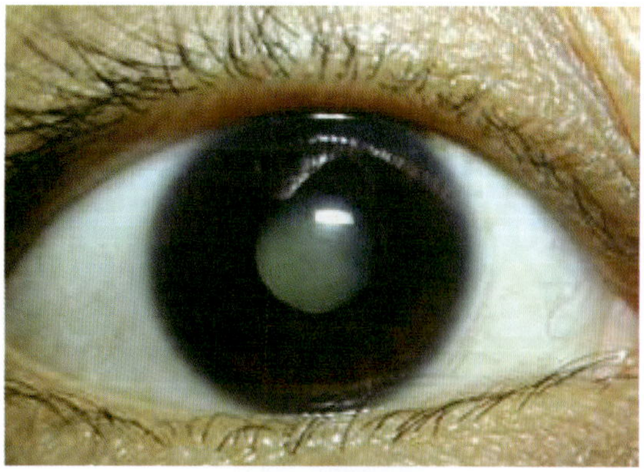

彩图 12-6　青风内障

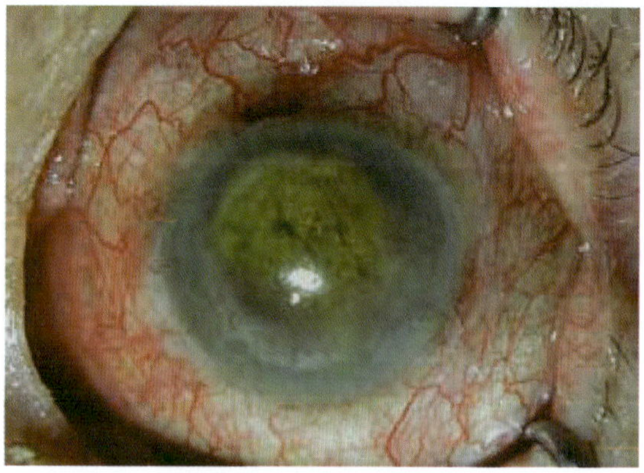

彩图 12-7　黄风内障

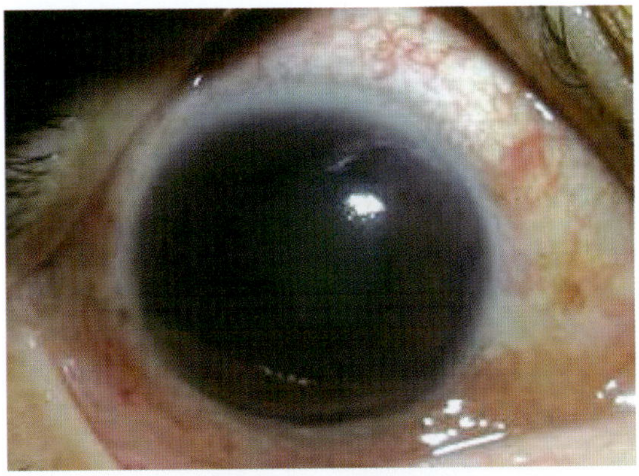

彩图 12-8 黑风内障

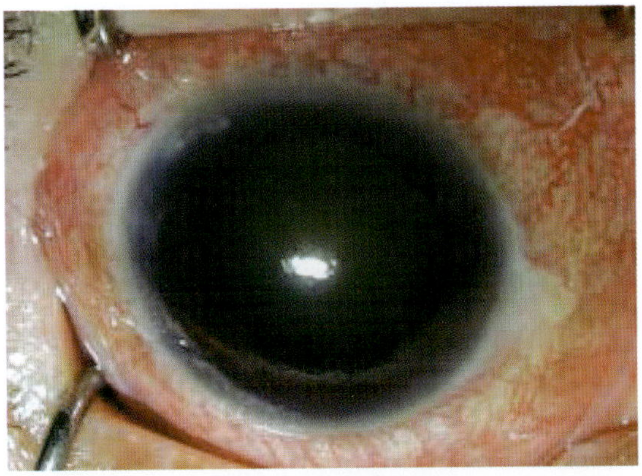

彩图 12-9 乌风内障

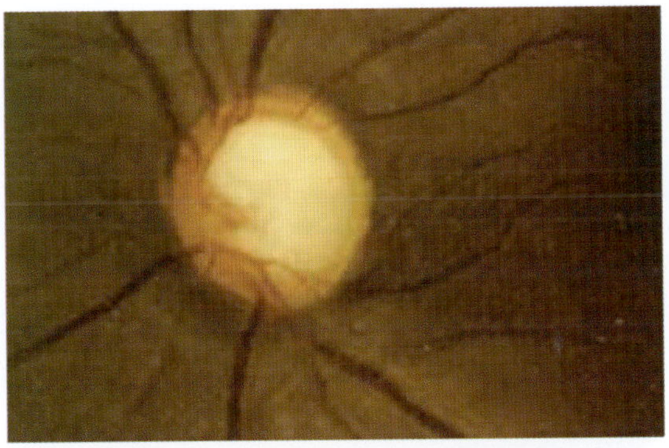

彩图 12-10 青风内障视盘血管鼻侧移位

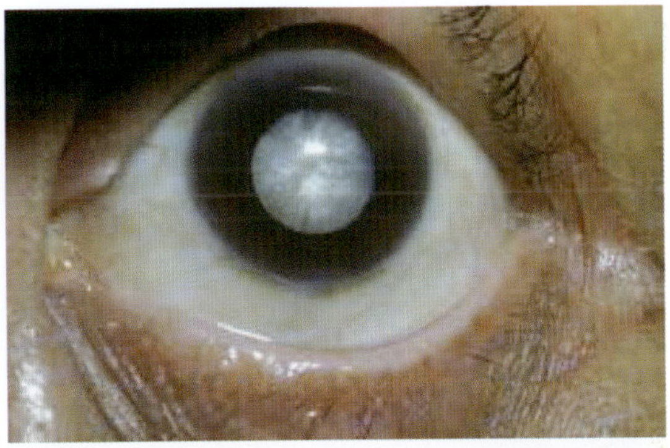

彩图 12-12 圆翳内障（年龄相关性白内障成熟期）

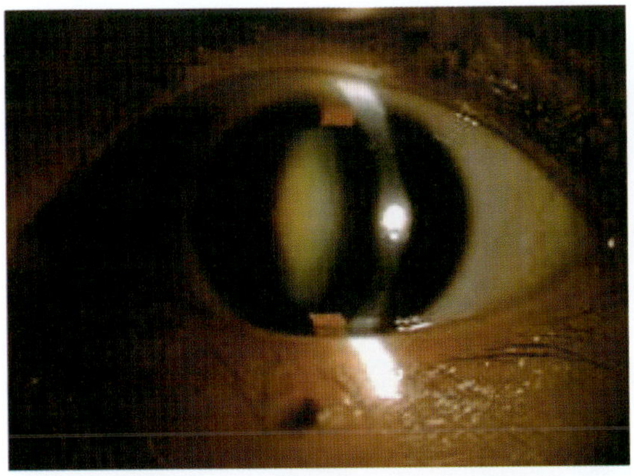

彩图 12-13 圆翳内障（核性白内障）

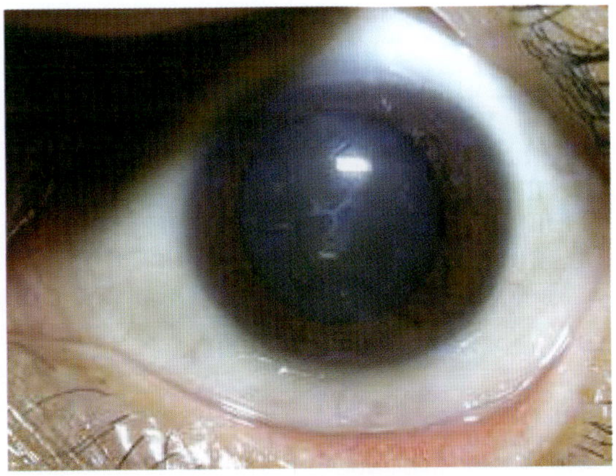

彩图 12-14 胎患内障

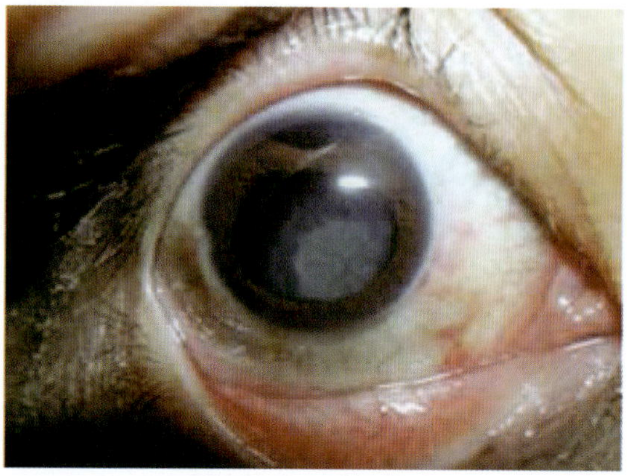
彩图 12-15 惊震内障（外伤性晶状体半脱位、白内障）

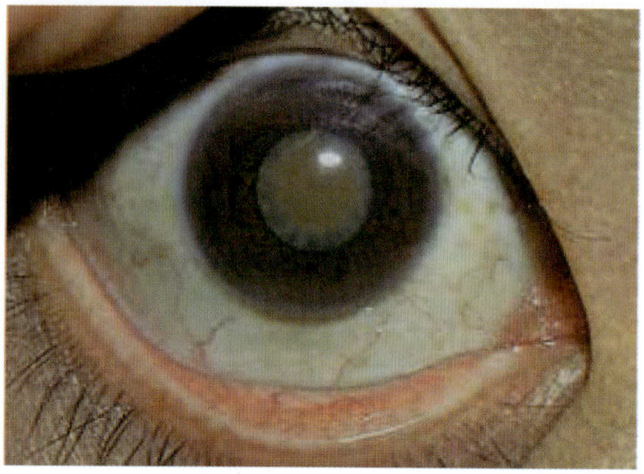
彩图 12-16 金花内障

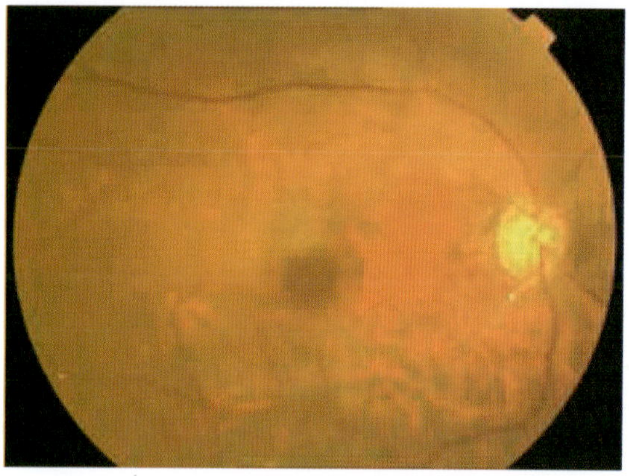
彩图 12-17-1 络阻暴盲（视网膜中央动脉阻塞）

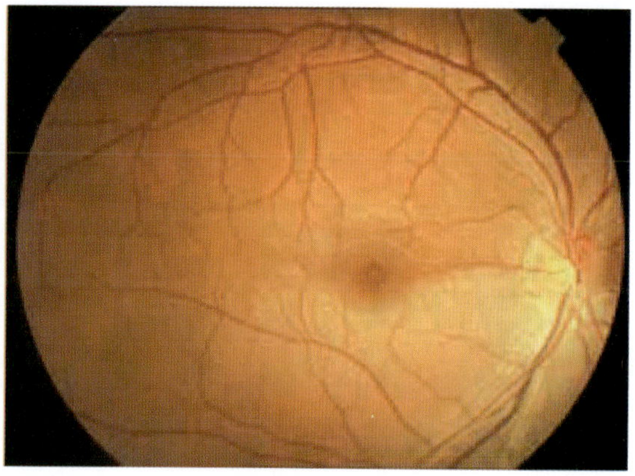
彩图 12-17-2 络阻暴盲（视网膜分支动脉阻塞）

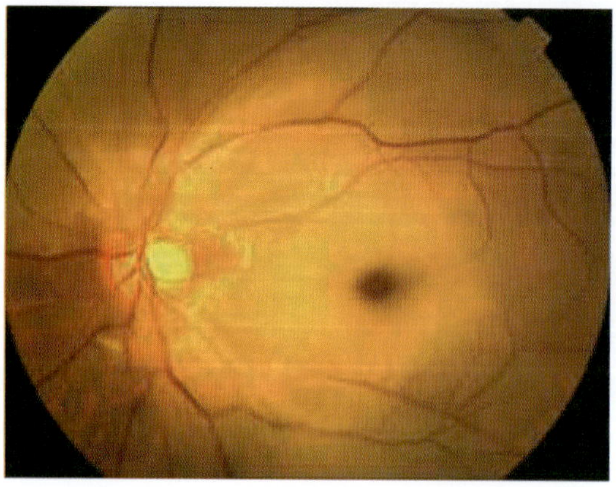
彩图 12-17-3 络阻暴盲（樱桃红斑）

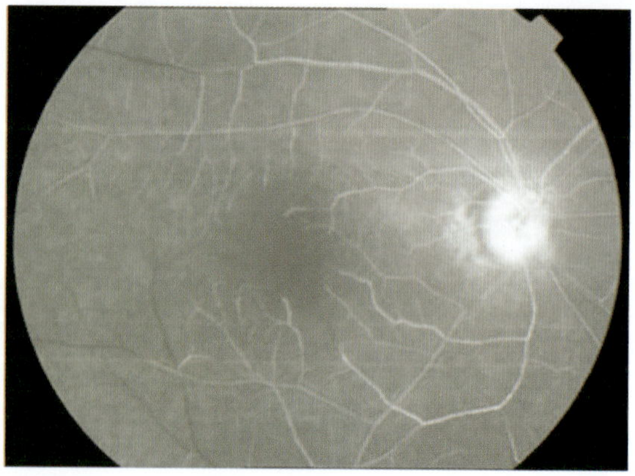
彩图 12-17-4 络阻暴盲（视网膜中央动脉阻塞 FFA 改变）

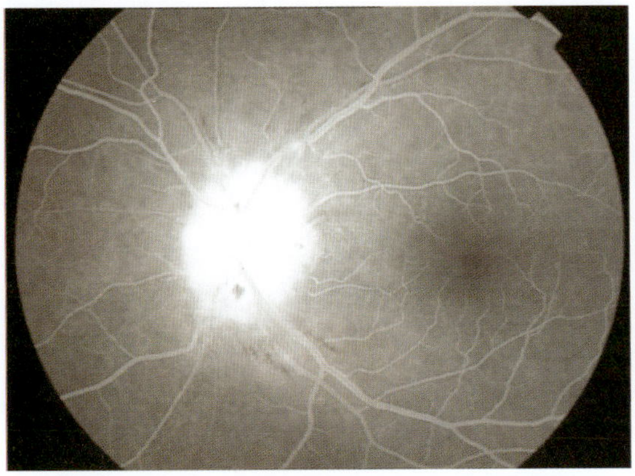

彩图 12-23-2　视神经乳头水肿（FFA 改变）

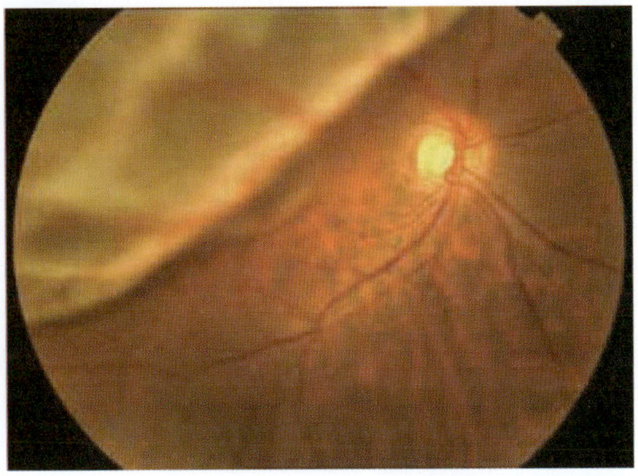

彩图 12-24-1　视衣脱离

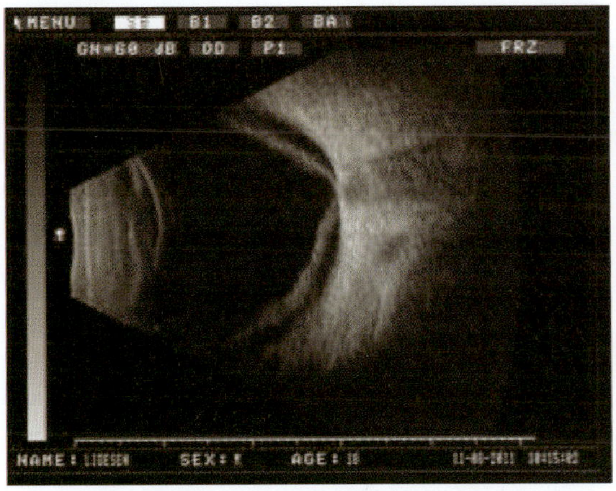

彩图 12-24-2　视衣脱离 B 超图

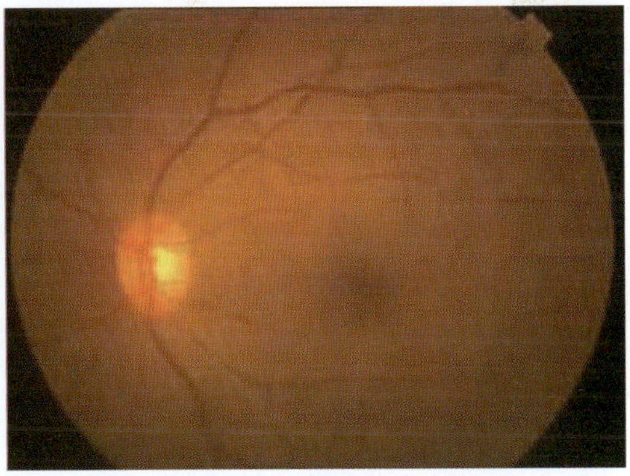

彩图 12-25-1　消渴目病（微血管瘤）

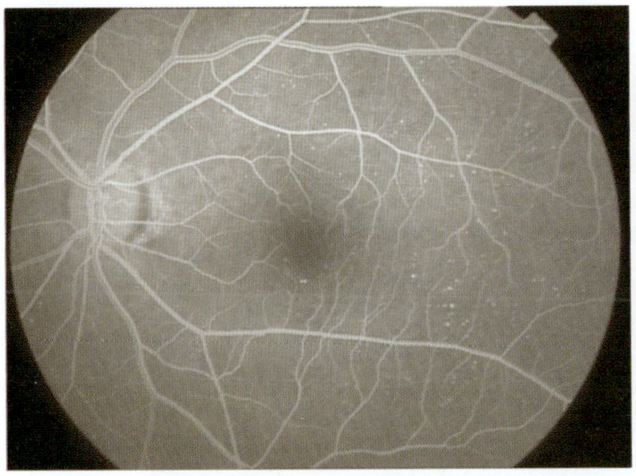

彩图 12-25-2　消渴目病（微血管瘤 FFA 改变）

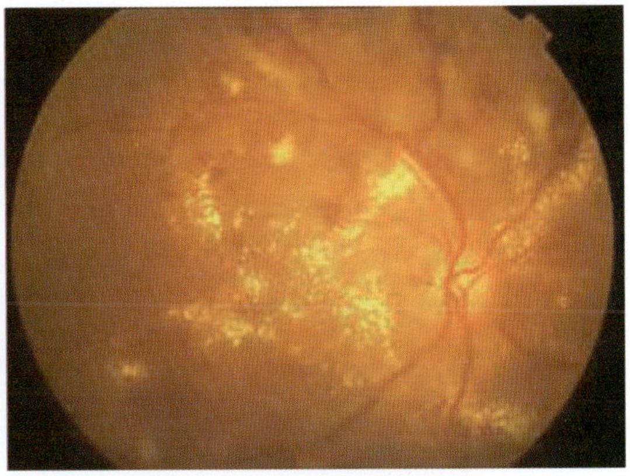

彩图 12-26-1　消渴目病（出血与渗出）

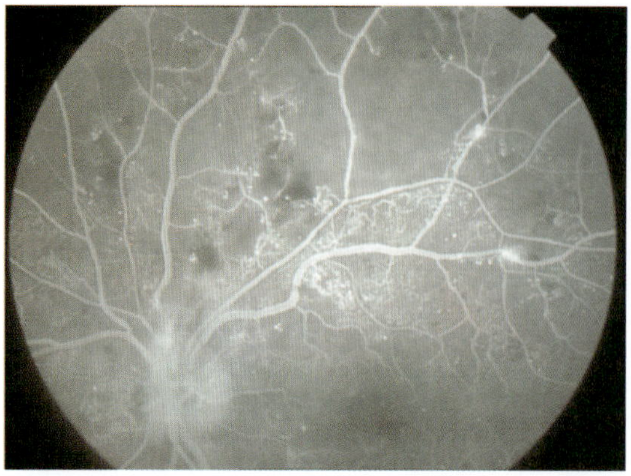

彩图 12-26-2 消渴目病（出血与渗出 FFA 改变）

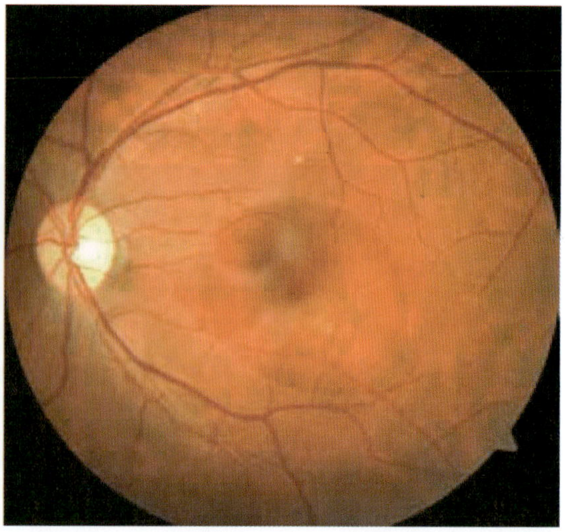

彩图 12-27-1 视瞻有色

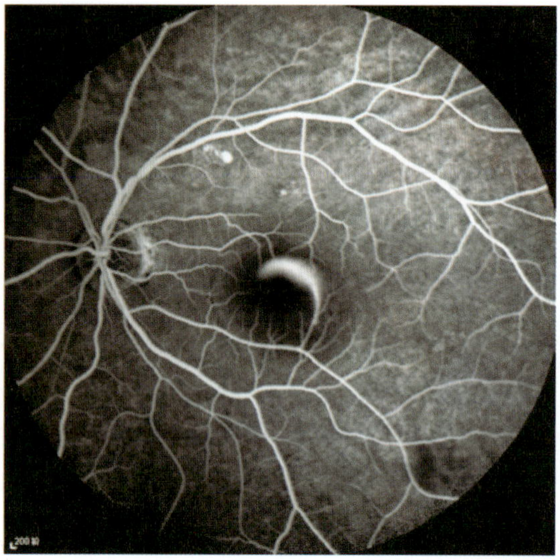

彩图 12-27-2 视瞻有色（FFA 早期图像）

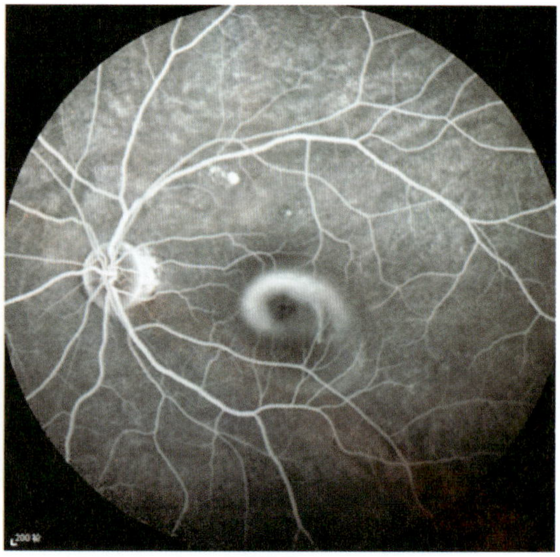

彩图 12-27-3 视瞻有色（FFA 晚期图像）

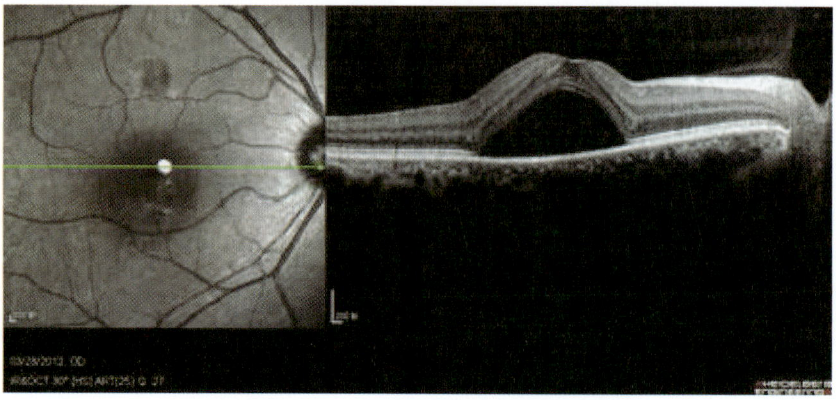

彩图 12-27-4 视瞻有色（OCT 图像）

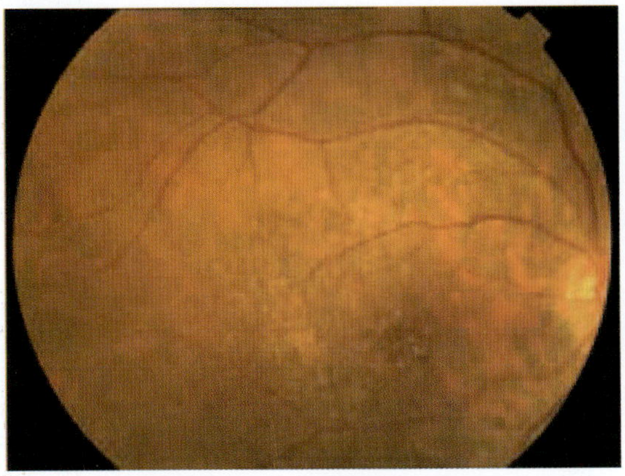

彩图 12-28-1　视瞻昏渺（干性）

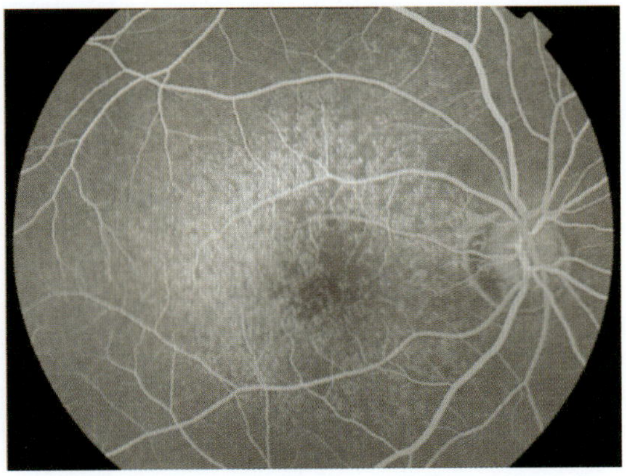

彩图 12-28-2　视瞻昏渺（干性 FFA 图像）

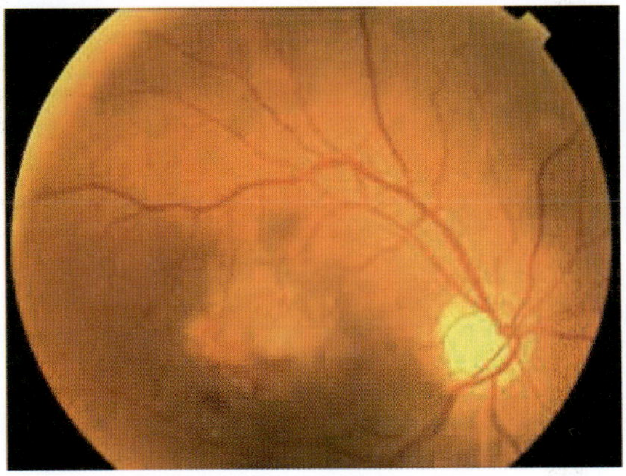

彩图 12-29-1　视瞻昏渺（湿性）

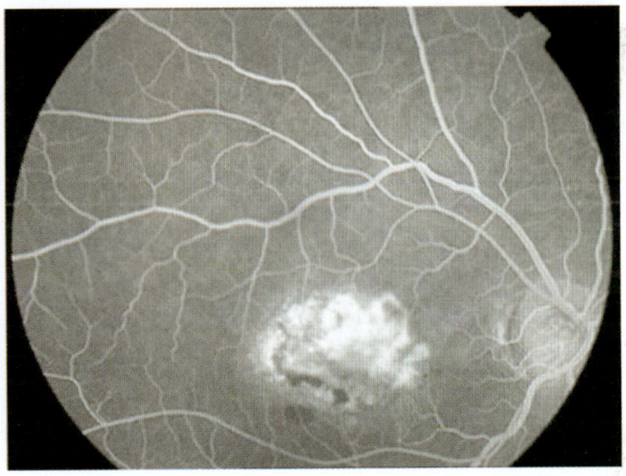

彩图 12-29-2　视瞻昏渺（湿性 FFA 图像）

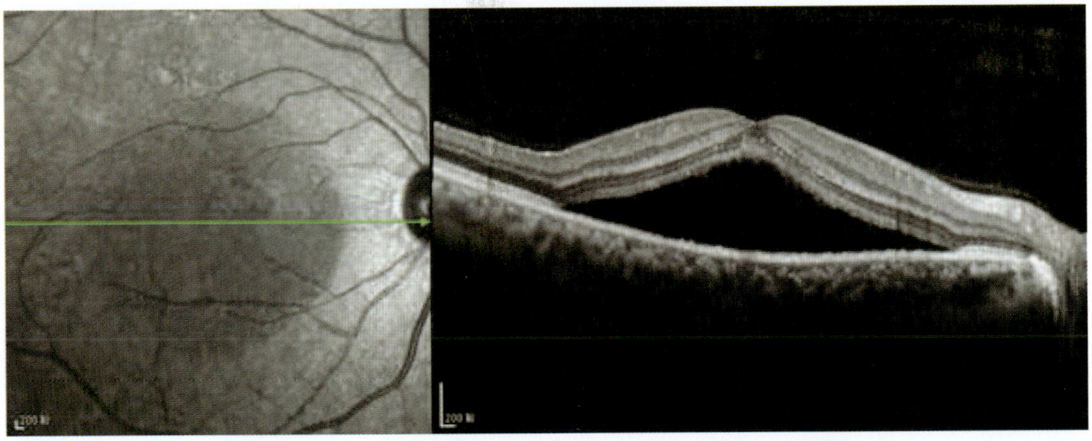

彩图 12-29-3　视瞻昏渺（湿性年龄相关性黄斑变性 OCT 图像）

NOTE

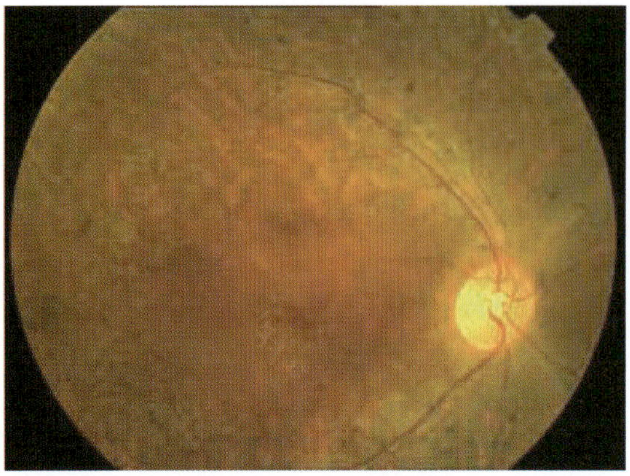

彩图 12-30-1　高风内障

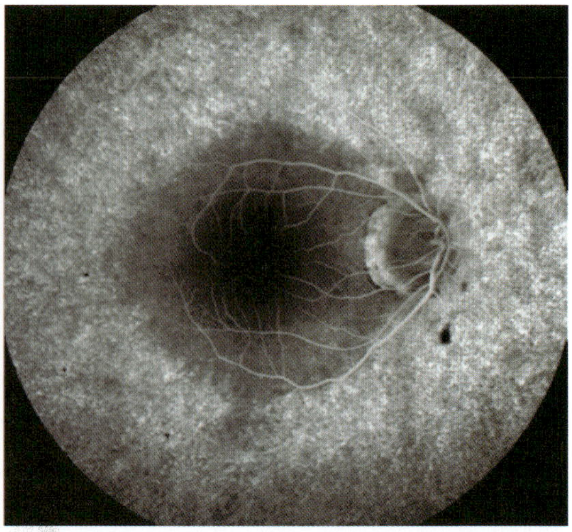

彩图 12-30-2　高风内障（FFA 图像）

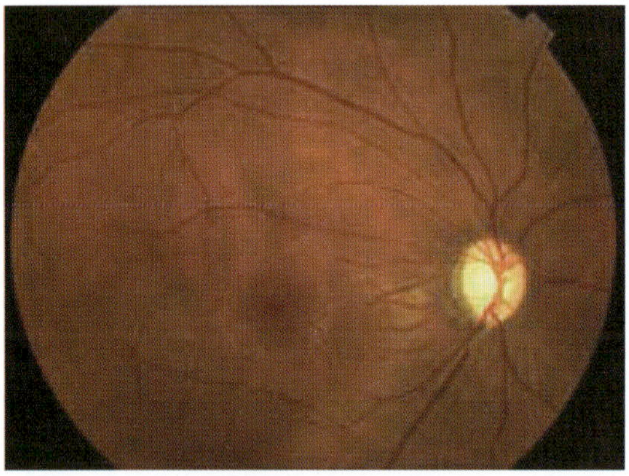

彩图 12-31-1　青盲

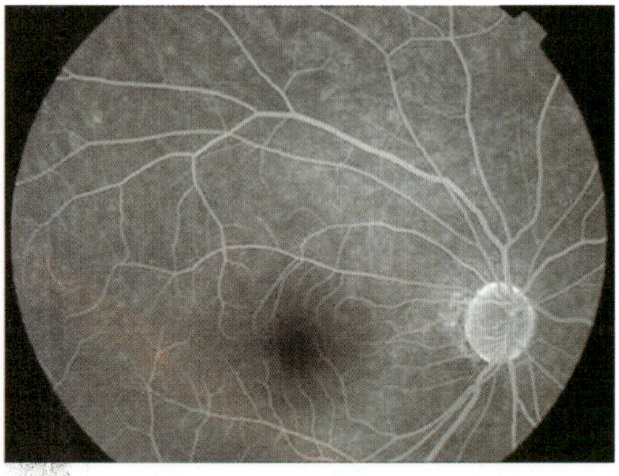

彩图 12-31-2　青盲（FFA 图像）

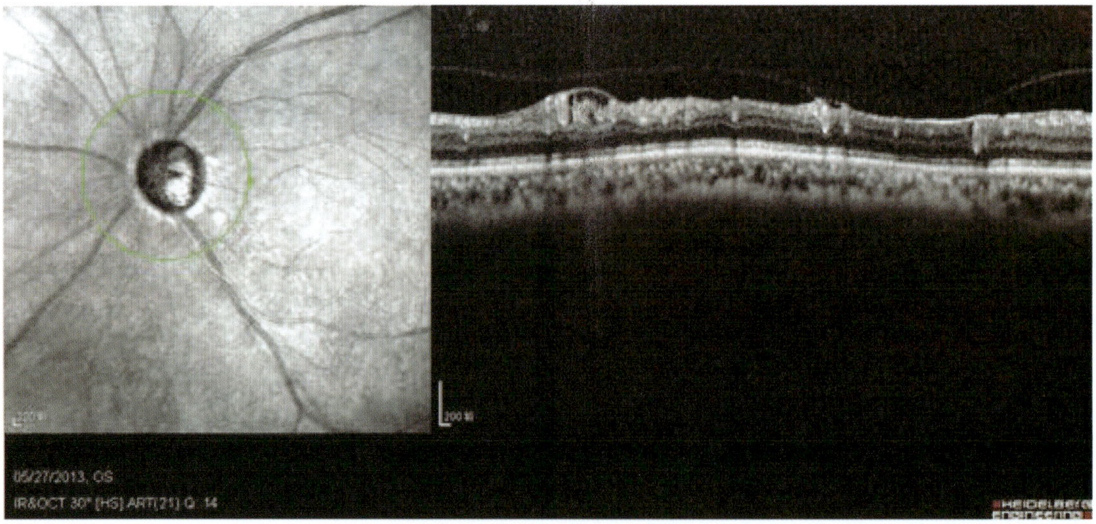

彩图 12-31-3　青盲（OCT 图像）

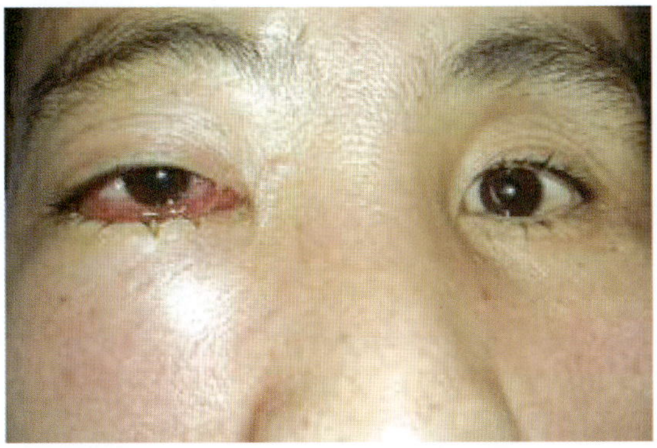

彩图 13-1　突起睛高

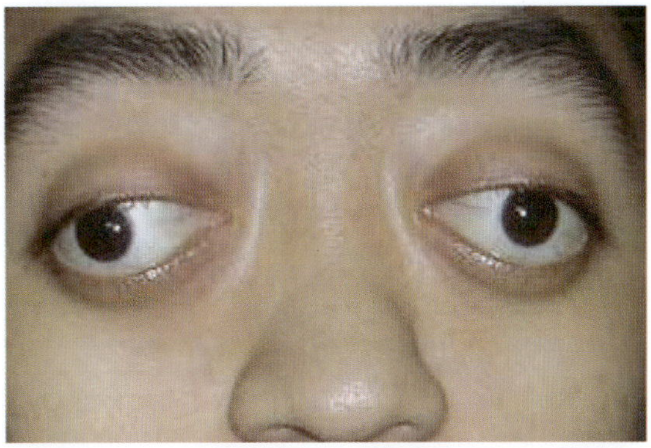

彩图 13-2　鹘眼凝睛

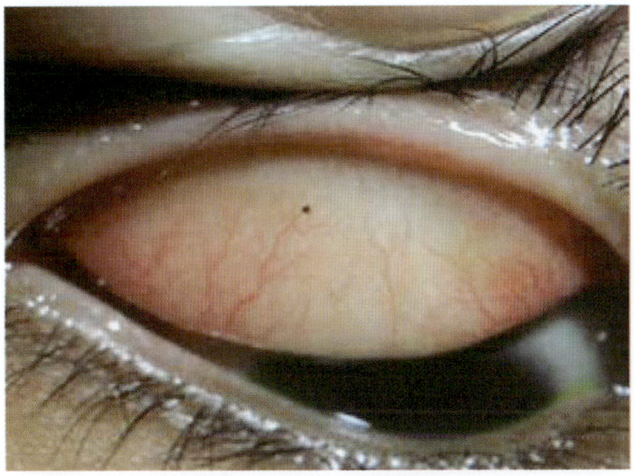

彩图 14-1　结膜异物

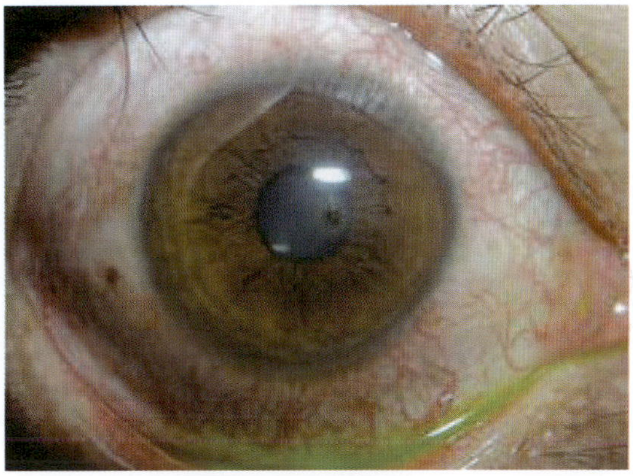

彩图 14-2　角膜异物

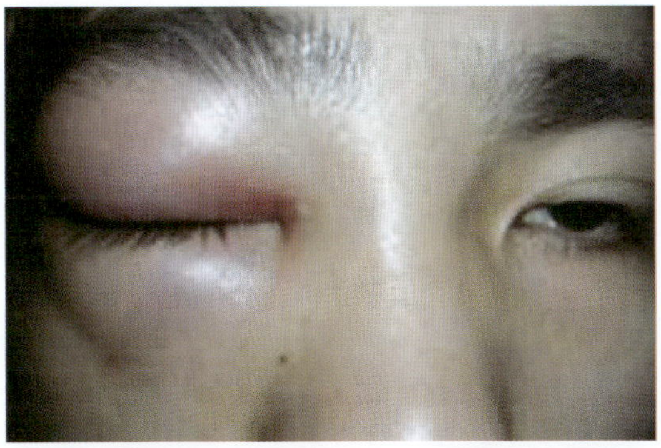

彩图 14-4　眼睑挫伤（振胞瘀痛）

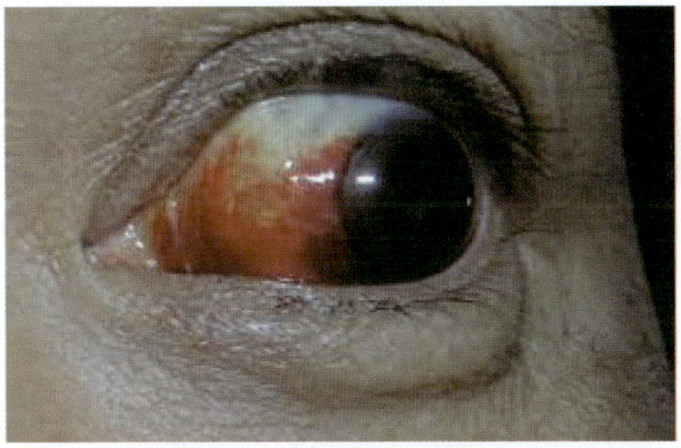

彩图 14-5　外伤性白睛溢血

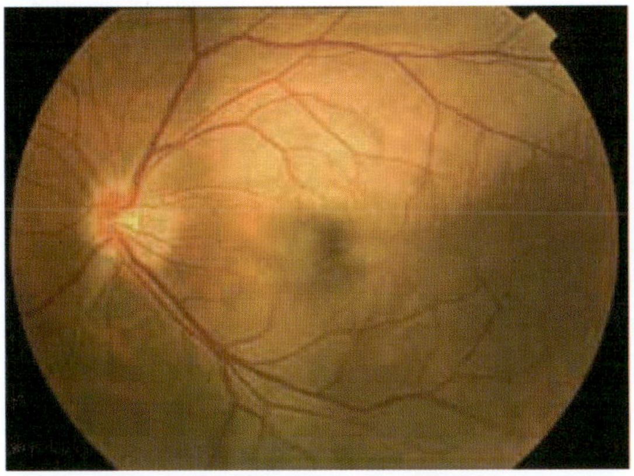

彩图 14-6　撞击伤目（视网膜震荡伤）

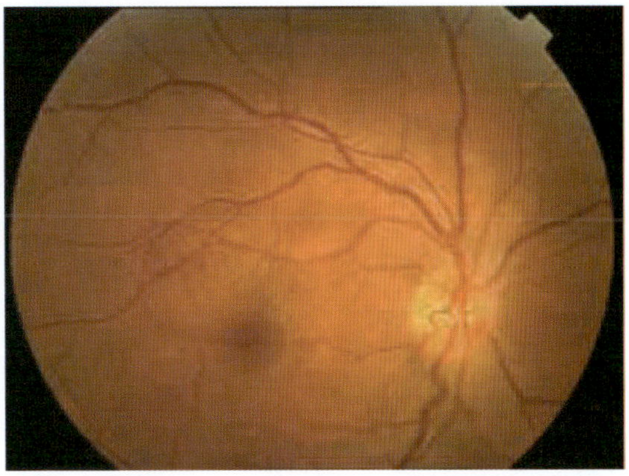

彩图 14-7　撞击伤目（视神经挫伤）

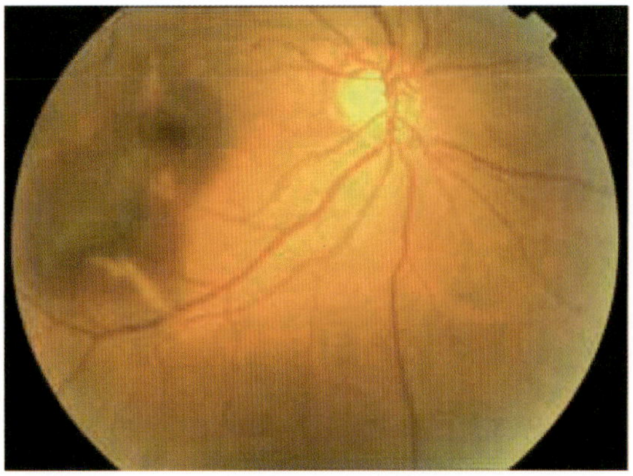

彩图 14-8　撞击伤目（脉络膜视网膜裂伤）

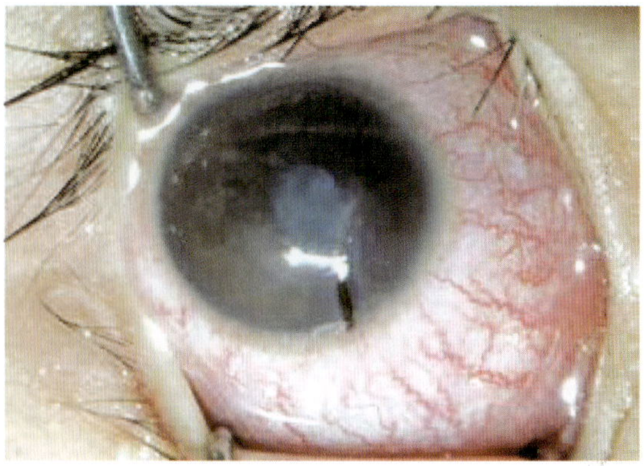

彩图 14-9-1　真睛破损

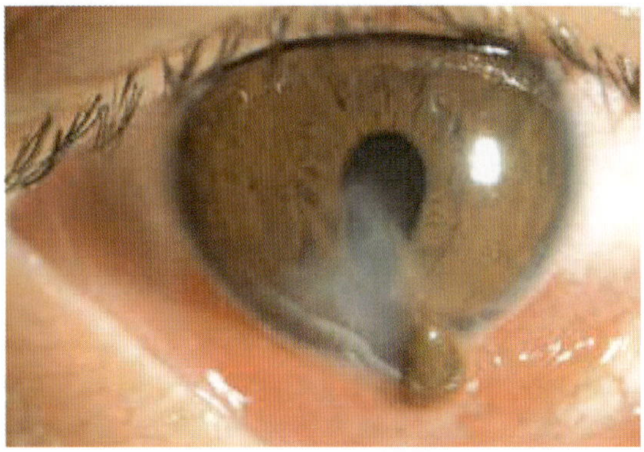

彩图 14-9-2　真睛破损

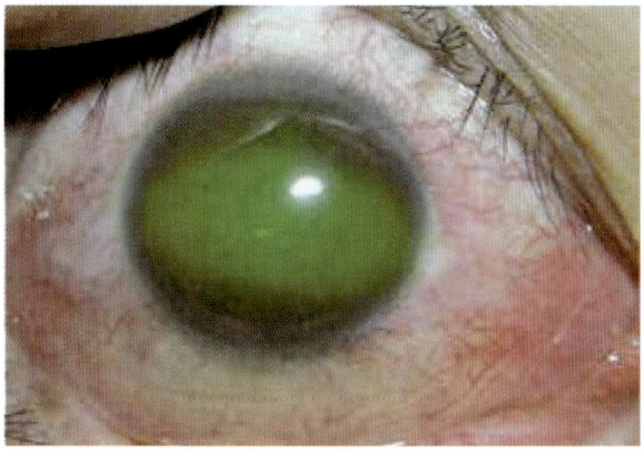

彩图 14-10　酸碱伤目

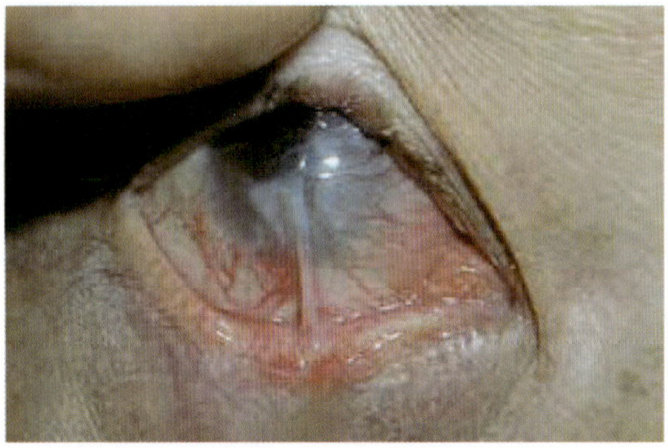

彩图 14-11　睥肉粘轮

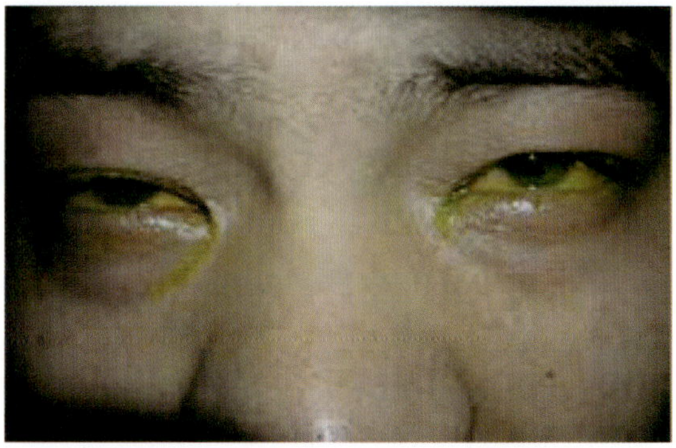

彩图 14-12　辐射伤目（电光性眼炎）

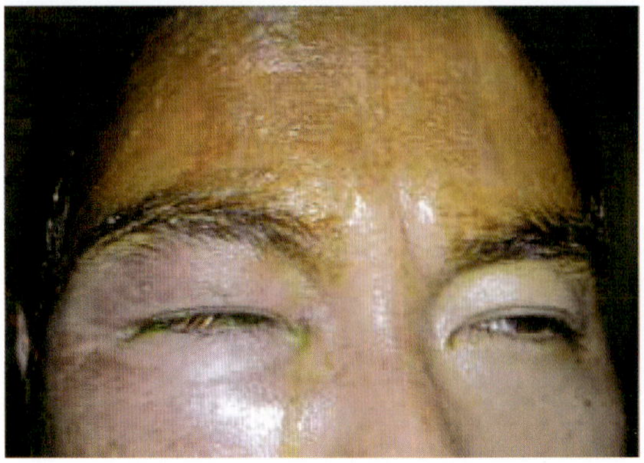

彩图 14-13　热烫伤目

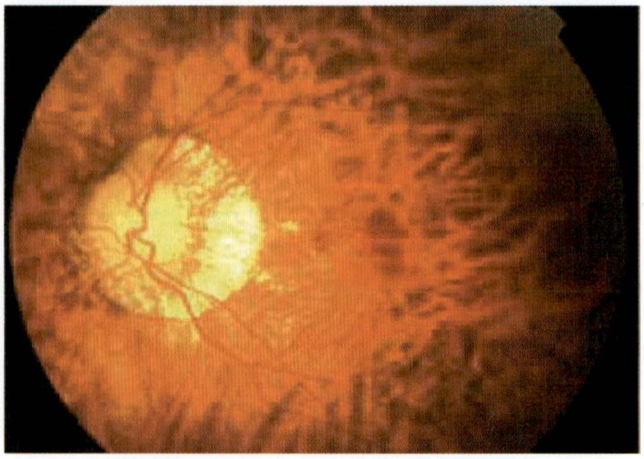

彩图 15-1　近视豹纹状眼底改变

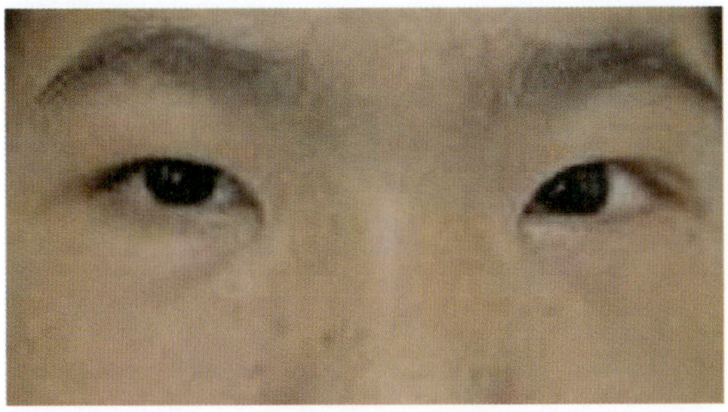

彩图 15-2　通睛

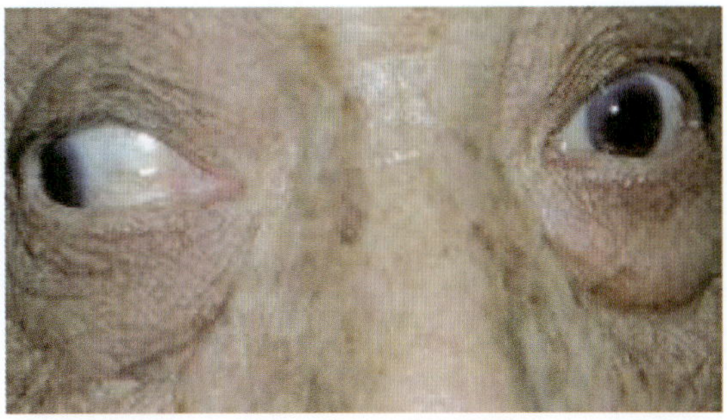

彩图 15-3　风牵偏视

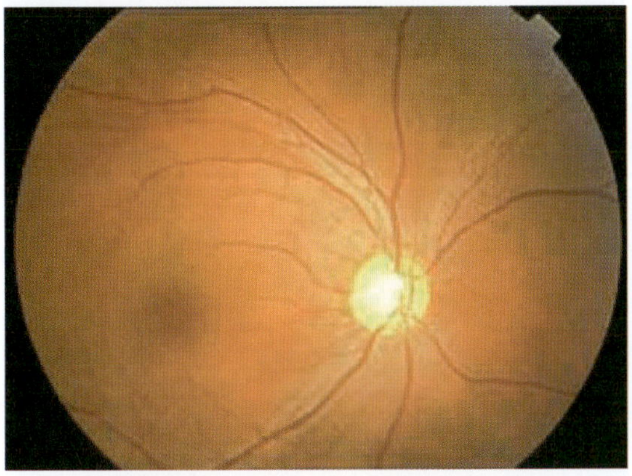

附彩图 1-1　高血压性视网膜病变Ⅰ级

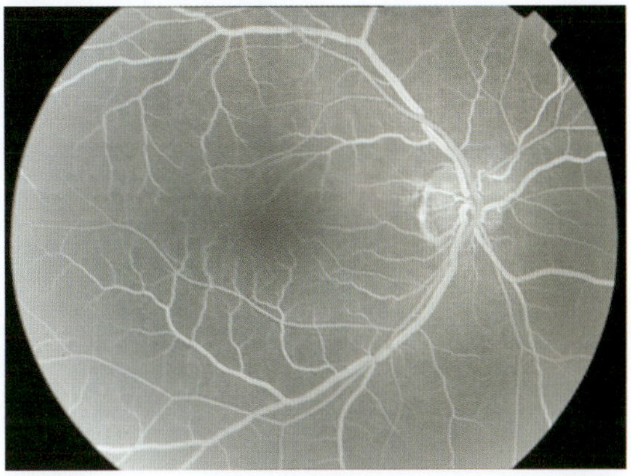

附彩图 1-2　高血压性视网膜病变Ⅰ级 FFA 改变

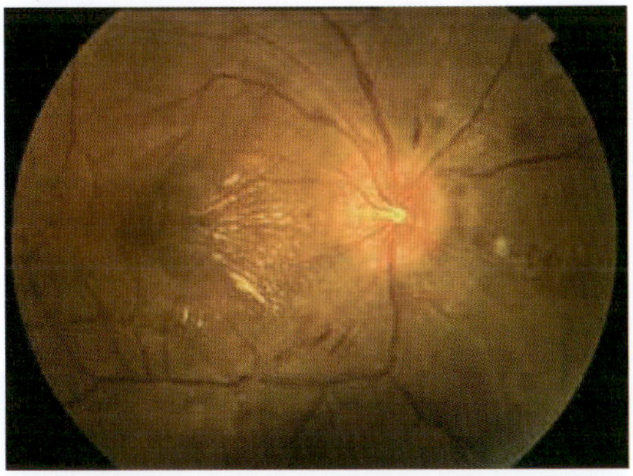

附彩图 1-3　高血压性视网膜病变Ⅳ级

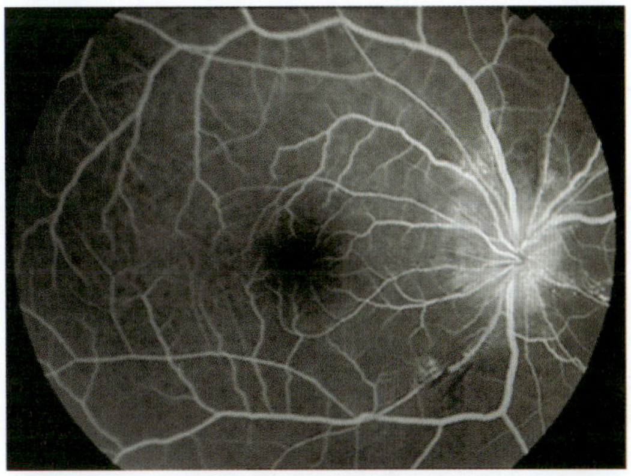

附彩图 1-4　高血压性视网膜病变Ⅳ级 FFA 改变

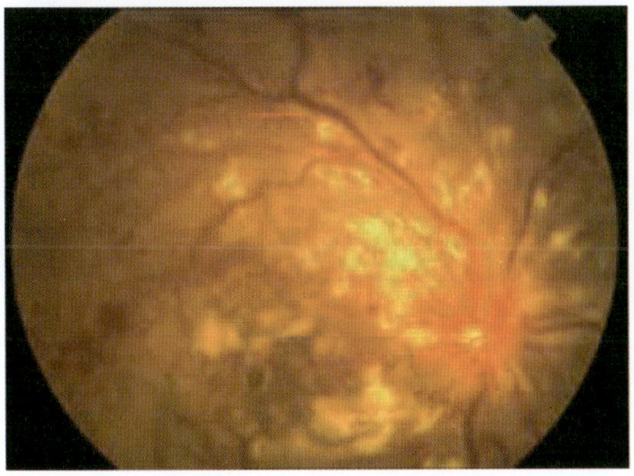

附彩图 2-1　肾性视网膜病变

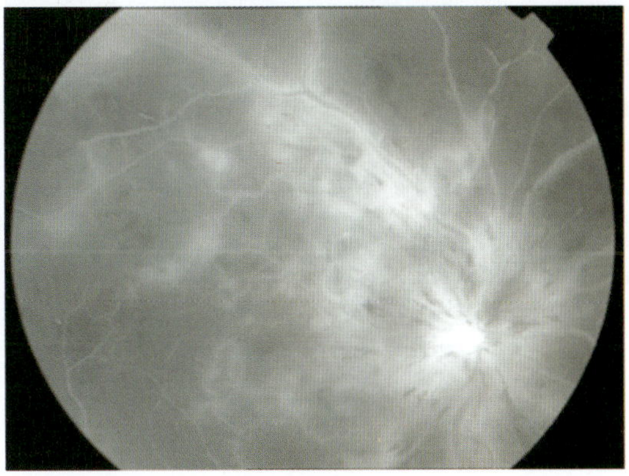

附彩图 2-2　肾性视网膜病变（FFA 改变）

NOTE

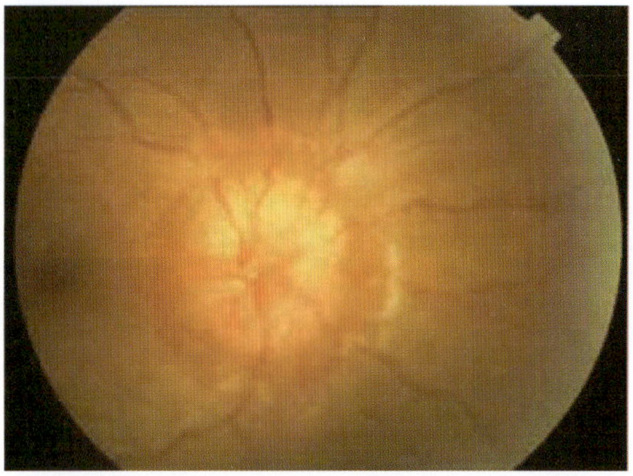

附彩图 3-1　颅内肿瘤（垂体瘤视盘水肿）

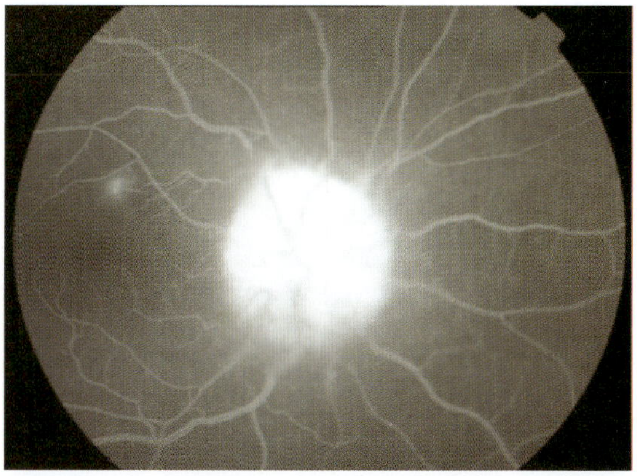

附彩图 3-2　颅内肿瘤（垂体瘤视盘水肿 FFA 改变）

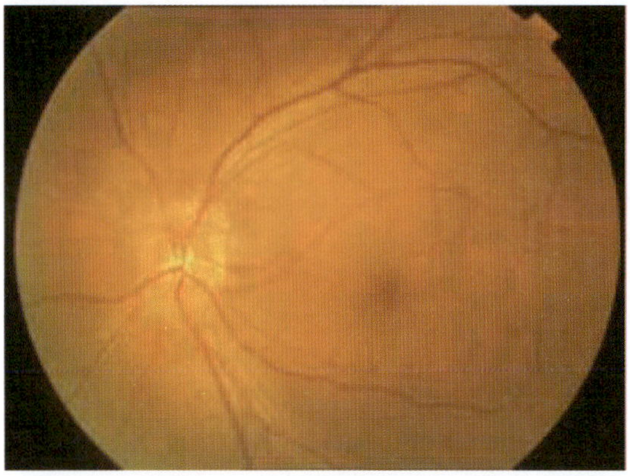

附彩图 4-1　视神经脊髓炎眼底图

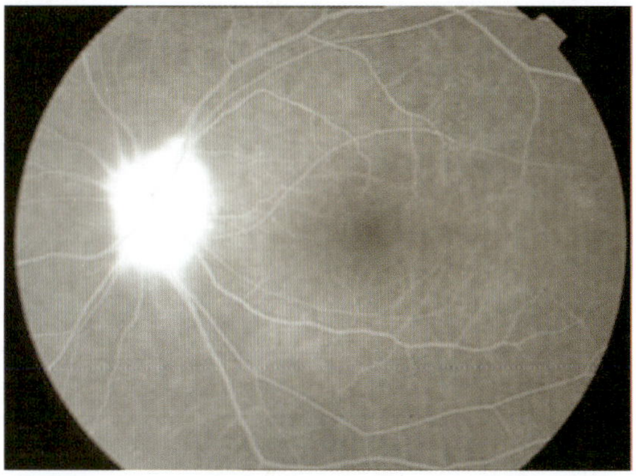

附彩图 4-2　视神经脊髓炎（FFA 改变）

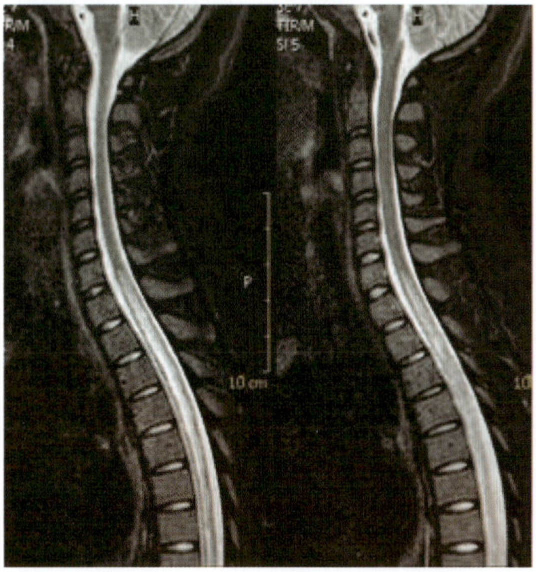

附彩图 4-3　视神经脊髓炎（MRI 改变）

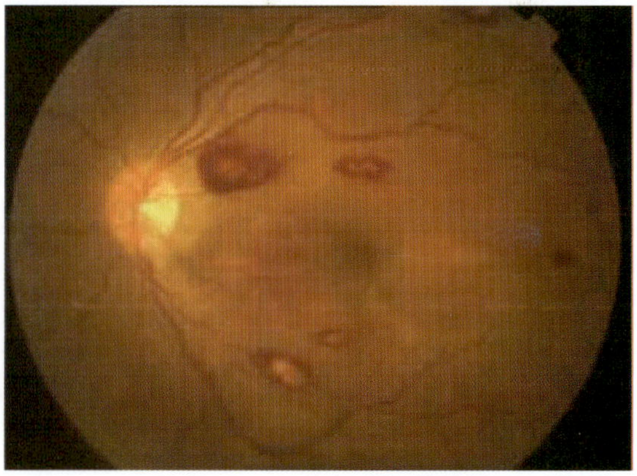

附彩图 5　白血病视网膜病变